Hefte zur Unfallheilkunde
Beihefte zur Zeitschrift „Unfallheilkunde/ Traumatology"

Herausgegeben von J. Rehn und L. Schweiberer

170

Posttraumatische Schäden des Schultergürtels

17. Reisensburger Workshop zu Ehren von
M. E. Müller und J. Rehn, 3. – 5. März 1983

Herausgegeben von
Caius Burri und Axel Rüter

unter Mitarbeit von
C. Burri (Ulm), K.-D. Buschle (München), H.-D. Caspers (Duisburg),
R. Christian (Duisburg), R. Cotta (Heidelberg), H. Ecke (Gießen),
Ch. Eggers (Hamburg), J. Enneker (Hannover), G. Friedebold (Berlin),
R. Ganz (Bern), Ch. Gerber (Bern), L. Gotzen (Hannover), P.-M. Hax
(Duisburg), G. Hierholzer (Duisburg), M. Jäger (München), W. Keyl
(München), H. R. Kortmann (Hamburg), E. H. Kuner (Freiburg),
P. J. Meeder (Tübingen), C. Melzer (Hannover), M. E. Müller (Bern),
J. Müller-Färber (Heidenheim), H. Müller-Vahl (Hannover), U. Niethard
(Heidelberg), A. Pannike (Frankfurt), U. Pfister (Tübingen), H. J. Refior
(Hannover), J. Rehn (Bochum), H. Rettig (Gießen), A. Rüter (Augsburg),
W. Schlickewei (Freiburg), K. P. Schmit-Neuerburg (Essen), R. Schneider
(Biel), L. Schweiberer (München), W. Spier (Ulm), H. Tscherne
(Hannover), H. Wagner (Schwarzenbruck/Nürnberg), G. Wasmer (Ulm),
S. Weller (Tübingen), H. Willenegger (Bern), C. J. Wirth (München),
O. Wörsdörfer (Ulm), D. Wolter (Hamburg), H. Zilch (Berlin), W. Zink
(München)

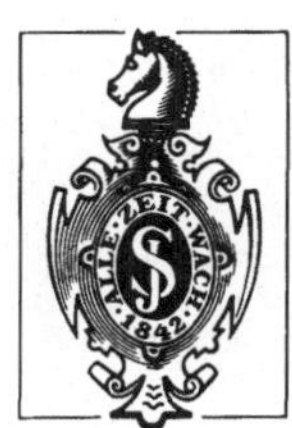

Springer-Verlag
Berlin Heidelberg New York Tokyo 1984

Reihenherausgeber

Prof. Dr. Jörg Rehn
Mauracher Straße 15, D-7809 Denzlingen

Prof. Dr. Leonhard Schweiberer
Direktor der Chirurgischen Universitätsklinik München-Innenstadt
Nußbaumstraße 20, D-8000 München 2

Mit 86 Abbildungen

ISBN-13:978-3-540-12970-7   e-ISBN-13:978-3-642-82173-8
DOI: 10.1007/978-3-642-82173-8

CIP-Kurztitelaufnahme der Deutschen Bibliothek. Posttraumatische Schäden des Schultergürtels /
17. Reisensburger Workshop zu Ehren von M. E. Müller u. J. Rehn, 3.-5. März 1983. Hrsg. von Caius Burri
u. Axel Rüter. Unter Mitarb. von C. Burri ... – Berlin ; Heidelberg ; New York ; Tokyo : Springer, 1984.
(Hefte zur Unfallheilkunde ; 170)
ISBN-13:978-3-540-12970-7

NE: Burri, Caius [Hrsg.]; Reisensburger Workshop zu Ehren von M. E. Müller und J. Rehn <1983>;
Müller, Maurice E.: Festschrift; GT

Vorwort

Zu Ehren des 65. Geburtstages von

Maurice E. Müller und Jörg Rehn

fand vom 3.–5. 3. 1983 auf der Reisensburg die 16. Arbeitstagung zur klinischen Traumatologie statt.

Hierbei befaßten sich 46 Spezialisten aus den Gebieten der Chirurgie, Neurologie, Orthopädie, Physikalischen Therapie und Unfallchirurgie mit den Fragen der Biomechanik, Pathophysiologie, Diagnostik, operativen und konservativen Therapie sowie der Nachbehandlung von Spätschäden nach Verletzungen des Schultergürtels. Die Thematik betraf sowohl die Folgen knöcherner Verletzungen an Clavicula, Scapula und proximalem Humerus als auch die Spätschäden nach Traumatisierung der zwischengeschalteten Gelenke sowie der Nerven dieser Region.

Die entsprechenden Probleme wurden in Übersichtsreferaten dargestellt, die interessierenden Fragen anschließend in ausgiebig und offen geführten Diskussionen erarbeitet.

Durch die Kugelgestalt des Schultergelenkes und die Kompensationsmöglichkeiten in den Nebengelenken des Schultergürtels stellen die rein knöchernen Verletzungsfolgen funktionell das kleinere Problem der Spätschäden dieses Körperabschnittes dar. Bei gegebener Indikation erlauben die modernen Verfahren einer winkelgenauen Korrektur, übungsstabilen Osteosynthese und ggf. Knochentransplantation meist die Wiederherstellung anatomischer Skelettverhältnisse.

Weitaus größere Funktionsbehinderungen und therapeutische Schwierigkeiten gehen von den Weichteilschäden aus. Dies betrifft sowohl die schmerzhafte wie die schmerzarme Schultersteife, die chronischen Verrenkungen der Schlüsselbeingelenke als auch die Folgen einer habituellen Schulterluxation. Die operative Arthrolyse des Schultergelenkes ist ein nützlicher, aber difiziler Behandlungsschritt, der eine genaue Vordiagnostik erfordert. Dasselbe gilt für die geschlossene Schultermobilisation.

Bei den chronischen Verrenkungen der Schlüsselbeingelenke basiert die Operationsindikation auf einem genauen Abwägen der tatsächlichen Behinderung.

In der Behandlung der habituellen Schulterluxation lassen sich bezüglich der Reluxationsquote mit allen pathomechanisch folgerichtigen Operationsverfahren offensichtlich annähernd gleichwertige Ergebnisse erzielen. Die bekannten Statistiken erlauben jedoch kaum vergleichbare Aussagen über die tatsächlichen funktionellen Endergebnisse. Da es sich bei den Verletzten sehr häufig um jugendliche Sportler mit dem Wunsch einer unbehinderten Wiederaufnahme der früheren Sportart handelt, sollte dieser Frage in Zukunft mehr Aufmerksamkeit geschenkt werden.

Der vorliegende Band der Hefte zur Unfallheilkunde, vom Springer-Verlag in kurzer Zeit nach dem Workshop herausgebracht, enthält die Referate von Kennern der entsprechenden Teilgebiete sowie die in den intensiven Diskussionen gemeinsam erarbeiteten Schlußfolgerungen und Empfehlungen, die dem praktisch tätigen Unfallchirurgen eine wertvolle Hilfe bei seiner täglichen Arbeit sein möchten.

Die Ulmer Unfallchirurgen als Organisatoren des Workshops danken allen Teilnehmern für ihre wertvollen Beiträge und Diskussionsvoten sowie dem Verlag für seine speditive und saubere Arbeit.

Ulm, im Dezember 1983   C. Burri   A. Rüter

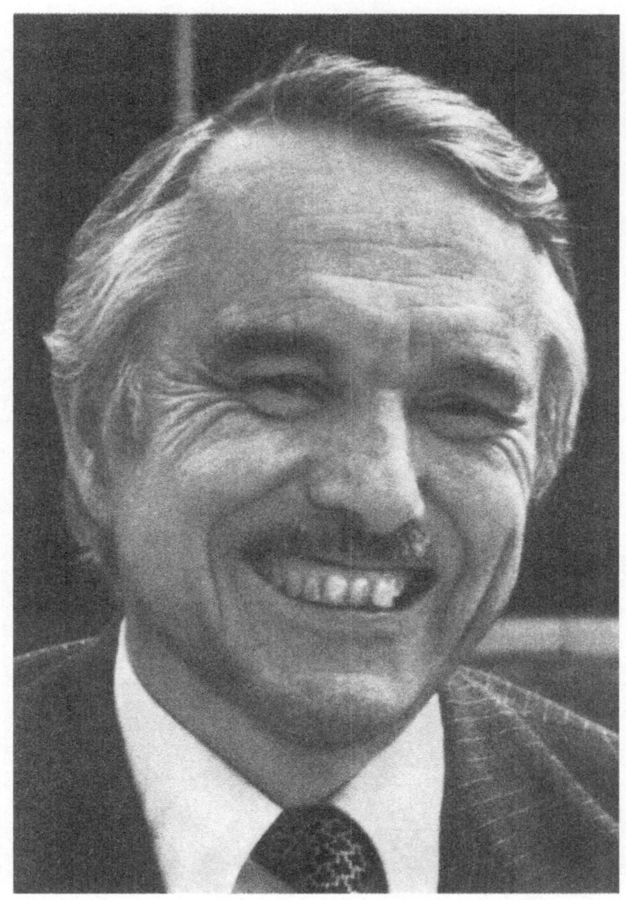

Professor Dr. med. M.E. Müller

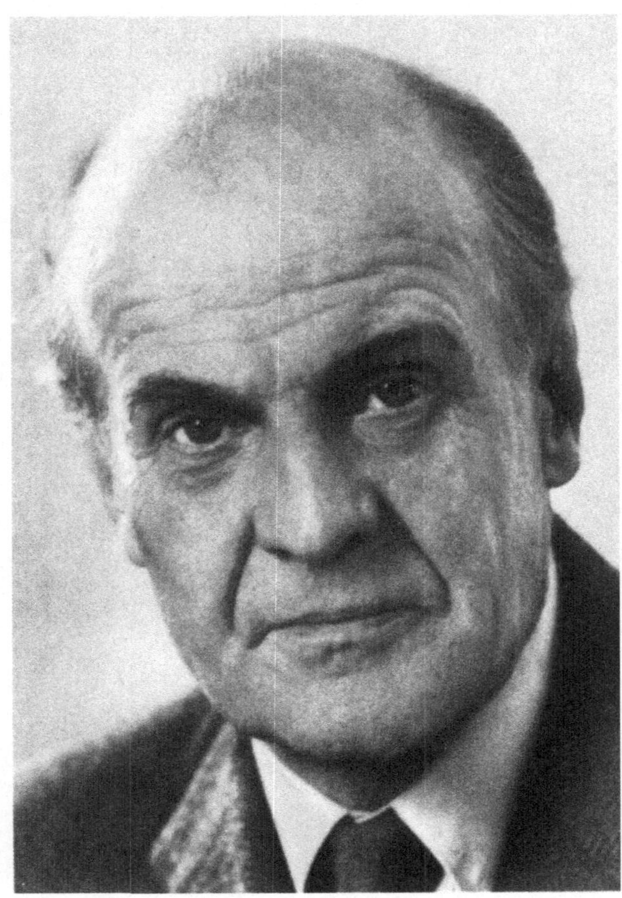

Professor Dr. med. J. Rehn

Inhaltsverzeichnis

I. Übersicht   1

Posttraumatische Schäden am Schultergürtel
(E.H. Kuner und W. Schlickewei)   1

II. Spätschäden am Knochen   11

Klavikulapseudarthrosen (G. Hierholzer, P.-M. Hax
und R. Christian)   11

Fehlstellungen und Pseudarthrosen im Bereich des Oberarmkopfs
(U. Pfister und S. Weller)   23

Diskussionsbemerkungen und Empfehlungen aller Teilnehmer
(Leitung: H. Tscherne)
Zusammengefaßt und redigiert von A. Rüter und C. Burri   34

III. Spätschäden an den Gelenken   39

1) Sternoklavikular- und Akromioklavikulargelenk   39

Spätschäden der Schlüsselbeingelenke — Prinzip der operativen
Behandlungsverfahren (A. Pannike)   39

Spätschäden nach Luxation im Sternoklavikulargelenk (H. Ecke)   52

Chronische Luxation des Sternoklavikular- und des Akromioklavikulargelenks — Technik und Ergebnisse (J. Müller-Färber und J. Rehn)   56

Chronische Luxationen des Akromioklavikulargelenks — Technik und
Ergebnisse (G. Hierholzer und H.D. Caspers)   66

Chronische Luxation des Sternoklavikulargelenks — Technik und Ergebnisse
(U. Pfister und S. Weller)   74

Chronische Schultereckgelenksprengung — Technik und Ergebnisse
(U. Pfister und S. Weller)   76

X

Reposition und Fixation der akromioklavikulären Luxation mit Hilfe
einer Hakenplatte (D. Wolter und Ch. Eggers)   80

Resektion des akromialen Klavikulaendes bei Schultereckgelenkarthrose
(C.J. Wirth und K.-D. Buschle)   87

Diskussionsbemerkungen und Empfehlungen aller Teilnehmer
(Leitung: L. Schweiberer)
Zusammengefaßt und redigiert von A. Rüter und C. Burri   91

2) Schultergelenk   94

Die posttraumatische Arthrose des Schultergelenks
(H. Cotta und F.U. Niethard)   94

Rekonstruktive Maßnahmen bei schweren posttraumatischen Funktionsstörungen am Schultergelenk (M. Jäger, C.J. Wirth und W. Zink) 103

Arthrodese des Schultergelenks (K.P. Schmit-Neuerburg) 111

Isoelastische Schulterprothesen bei posttraumatischen Zuständen
(C. Burri) 122

Diskussionsbemerkungen und Empfehlungen aller Teilnehmer
(Leitung: H. Wagner)
Zusammengefaßt und redigiert von A. Rüter und C. Burri 131

IV. Schultersteife 135

Die hintere Schulterverrenkung – eine häufig übersehene Luxationsform
(D. Wolter, H.R. Kortmann und Ch. Eggers) 135

Konservative Therapie bei Schultersteife (W. Spier) 142

Schultersteife und Narkosemobilisation
(H.J. Refior und C. Melzer) 145

Die operative Behandlung der Schultersteife
(O. Wörsdörfer und G. Wasmer) 150

Diskussionsbemerkungen und Empfehlungen aller Teilnehmer
(Leitung: H. Cotta)
Zusammengefaßt und redigiert von A. Rüter und C. Burri 159

V. Habituelle Schulterluxation 163

Formen, Häufigkeit und Diagnostik der habituellen Schulterluxation
(H. Zilch und G. Friedebold) 163

Zur Behandlung der vorderen Schulterinstabilität mit der Operation nach
Trillat (Ch. Gerber und R. Ganz) 186

Spanplastik bei der habituellen Schulterluxation
(L. Gotzen und J. Enneker) 193

Subkapitale Osteotomien bei habitueller Schulterluxation
(H. Rettig) 206

Kombinierte Operationsverfahren bei habitueller Schulterluxation
(A. Rüter) 211

Ergebnisse der Operationen nach M. Lange und Putti-Platt
(W. Keyl) 215

Ergebnisse der Operation bei gewohnheitsmäßiger Schulterverrenkung
(S. Weller, U. Pfister und P.J. Meeder) 221

Diskussionsbemerkungen und Empfehlungen aller Teilnehmer
(Leitung: S. Weller)
Zusammengefaßt und redigiert von A. Rüter und C. Burri 224

VI. Nervenläsionen 227

Traumatische Schäden peripherer Nerven im Bereich des Schultergürtels
(H. Müller-Vahl) 227

Sachverzeichnis 235

Bandherausgeber

Burri, C., Prof. Dr.; Klinik für Unfallchirurgie, Hand-, Plastische und Wiederherstellungschirurgie der Universität, D-7900 Ulm

Rüter, A., Prof. Dr.; Klinik für Unfall- und Wiederherstellungschirurgie, Krankenhauszweck-
verband, D-8900 Augsburg 1

Mitarbeiter

Burri, C., Prof. Dr.; Abteilung für Unfallchirurgie, Hand-, Plastische und Wiederherstellungschirurgie der Universität, D-7900 Ulm

Buschle, K.-D., Dr.; Orthopädische Klinik und Poliklinik der Ludwig-Maximilians-Universität, Klinikum Großhadern, D-8000 München

Caspers, H.-D., Dr.; Berufsgenossenschaftliche Unfallklinik, D-4100 Duisburg

Christian, R., Dr.; Berufsgenossenschaftliche Unfallklinik, D-4100 Duisburg

Cotta, H., Prof. Dr.; Orthopädische Klinik und Poliklinik der Universität, D-6900 Heidelberg

Ecke, H. Prof. Dr.; Klinik für Unfallchirurgie am Zentrum für Chirurgie, Anästhesiologie
und Urologie der JLU, D-6300 Gießen

Eggers, Ch., Dr.; II. Chirurgische Abteilung, Allgem. Krankenhaus St. Georg,
D-2000 Hamburg

Enneker, J., Dr.; Unfallchirurgische Klinik, Medizinische Hochschule Hannover,
D-3000 Hannover

Friedebold, G., Prof. Dr.: Orthopädische Klinik und Poliklinik der Freien Universität Berlin
im Oskar-Helene-Heim, D-1000 Berlin

Ganz, R., Prof. Dr.; Klinik und Poliklinik für Orthopädische Chirurgie der Universität,
CH-3010 Bern

Gerber, Ch., Dr.; Klinik und Poliklinik für Orthopädische Chirurgie der Universität,
CH-3010 Bern

XIV

Gotzen, L., Prof. Dr.; Unfallchirurgische Klinik, Medizinische Hochschule,
D-3000 Hannover

Hax, P.-M., Dr.; Berufsgenossenschaftliche Unfallklinik, D-4100 Duisburg

Hierholzer, G., Prof. Dr., Berufsgenossenschaftliche Unfallklinik, D-4100 Duisburg

Jäger, M., Prof. Dr.; Orthopädische Klinik und Poliklinik der Ludwig-Maximilians-Universität, Klinikum Großhadern, D-8000 München

Keyl, W., Prof. Dr.; Staatliche Orthopädische Klinik, D-8000 München

Kortmann, H.R., Dr.; II. Chirurgische Abteilung, Allgem. Krankenhaus, St. Georg
D-2000 Hamburg

Kuner, E.H., Prof. Dr.; Abteilung für Unfallchirurgie, Chirurgische Universitätsklinik,
D-7800 Freiburg

Meeder, P.J., Dr.; Berufsgenossenschaftliche Unfallklinik, D-7400 Tübingen

Melzer, C., Dr.; Orthopädische Klinik, Medizinische Hochschule, D-3000 Hannover

Müller, M.E., Prof. Dr.; Stiftung Maurice E. Müller für Fortbildung und Forschung in
Orthopädischer Chirurgie, CH-3008 Bern

Müller-Färber, J., Priv.-Doz. Dr.; Chirurgische Abteilung, Kreiskrankenhaus,
D-7920 Heidenheim

Müller-Vahl, H., Dr.; Neurologische Klinik und Poliklinik, Medizinische Hochschule,
D-3000 Hannover

Niethard, U., Dr.; Orthopädische Klinik und Poliklinik der Universität, D-6900 Heidelberg

Pannike, A., Prof. Dr.; Abteilung für Traumatologie der Johann-Wolfgang-Goethe-Universität, D-6000 Frankfurt

Pfister, U., Priv.-Doz. Dr.; Berufsgenossenschaftliche Unfallklinik, D-7400 Tübingen

Refior, H.J., Prof. Dr.; Orthopädische Klinik, Medizinische Hochschule, D-3000 Hannover

Rehn, J., Prof. Dr.; Berufsgenossenschaftliche Krankenanstalten „Bergmannsheil", Chirurgische Universitätsklinik, D-4630 Bochum

Rettig, H., Prof. Dr.; Orthopädische Klinik der JLU, D-6300 Gießen

Rüter, A., Prof. Dr.; Klinik für Unfall- und Wiederherstellungschirurgie, Zentralklinikum, D-8900 Augsburg

Schlickewei, W., Dr.; Abteilung für Unfallchirurgie, Chirurgische Universitätsklinik, D-7800 Freiburg

Schmit-Neuerburg, K.P., Prof. Dr.; Abteilung für Unfallchirurgie, Universitätsklinikum, D-4300 Essen

Schneider, R., Prof. Dr.; Alpenstraße 15, CH-2502 Biel

Schweiberer, L., Prof. Dr.; Chirurgische Klinik Innenstadt der Universität, D-8000 München

Spier, W., Prof. Dr.; Abteilung für Unfallchirurgische, Hand-, Plastische und Wiederherstellungschirurgie der Universität, D-7900 Ulm

Tscherne, H., Prof. Dr.; Unfallchirurgische Klinik, Medizinische Hochschule, D-3000 Hannover

Wagner, H., Prof. Dr.; Orthopädische Klinik Wichernhaus, Krankenhaus Rummelsberg, D-8501 Schwarzenbruck/Nürnberg

Wasmer, G., Dr.; Abteilung für Unfallchirurgie, Hand-, Plastische und Wiederherstellungschirurgie der Universität, D-7900 Ulm

Weller, S., Prof. Dr.; Berufsgenossenschaftliche Unfallklinik, D-7400 Tübingen

Willenegger, H., Prof. Dr.; AO International, CH-3000 Bern

Wirth, C.J., Priv.-Doz. Dr.; Orthopädische Klinik und Poliklinik der Ludwig-Maximilians-Universität, Klinikum Großhadern, D-8000 München

Wörsdörfer, O., Priv.-Doz. Dr.; Abteilung für Unfallchirurgie, Hand-, Plastische und Wiederherstellungschirurgie der Universität, D-7900 Ulm

Wolter, D., Prof. Dr.; II. Chirurgische Abteilung, Allgem. Krankenhaus St. Georg, D-2000 Hamburg

Zilch, H., Priv.-Doz. Dr.; Orthopädische Klinik und Poliklinik der Freien Universität Berlin im Oskar-Helene-Heim, D-1000 Berlin

Zink, W., Dr.; Orthopädische Klinik und Poliklinik der Ludwig-Maximilians-Universität, Klinikum Großhadern, D-8000 München

I. Übersicht

Posttraumatische Schäden am Schultergürtel

E.H. Kuner und W. Schlickewei

Der letzte Reisensburger Workshop hatte die frischen Verletzungen des Schultergürtels mit Diagnostik, Therapie und Ergebnissen zum Thema. Konsequenterweise haben wir uns diesmal mit den posstraumatischen Spätschäden zu befassen. Dies heißt, daß damit im wesentlichen die Fälle gemeint sind, die bei Nachkontrollen als „mäßig" oder „schlecht" bewertet wurden.

Bewertungsschemata sind nur selten einheitlich, und die zugrundegelegten Kriterien werden v.a. bei den „sehr guten" und „guten" Ergebnissen mit einer gewissen Großzügigkeit behandelt, auch noch, wenn es um ein „befriedigend" geht. Die „mäßigen" und „schlechten" Resultate sind also die, welche den Patienten und den behandelnden Arzt in keiner Weise zufriedenstellen.

Liest man nochmals in *Hefte zur Unfallheilkunde,* Bd. 160, über die „Verletzungen des Schultergürtels" nach, wird man feststellen, daß unter den topographisch aufgegliederten Einzelläsionen mit bleibenden posttraumatischen Schäden in rund 10–40% der Fälle gerechnet werden muß. So ist z.B. nach der ersten traumatischen Schulterluxation mit 9% [19] bzw. 25% [6] Reluxationen, d.h. habitueller Schulterluxation, zu rechnen, je nachdem, mit welchem Verfahren die vorausgegangene Erstbehandlung durchgeführt wurde. Spätschäden nach konservativer Behandlung der Klavikulafraktur liegen zwischen 7,5% [3] und 15% [33], nach operativer Therapie zwischen 0% [33] und 29% [15]. Die Quote schlechter Ergebnisse beträgt bei konservativer Behandlung der Skapulafrakturen 10% [30] bzw. 15% [21], dagegen bei operativer Therapie 44% [13]. Bei der Gegenüberstellung solcher Zahlen ist selbstverständlich anzumerken, daß gerade hier die Indikation zur Operation sehr differenziert gestellt wurde, eigentlich aus der Überlegung heraus, daß der Spätschaden so gering als möglich gehalten werden soll. Es liegt ganz sicher eine Negativauslese vor, und dies gilt auch bei der Klavikulafraktur, wenn sie operativ versorgt wird. Hier sind strenge Indikationsmaßstäbe angelegt, die in der Regel bereits eine bestehende Komplikation voraussetzen.

Die akromio-klavikuläre Luxation, die von vielen gerade bei Vorliegen eines Schweregrades Tossy III oder schon bei Tossy II operativ behandelt wird, zeigt Spätschäden zwischen 4% [20] und 13,5% [17]. Andere Autoren teilen Zahlen von 11% und 13% mit [12, 25].

Erstaunlich sind auch die vielen Spätschäden nach subkapitaler Humerusfraktur, fast gleichgültig, ob sie konservativ oder operativ behandelt wurde. So berichten Eberle u. Glinz [5] von 20%, Fink et al. [7] von 10% und Poigenfürst u. Reiler [26] gar von 40% mäßigen bis schlechten Resultaten nach konservativer, funktioneller Behandlung. Aber auch nach Osteosynthese wird in 32% [2] bzw. 34% [9] kein zufriedenstellendes Ergebnise erzielt.

Mit Prozentzahlen muß vorsichtig umgegangen werden, gerade wenn kleine Kollektive zur Auswertung vorliegen. Trotzdem soll eine solche Auswertung hier einmal erlaubt sein, einzig und allein deswegen, um eine Tendenz aufzeigen zu können, wie häufig mit Spätschäden nach Trauma im Schultergürtelbereich gerechnet werden muß.

Es stellt sich in diesem Zusammenhang die Frage, was man eigentlich unter einem posttraumatischen Spätschaden versteht. Ich möchte diesen so definieren:

> Unter dem posttraumatischen Spätschaden ist eine über die normale Dauer
> hinaus verbleibende Störung der Funktion und/oder eine Deformierung zu
> verstehen, die in der Regel mit subjektiven Beschwerden und Schmerzen ver-
> bunden ist. Die Funktionsstörung muß objektiv eindeutig meßbar sein.

Im Schultergürtelbereich können schon eine einfache Kontusion, eine Distension (Zerrung) und selbstverständlich die Luxation, die Luxationsfraktur bzw. in Gelenknähe lokalisierte geschlossene oder offene Fraktur direkt zu einer bleibenden Schädigung führen (s. folgende Übersicht.

Ursachen für posttraumatische Spätschäden am Schultergelenk

Direkt:	– Kontusion
	– Distension
	– Luxation
	– Luxationsfraktur
	– Fraktur (geschlossen/offen)
Indirekt:	– Immobilisation
	– Zirkulationsstörungen (Thrombose etc.)
	– Nervenläsion
	– Sudeck-Dystrophie

Indirekt können ungünstige oder ungenügende Immobilisation, Nervenläsionen, Zirkulationsstörungen in venösen oder arteriellen Strombahnen (Thrombosen, Thoraxauslaßsyndrom nach Klavikulafraktur usw.) oder die Sudeck-Dystrophie den Spätschaden verursachen. Der Vollständigkeit halber muß auch die sog. Periarthritis humeroscapularis erwähnt werden, v.a. auch deshalb, weil über die „schmerzhafte Schultersteife" – z.B. nach Schulterprellung – die Meinungen noch geteilt sind [28, 32]. Dieser Meinungsstreit zwischen den Befürwortern der neurogenen Komponenten bei „Periarthrosis humeroscapularis" nach Trauma, wofür der Begriff „untätigen Schulterarmhangs" von Reischauer [28] geprägt wurde, und den Gegnern der Ausschließlichkeit, Rössler [29] und Schlegel [32] wirkt sich nicht selten zu Lasten des Verletzten aus. Er ist dann im wahrsten Sinne des Wortes der Geprellte, wenn es sich um die versicherungsrechtliche Anerkennung des Gesundheitschadens geht. Man sollte sich daran erinnern, daß selbst Reischauer [28] darauf hinweist, daß das Schmerzsyndrom nicht ausschließlich an einer spondylotischen Randzacke festzumachen ist, die möglicherweise zufällig an der Prädilektionsstelle C5/C6 gefunden wird. Rössler [29] findet bei gewissenhafter Auseinandersetzung mit dieser Problematik lediglich in 20% der Fälle einen tatsächlichen Zusammenhang mit der Halswirbelsäule und einer schmerzhaften Schultersteife.

Ein posttraumatischer Spätschaden kann an allen Funktionselementen lokalisiert sein (Tabelle 1). Hierzu zählen bekanntlich die Haut, die Gleitschichten, Muskulatur, Nerven und Gefäße, Sehnen, Gelenkkapsel und Bänder, Gelenkknorpel und schließlich der Knochen. Schenk [31] hat im Zusammenhang mit der Darstellung der Anatomie und der Funktion des Schultergürtels auf die große Bedeutung des Systems der Gleitspalten als funktionelle oder physiologische Gelenke aufmerksam gemacht, wozu die Articulationes subacromialis und thoraxoscapularis gehören. Hier liegen enorme Kompensationsmöglichkeiten zur Funktionsverbesserung bei Teilverlust der freien Schultergelenkbeweglichkeit. Versteift z.B. ein verletztes Schultergelenk in mäßiger Abduktion (60–80°), so bleibt dem Arm noch ein Großteil seines Bewegungsumfangs. Dabei ist es gleichgültig, ob die Gelenksteife infolge Verknöcherung oder straffer Verlötung dauernd bestehenbleibt, oder nur reflektorisch durch Muskelkontraktion vorübergehend, z.B. bei Gelenkerguß (Hämarthros) bzw. permanent durch Gelenkentzündung. In der akuten Phase eines entzündlichen Geschehens wird diese Kompensationsmöglichkeit schmerzbedingt kaum ausnutzbar sein. Das Schwenken des unteren Schulterblattwinkels nach vorne abduziert den Arm bis über die Horizontale hinaus, und umgekehrt kann das Schwenken des unteren Schulterblattwinkels nach hinten den Arm fast an den Rumpf anlegbar machen. Darüber hinaus können die Brustwirbelsäule und die Beweglichkeit des Brustkorbs den Funktionsausfall erheblich mindern und damit auch das Ausmaß eines Spätschädens verringern [16]. Diese Kompensationsmöglichkeiten sind nicht nur im Rahmen physiotherapeutischer Maßnahmen von Bedeutung, sondern ganz besonders auch bei der Wertung und Bewertung eines Spätschadens und auch für die Indikationsstellung für viele Eingriffe, die der Behebung oder zumindest der Minderung eines posttraumatischen Zustands dienen.

Die wesentlichen verbleibenden Schäden können auf die Weichteile, die Gelenke und das knöcherne Skelett bezogen werden. An den Weichteilen sind es gelegentlich Keloidnarben oder Narkenkontrakturen, die eine Funktionsminderung bewirken können. Aber auch chronische Infektionen, meist im Rahmen einer Osteitis, kommen in Frage. Lähmungen, arterielle Minderdurchblutung oder Thrombosen, seltener das Lymphödem sind

Tabelle 1. Lokalisation von posttraumatischen Spätschäden am Funktionselement

Funktionselement	Betroffener Anteil
Haut	– Subkutis
Gleitgewebe	– Schleimbeutel
Muskulatur	– Perimysium
Nerven	– Perineurium
Gefäße	
Sehnen	– Peritendineum
Gelenkkapsel	– Faserschicht
	– Synovialhaut
Gelenkknorpel	
Ligamente	
Knochen	

4

solchen Spätschäden zuzuordnen. An den Gelenken des Schultergürtels (Articulationes humeroscapularis und acromioscapularis) sind es Knorpeldefekte, Inkongruenzen nach Frakturen oder verbleibende Subluxationen oder Luxationen, die gestörte Funktion der Synovia und schließlich die resultierende Arthrose oder eine Ancylosis fibrosa bzw. ossea, welche als posttraumatischer Schaden zu bezeichnen sind. Am Skelett kennen wir die Pseudarthrosen, in Fehlstellung verheilte Frakturen und die schon erwähnte chronische posttraumatische Osteitis.

Während die knöchernen Läsionen, die nach abgeschlossener Behandlung zurückbleiben, i. allg. diagnostisch kaum Schwierigkeiten bereiten und z.T. auch therapeutisch mit Erfolg behandelt werden können — ich denke z.B. an nicht infizierte Pseudarthrosen oder korrigierbare Fehlstellungen — bereiten die Gelenkschäden oft große Schwierigkeiten. Das gleiche kann gelegentlich auch für reine Weichteilverletzungen gelten, die durch Prellung oder Zerrung entstanden sind. Es erscheint mir wichtig, in diesem Zusammenhang kurz auf die allgemeinpathologischen Abläufe nach solchen Läsionen einzugehen, weil sie zum Verständnis ganz wesentlich beitragen (Abb. 1).

Prinzipiell können stumpfe und scharfe Gewalteinwirkungen zur Durchtrennung von Gewebestrukturen führen. Dies gilt auch für die sog. Verstauchungen, die Knochen- und Knorpelfissuren und speziell für Frakturen, bei denen immer die umgebenden Weichteile in Mitleidenschaft gezogen sind. Aufgrund der Intensität der Gewalteinwirkung und des damit verbundenen unterschiedlichen Schädigungsmusters ergibt sich auch ein differenziertes Spektrum an geweblichen Reparationen. Diese können schließlich Grundlage

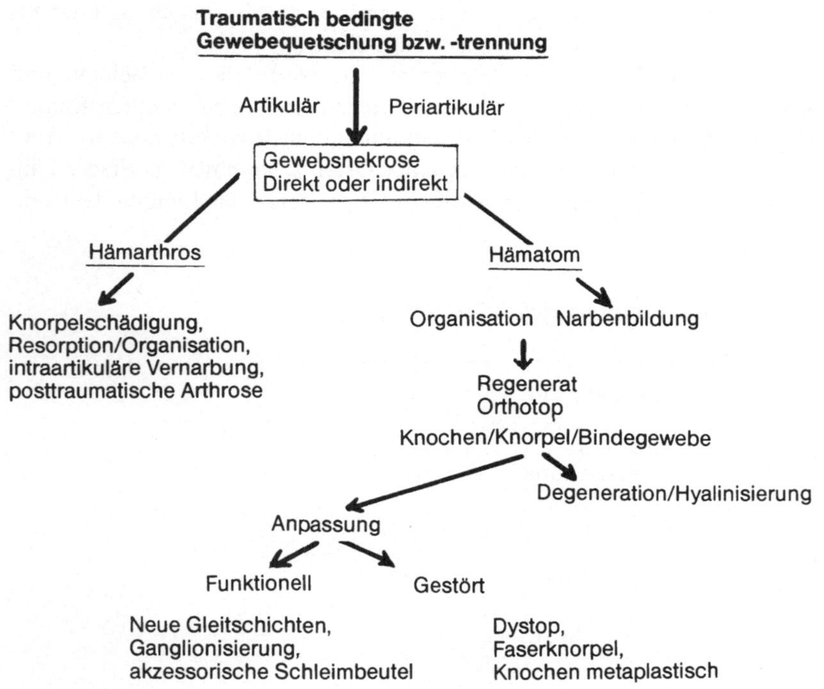

Abb. 1. Pathophysiologie des Weichteil-Gelenk-Traumas. (Mod. nach [10])

und Ausgangspunkt für Funktionseinschränkung bzw. gar für die Gelenksteife sein. Im Einzelfall kann also eine Vielzahl von geweblichen Strukturen — meist unter Kontinuitätstrennung — direkt geschädigt werden, oder indirekt durch Einblutungen in das Gelenk [4]. Gross [10] konnte an exzidiertem Gewebe in Fällen posttraumatischer Schultersteife pathohistologisch nachweisen, daß als Grundlage extraartikulärer Läsionen stets Nekrosen angenommen werden müssen. Zu den primären Nekrosen bei adäquatem Gewebstrauma gesellen sich regelmäßig Hämorrhagien mit Störung der Mikrozirkulation, so daß in der Umgebung weitere, sog. sekundäre Nekrosen entstehen. Durch die Organisation von Blut, Nekrosen und Exsudat kommt die Gewebesubstitution unter Narbenbildung in Gàng. Diese geht regelmäßig mit Schrumpfung einher. Unabhängig von diesem Mechanismus können im Gelenk rezidivierende Ergüsse auftreten, die ebenfalls zu Ernährungsstörungen des Gelenkknorpels führen und schließlich ihrerseits Nekrosen verursachen, wie dies Cotta et al. [4] schlüssig gezeigt haben. Diese sind den sekundären Nekrosen, wie man sie im Bereich von Wunden findet, praktisch gleichzustellen. Darüber hinaus verursachen Blutungen und die damit verbundenen Gefäßreaktionen eine Irritation der terminalen sympathischen Geflechte. Der Blutaustritt in die Gelenkkapsel, in die Sehnen, in das Peritendineum, unter die Faszien und zwischen die Muskelfasern zieht schon allein eine schmerzhafte Funktionsstörung nach sich, die schließlich in eine reflektorische Muskelsperre einmündet. Vor allem die feinen Gleitschichten werden in grober Weise gestört. In vielen Fällen kommt es zu Adhäsionen und zur Obliteration infolge Granulationsbildung, v.a. im axillären Rezessus.

Mit der Bildung einer fibrösen Narbe im ehemals verletzten Gewebe sind die allgemeinpathologisch zu erwartenden Prozesse keineswegs abgeschlossen oder gar in einen stabilen Zustand überführt. So können in größeren, entsprechend lokalisierten Narbengebieten sekundär fibröse „Knorpelschwielen" mit und ohne Verkalkungen auftreten, auf deren Boden metaplastisch Knochen gebildet wird. Andererseits koinzidieren mit der Narbenbildung auch Anpassungserscheinungen des Gewebes, die sowohl mit der Bildung von Faserknorpel als auch mit metaplastischer Knochenbildung einhergehen. Die Grundlagen dieser Prozesse sind bis heute noch nicht befriedigend geklärt [23, 10]. Sicher spielen auch biomechanische Momente hier eine Rolle, z.B. als funktioneller Reiz mit trophischer Wirkung (Roux, 1895).

In der Frühphase finden sich gefäßreiche Areale des Granulationsgewebes, in denen nach Krompecher [14] durch Druck mit Scherkräfte gefäßarme Zonen und bei lokaler Hypoxie faserknorpelige Strukturen entstehen können. Pauwels [24] und Altmann [1] vertreten demgegenüber die Meinung, daß das Regenerationsblastem — von allen Seiten gleichmäßig komprimiert — sich knorpelig differenziert. Im Zusammenhang mit der Alloarthroplastik finden Masshoff u. Neuhaus-Vogel [18], daß in der Regel nicht ein fibröses, die Funktion des Gelenks störendes Narbengewebe entsteht, sondern ein funktionell adaptiertes Gewebe, evtl. sogar unter Bildung neuer Verschiebeschichten. Die Bildung akzessorischer Schleimbeutel unter dem Bild der Ganglionisierung auch von dichterem und strafferem Bindegewebe beweist darüber hinaus die hohe Plastizität und Anpassungsfähigkeit bindegewebiger Strukturen an die Funktion [27].

Von klinischer Seite her erfahren diese Untersuchungen eine Bestätigung durch die Ergebnisse und Erfahrungen mit der stabilen Osteosynthese, z.B. bei den distalen Femurgelenkfrakturen, die, wenn sie postoperativ korrekt gelagert und frühfunktionell behandelt werden, durch die Ausbildung neuer Gleitschichten in dem ehemals stark mitverletzten Bereich der Bursa suprapatellaris eine vollständige Funktion wiedererlangen können.

6

Interessant ist in diesem Zusammenhang auch die Beobachtung von Haeri u. Maitland [11], die bei 12 von 24 arthroskopisch untersuchten Patienten nach Schultertrauma als wesentliches Merkmal eine Verdickung und Schrumpfung der Gelenkkapsel durch Fibrose fanden, jedoch keine intraartikulären Adhäsionen.

Neben den histopathologischen Vorgängen spielt die Pathomechanik für den Spätschaden nach Schultertrauma sicher ebenso eine entscheidende Rolle. Darunter ist zu verstehen, daß nach Verletzung ein unphysiologischer Bewegungsablauf eintreten kann. An der Schulter führt ein derartig aufgezwungener Bewegungsablauf zur Irritation von Nachbargelenken und -strukturen. Dies kann nicht ohne subjektive Beschwerden erfolgen. Die unbehandelte akromioklavikulare Luxation vom Typ Tossy III z.B., bei der die wesentlichen straffen Verbindungen zwischen Klavikula und Schulterblatt durchtrennt sind, führt zu einer Verlagerung des Schulterblatts nach unten und, durch veränderten Muskelzug, auch zu einer leichten Rotation, so daß eine erhebliche Irritation im Bereich des subskapulären Gleitlagers auftreten kann, verbunden mit Beschwerden und Funktionseinbuße.

Vor der Therapie hat auch und gerade beim Spätschaden die diagnostische Abklärung zu stehen. Dabei spielt die klinische Untersuchung des Gelenks und v.a. auch des Funktionsgefüges am Schultergürtel die wesentlichste Rolle. Anhand der detailliert aufgenommenen Anamnese und in Kenntnis der Vorbefunde (klinischer Unfallbefund und Unfallröntgenaufnahme) sowie des Verlaufs kann das Beschwerdebild der objektiv nachweisbaren Läsion zugeordnet und schließlich eine möglichst kausale Therapie eingeleitet werden.

Auf die klinische Untersuchungstechnik soll hier nicht näher eingegangen werden. Die Röntgenuntersuchung vervollständigt die Befunderhebung. Neben den Standardaufnahmen kommen v.a. Funktions- und gehaltene Aufnahmen in Frage. Bei den Standardaufnahmen ist darauf zu achten, daß sie genau a.-p. und seitlich angefertigt sind. Dies heißt, die Röntgenplatte muß möglichst parallel zu Schulterblattfläche liegen und der Zentralstrahl senkrecht auf sie auftreffen. Das seitliche oder axiale Bild wird ebenfalls in der von Neer [22] angegebenen Weise aufgenommen (Abb. 2).

Zunehmend findet auch die Arthrografie bei den Spätschäden am Schultergelenk Anwendung. So können einerseits Kapselbandläsionen bestätigt oder ausgeschlossen (z.B. Rotatorenmanschettenruptur), andererseits das Ausmaß bzw. der Schweregrad der Gelenkverlötung anschaulich dargestellt werden. Nach Wagner u. Helbig [34] gibt es ein charakteristisches arthrografisches Bild der Schultersteife, das jedoch nicht einheitlich ist. Aufgrund der Füllungsdefekte lassen sich aber unterschiedliche Schweregrade unterscheiden.

Der bevorzugte Ort der Verlötungs- und Schrumpfungsvorgänge sind die Kapselgrenze am Collum anatomicum sowie der Bereich des Recessus axillaris. Bei den ausgeprägten Formen werden zusätzlich Füllungsdefekte der Bursae subscpapularis und subcoracoidea gefunden. Über die Genese können keine Aussagen gemacht werden, da sowohl bei der posttraumatischen Schultersteife als auch bei der Einsteifung aus anderer Ursache die gleichen Strukturen betroffen sind.

Es stellt sich zum Schluß die Frage, welche Möglichkeiten im einzelnen bestehen, um posttraumatische Spätschäden erfolgreich behandeln zu können. In vielen Fällen kann die Therapie kausal sein, wenn z.B. eine Klavikulapseudarthrose besteht und diese allein für das Beschwerdebild verantwortlich gemacht werden kann. Die stabile Plattenosteosynthese, evtl. mit überbrückendem Knochenspan oder autologer Spongiosa, führt hier in den meisten Fällen sicher zum Ziel. Auch das durch Dislokation und übermäßige Kallusbildung verur-

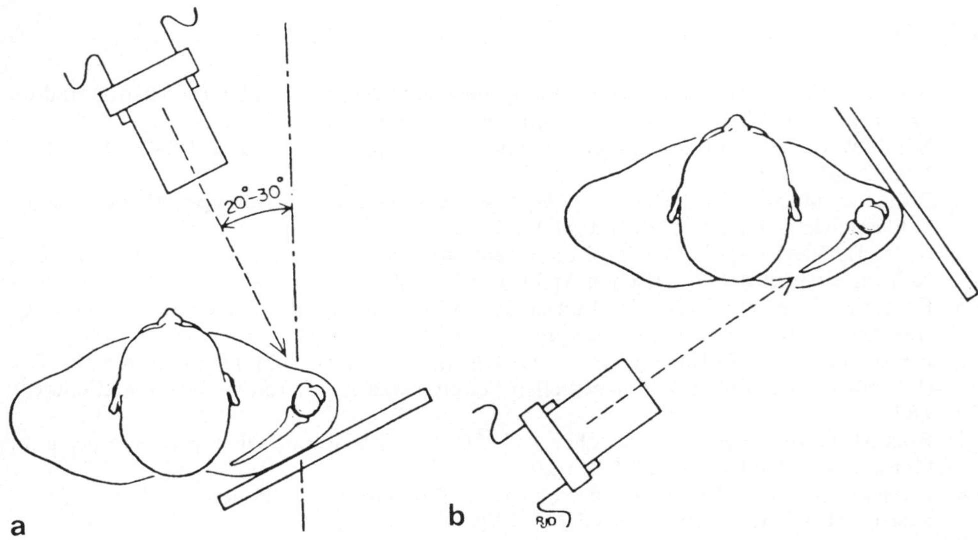

Abb. 2a, b. Röntgentechnik der exakten a.-p.- (**a**) und der seitlichen Aufnahme (**b**). (Nach [22])

sachte Thoraxauslaßsyndrom läßt sich chirurgisch vollständig beseitigen. Die habituelle Schulterluxation als Spätfolge der Erstluxation kann durch die Eden-Hybinette-Operation oder andere plastische Verfahren ebenfalls mit großer Sicherheit behandelt werden. Heikler sind schon bestehende Gelenkinkongruenzen anzugehen oder auch die in Subluxations- stellung stehende AC-Gelenksprengung. Die schmerzhafte Schultersteife erfordert eine besonders differenzierte Behandlung und nimmt Arzt und Patient lange Zeit in Anspruch. An konservativen Verfahren kommt hier v.a. das Brisement, die Mobilisation der Schulter in Narkose, in Frage. Ein besonders sorgfältiges und schonendes Vorgehen ist dabei ange- zeigt.

Auf diese und andere Verfahren, wie etwa Arthrolyse, Korrekturosteotomie, Arthro- plastik, Alloarthroplastik und Bandplastiken wird dieser Workshop in extenso eingehen. Aufgrund der großen Problematik, die dieses Thema darstellt, wird nicht für jede Form des posttraumatischen Spätschadens ein erfolgreiches Konzept entwickelt werden können. Gerade deshalb müssen die Grundregeln der Erstversorgung noch mehr vertieft und ver- breitet werden, wie dies beim letzten Workshop in großem Umfang geschehen ist. Ich meine deshalb, daß in der Prävention eines bleibenden Schadens noch viele Chancen liegen, die genutzt werden können.

8

Literatur

 1. Altmann K (1964) Zur kausalen Histogenese des Knorpels. W. Rouxs Theorie und die experimentelle Wirklichkeit. Ergeb Anat Entwicklungsgesch 37:1
 2. Bandi W (1976) Zur operativen Therapie der Humeruskopf- und -halsfraktur. Hefte Unfallheilkd 126:38
 3. Blömer J, Muhr G, Tscherne H (1977) Ergebnisse konservativ und operativ behandelter Schlüsselbeinbrüche. Hefte Unfallheilkd 80:237
 4. Cotta H, Niethard FU (1979) Biomechanische und biochemische Grundlagen der Entstehung einer posttraumatischen Arthrose. Chirurg 50:595
 5. Eberle H, Glinz W (1976) Zur konservativen Behandlung von Humerushals- und -kopffrakturen. Hefte Unfallheilkd 126:26
 6. Ehgartner K (1977) Hat die Dauer der Gipsfixation nach Schulterluxation einen Einfluß auf die Häufigkeit der habituellen Schulterluxation? Arch Orthop Unfallchir 89: 187
 7. Fink D, Grabherr H, Rettenbacher J (1976) Der subcapitale Oberarmbruch des alten Menschen. Hefte Unfallheilkd 126:29
 8. Fritschy D (1976) Ergebnisse verschiedener Behandlungsmethoden der Acromioclavicularluxation. Hefte Unfallheilkd 126:147
 9. Giebel G, Flagge R (1980) Brüche am proximalen Oberarm. 24. Unfallseminar, Med Hochschule Hannover
10. Gross U (1982) Posttraumatische Gelenksteife (pathomorphologische Gesichtspunkte). Unfallchirurgie 8:252
11. Haeri GB, Maitland A (1981) Arthroscopic findings in the frozen shoulder. J Rheumatol 8:149
12. Holz U, Weller S (1982) Luxationen im Acromioclaviculargelenk. Hefte Unfallheilkd 160:222
13. Kinzl L (1982) Operative Therapie der Scapulafrakturen. − Indikation, Technik, Ergebnisse −. Hefte Unfallheilkd 160:105
14. Krompecher S, Toth L (1964) Die Konzeption von Kompression, Hypoxie und konsekutiver Mucopolysaccharidbildung in der kausalen Analyse der Chondrogenese. Biophysikalische Versuche als Kritik der „hydrostatischen" Theorie von Pauwels. Z Anat Entwicklgesch 124:268
15. Kuner EH, Schlickwei W, Mydla F (1982) Operative Therapie der Claviculafrakturen. − Indikation, Technik, Ergebnisse −. Hefte Unfallheilkd 160:76
16. Lanz T von, Wachsmuth W (1959) Praktische Anatomie. Bd 1/3. Thieme, Stuttgart
17. Lindemaier HL (1982) Die cromioclaviculare Luxation. Operative Behandlung und Ergebnisse. 1. Steglitzer Unfalltagung, Juni 1982, Berlin
18. Masshoff W, Neuhaus-Vogel A (1974) Die Gelenkkapsel nach Alloplastik. Arch Orthop Unfallchir 78:175
19. Matter P (1982) Luxationen des Schultergelenkes. Hefte Unfallheilkd 160:239
20. Müller-Färber J, Katthagen BD (1979) Die Luxation des Acromio- und Sternoclaviculargelenkes. Unfallheilkunde 82:397
21. Mommsen U, Jungbluth KH (1982) Konservative Therapie und Behandlungsergebnisse der Scapulafrakturen. Hefte Unfallheilkd 160:100
22. Neer CS (1970) Displaced proximal humeral fractures. J Bone Jt Surg 52A:1077
23. Ostrowski K, Wlodarski K (1971) Induction of heterotopic bone formation. In: The biochemistry and physiology of bone. Bourne, New York San Francisco London
24. Pauwels F (1960) Eine neue Theorie über den Einfluß mechanischer Reize auf die Differenzierung der Stützgewebe. Z Anat Entwicklgesch 121:478
25. Plaue R, Mennecken C, Kempf L (1982) Ergebnisse der operativen Behandlung von Schultergelenksprengungen. Hefte Unfallheilkd 160:230
26. Poigenfürst J, Reiler T (1982) Konservative Therapie und Behandlungsergebnisse der proximalen Humerusfrakturen. Hefte Unfallheilkd 160:123

27. Putschar W (1937) Der funktionelle Skelettumbau und die sogenannten Belastungs-
deformitäten. In: Handbuch der Speziellen Pathologischen Anatomie und Histologie.
Springer, Berlin
28. Reischauer F (1955) Die cervivalen Vertebral-Syndrome. Thieme, Stuttgart
29. Rössler H (1960) Zur Problematik der schmerzhaften Schultersperre. Z Orthop 92:233
30. Russe F (1976) Behandlungsergebnisse bei Schulterblattbrüchen. Hefte Unfallheilkd
126:63
31. Schenk R (1982) Anatomie des Schultergürtels. Hefte Unfallheilkd 160:1
32. Schlegel KF, Schuh R (1976) Welche Rolle spielt die Halswirbelsäule bei der posttraumatischen Schultersteife. Hefte Unfallheilkd 126:193
33. Schmit-Neuerburg KP, Weiß H (1982) Konservative Therapie und Behandlungsergebnisse der Claviculafrakturen. Hefte Unfallheilkd 160:55
34. Wagner P, Helbig B (1981) Zur Arthrographie des fibrös versteiften Schultergelenkes.
Hefte Unfallheilkd 153:505

II. Spätschäden am Knochen

Klavikulapseudarthrosen

G. Hierholzer, P.-M. Hax und R. Christian

Einleitung

Nach konservativer Therapie von Klavikulafrakturen treten Pseudarthrosen selten auf. Die Häufigkeit wird in der Literatur von 0–1% angegeben [5, 6]. Nach operativer Therapie von Klavikulafrakturen liegt der Häufigkeitsbereich von Pseudarthrosen zwischen 7 und 45% [3, 5, 6, 17]. Die Indikation zur Osteosynthese frischer Klavikulafrakturen ist daher nur bei offenen Frakturen und Luxationsbrüchen, bei einem irreponiblen Fragment, das die Haut zu durchspießen droht und schließlich bei den allerdings sehr seltenen Begleitverletzungen von Nerven und Gefäßen gegeben [11, 14, 19]. Das bedeutet, daß mindestens 95% aller Klavikulafrakturen konservativ behandelt werden sollten [3].

Pathogenese

Die Entstehung eines Falschgelenks nach konservativer Therapie von Klavikulafrakturen wird mit der Distraktion der Fragment insbesondere für Bruchformen angegeben, die mit einem geringen knöchernen Kontakt einhergehen. In der Regel entsteht dann die hypertrophe Form der Pseudarthrose. Tritt nach operativer Therapie von Schlüsselbeinbrüchen eine Pseudarthrose auf, so wird überwiegend die röntgenologisch atrophe Form und nicht selten eine Defektbildung beobachtet. Von den pathogenetischen Faktoren sind hauptsächlich die zusätzliche und weitgehende knöcherne Devitalisierung beim operativen Eingriff, eine verletzungs- und operationsbedingte Durchblutungsstörung, die Infektion und die Instabilität nach Osteosynthesen zu nennen. In diesem Zusammenhang seien einige mechanische Überlegungen angestellt: Das Schlüsselbein ist bekanntlich die einzige knöcherne Verbindung zwischen Rumpf und Schultergürtel. Alle auf den Arm einwirkenden Kräfte werden zumindest teilweise auf die Klavikula übertragen, wobei die Beanspruchungsrichtung mit der Stellung des Arms wechselt (Abb. 1a, b). Durch Bewegungen im Sternoklavikulargelenk kann das periphere Schlüsselbeinende einen Kreis von etwa 20 cm Durchmesser beschreiben. Die Rotation um die Längsachse beträgt maximal 15–20°. Die Klavikula kann daher in verschiedenen Richtungen durch Druck, Zug, Biegung, Scherung und Torsion beansprucht werden [2, 7, 10, 23]. Nur eine stabile Plattenosteosynthese wird alle diese Beanspruchungen in ausreichendem Maße neutralisieren. Dagegen lassen die häufig noch angewandten intramedullären Fixationsverfahren mit Bohrdrähten, Rush-pins oder Marknägeln sowie die Drahtumschlingung insbesondere eine genügende Rotationsstabilität vermissen. Sie können allenfalls bei zusätzlicher Ruhigstellung im Brust-Arm-Gipsverband zum Erfolg führen, eine Maßnahme, die wir heute wenn irgend möglich vermeiden [13, 20].

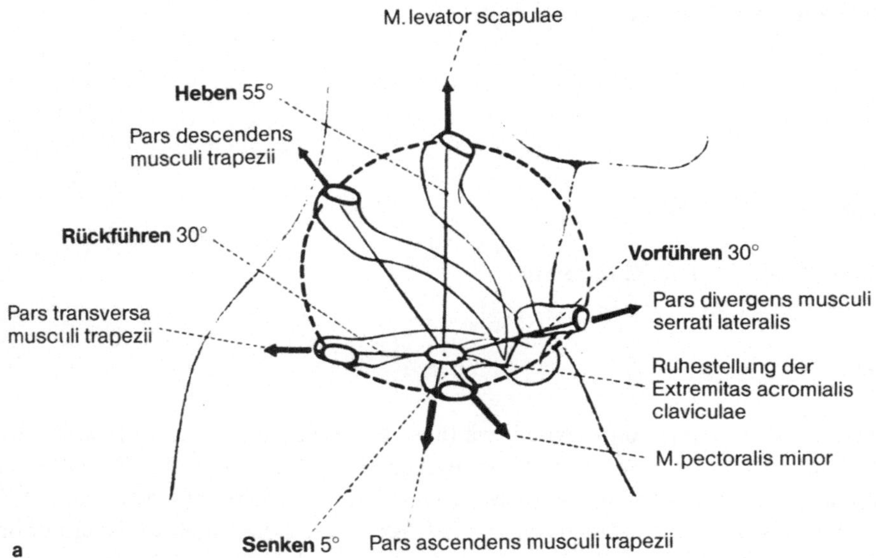

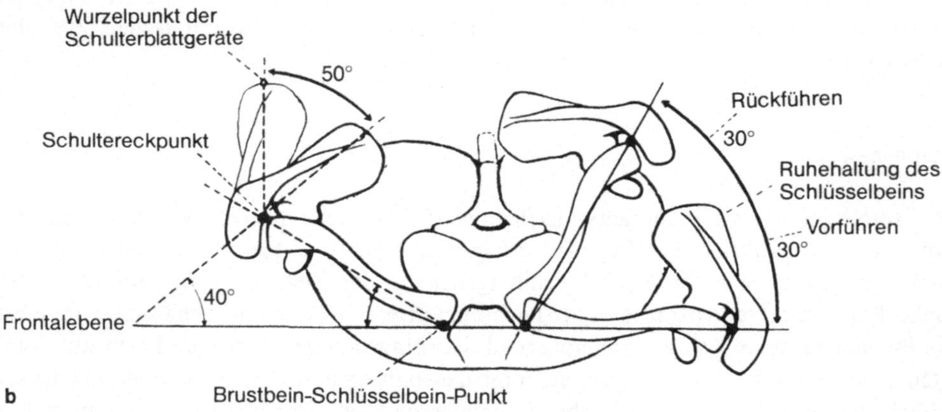

Abb. 1a, b. Bewegungsraum der Klavikula. (Nach [10])

Diagnose und Operationsindikation

Eine Klavikulapseudarthrose kann nicht immer klinisch festgestellt werden, im Regelfall ist sie jedoch auf den Röntgenstandardaufnahmen ohne Schwierigkeit zu erkennen. Bei straffen Pseudarthrosen oder bei Überlagerung durch noch liegendes Osteosynthesematerial kann der Nachweis erschwert sein, tangentiale Aufnahmen, die nicht durch Thoraxanteile überlagert sind, erlauben dann eine bessere Beurteilung. Aus dem röntgenologischen Nachweis einer Klavikulapseudarthrose ergibt sich noch keine Indikation zur operativen Behandlung.

Insbesondere die hypertrophe Form geht manchmal mit nur geringem Beschwerdebild einher. Meist klagen die Patienten allerdings über schmerzhafte Bewegungseinschränkung im Schultergelenk, über Kraftminderung und über subjektiv empfundene Belastungsinstabilität. Im Einzelfall kann auch eine ausgepräfte Kallusmuffe zu einer Plexusirritation führen. Die Indikation zur operativen Therapie einer Klavikulapseudarthrose ist also nur bei deutlichem Beschwerdebild gegeben. Bei Frauen und bei Angehörigen bestimmter Berufe können eine Asymmetrie des Schultergürtels, eine auffällige Fehlstellung oder eine Wulstbildung durch Kallus Bedeutung bekommen. Eine bestehende Verkürzung kann am besten mit einer Panoramaaufnahme des Schultergürtels ermittelt werden. Der kosmetische Gesichtspunkt ist also nicht vollständig zu vernachlässigen, auch nicht hinsichtlich der mit dem Patienten zu besprechenden Operationsnarbe.

Osteosyntheseform

Bei gegebener Indikation ist zur Behandlung einer Klavikulapseudarthrose eine stabile Osteosynthese durchzuführen. Die erforderliche Stabilität läßt sich aus unserer Sicht und unter Hinweis auf die obengenannten mechanischen Begründungen nur mit einer Plattenosteosynthese erreichen. Die Platte ist an die physiologische Krümmung und Torsion der Klavikula durch entsprechendes Verbiegen und Schränken möglichst genau anzupassen. Die gebräuchlichen Plattentypen erlauben es nur mit Einschränkung, dieser Forderung zu entsprechen. Von einigen Autoren wird die Halbrohrplatte verwendet [3, 4, 6, 16, 17, 20, 21, 22], die sich aber nur bei ventraler Lage einigermaßen dem Verlauf des Knochens anpassen läßt. Die Klavikula, die in ihrem mittleren Anteil noch einen annähernd tubulären Querschnitt hat, ist peripherwärts zunehmend von oben nach unten abgeflacht, so daß es schwierig wird, mit den großen Schrauben und in dieser Richtung dort ausreichende Festigkeit zu erzielen. Für die Verankerung der Schrauben ist das Anbringen der Platte auf der Oberseite der Klavikula vorteilhaft (zu beachten: Das Röntgenbild in a.-p.-Richtung erlaubt keine Beurteilung über die vorgenommene Plattenbiegung). Diese Plattenlage entspricht auch zumindest in der ersten postoperativen Phase ganz überwiegend der Zugspannungsseite. In dieser Phase befindet sich der Arm meist in hängender Position, einer Stellung also, von der aus zunächst nur leichte Pendelübungen durchgeführt werden. Mit zunehmender Mobilisierung des Arms unterliegt die Klavikula einer ständig wechselnden Beanspruchung, so daß eine kranial gelegene, reine Zuggurtungsosteosynthese, etwa in Form der von anderer Seite vorgeschlagenen achterförmigen Drahtschlinge, nicht ausreichen kann. Eine Halbrohrplatte läßt sich bei kranialer Plattenlage nicht in dem erforderlichen Ausmaß anpassen. Diese Bedingung führt erfahrungsgemäß dazu, daß zu kurze Platten Anwendung finden oder die Klavikula durch gewaltsames Anpassen an die Platte in ihrer anatomischen Form verändert wird. In beiden Fällen ist mit der Lockerung zwischen Implantat und Knochen vermehrt zu rechnen [7, 13].

Die von Meves [13] angegebene S-förmige Halbrohrplatte erlaubt eine bessere Kongruenz zwischen Knochen und Implantat. Sie kann jedoch individuellen Unterschieden in Form, Länge und Dicke der Klavikula nicht voll gerecht werden. Diese Forderungen bei gleichzeitig ausreichender Steifigkeit erfüllt am weitestgehenden die Rekonstruktionsplatte. Aufgrund der an den langen Kanten zwischen den Löchern angebrachten Einkerbungen läßt sie sich im Gegensatz zu anderen geraden Platten nicht nur in 2, sondern in allen 3 Ebenen verbiegen. Das Modellieren der Platte erfolgt mit einer speziellen Biegezange (Abb. 2a, b). Die Spanngleitlöcher erlauben die Anwendung axialer Kompression. Die Platte wird mit

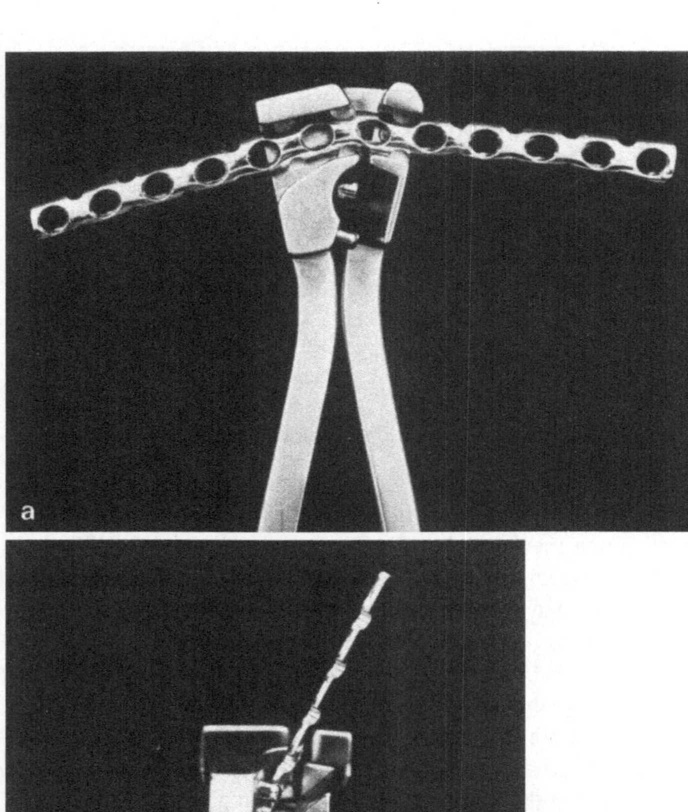

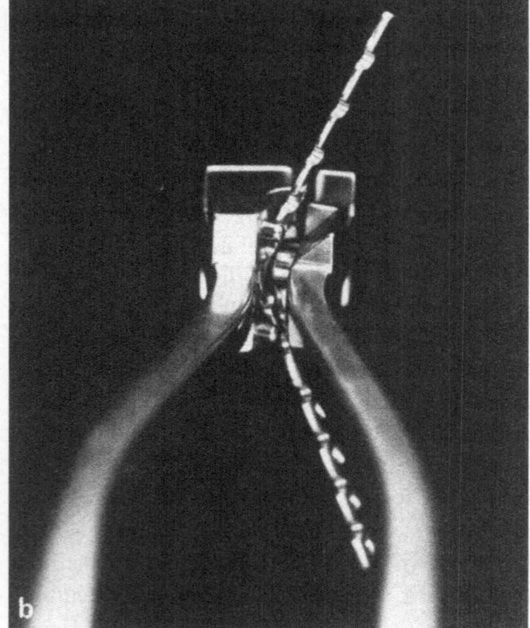

Abb. 2a, b. Rekonstruktionsplatte, die in verschiedenen Längen zur Verfügung steht und mit einer speziellen Biegezange modelliert werden kann

Kleinfragmentschrauben am Knochen fixiert. Vergleichsmessungen haben gezeigt, daß gegenüber den großen Schrauben keine signifikant geringere Kraftübertragung erfolgt. Wir haben diese Platte als Prototyp 1972 zunächst an unserer Klinik erprobt. Nach den ersten Erfahrungen wurde das ursprünglich rechteckige Profil später zu einem halbmondförmigen abgeändert und damit die Stabilität wesentlich erhöht. In dieser Form verwenden wir die Rekonstruktionsplatte seither für die Osteosynthese an der Klavikula, aber auch an anderen topographischen Bereichen wie insbesondere am Azetabulum.

Operationstechnik (Abb. 3)

Die häufig verwendete, parallel zur Längsachse der Klavikula verlaufende Inzision ist aus
zwei Gründen unvorteilhaft. Sie kreuzt die Langer-Hautlinien (Abb. 4) annähernd rechtwinklig, und es entstehen dadurch überwiegend verbreiterte, nicht selten aber keloidartig
verdickte Narben. Andererseits ist bei dieser Inzision die Gefahr der Verletzung der senkrecht verlaufenden sensiblen Nn. supraclaviculares (Abb. 5) größer. Der sagittale Säbelhieb-
oder Hosenträgerschnitt ist diesbezüglich vorteilhafter [1, 10, 21]. Dennoch muß der Patient
darauf hingewiesen werden, daß im Schulterbereich Operationsnarben nicht immer zu dem
gewünschten kosmetischen Ergebnis führen.

Bei der hypertrophen Form der Pseudarthrose meißeln wir überstehendes Kallusgewebe
soweit ab, als es für das Anpassen der Platte erforderlich ist oder aus kosmetischen Gründen
angezeigt erscheint. Bei atrophen- und Defektpseudarthrosen werden die Falschgelenkenden
angefrischt, um die Gefäßeinsprossung in ein knöchernes Transplantat zu erleichtern.
Besteht ein Defekt von > 1,5 cm, passen wir unter Wiederherstellung der ursprünglichen
Länge einen kortikospongiösen Beckenkammspan ein (Abb. 3). Das Zurichten erfolgt
V-förmig, um ein Abrutschen des Spans zu vermeiden. Sofern die Stabilität es erlaubt,
verzichten wir auf eine zusätzliche Schraubenfixation des Spans, um der grundsätzlich bestehenden Gefahr einer Sollbruchstelle im kortikospongiösen Transplantat Rechnung zu
tragen. Hier beziehen wir uns auf eigene morphologische und klinische Untersuchungen an
anderen topographischen Bereichen [8].

Bei röntgenologisch reaktionsarmen Falschgelenken führen wir immer eine ergänzende
autologe Spongiosaplastik im Pseudarthrosenbereich durch. Man sollte darauf nur bei sehr
gutem Schraubensitz und breitem knöchernem Kontakt verzichten. Diese Maßnahme ist

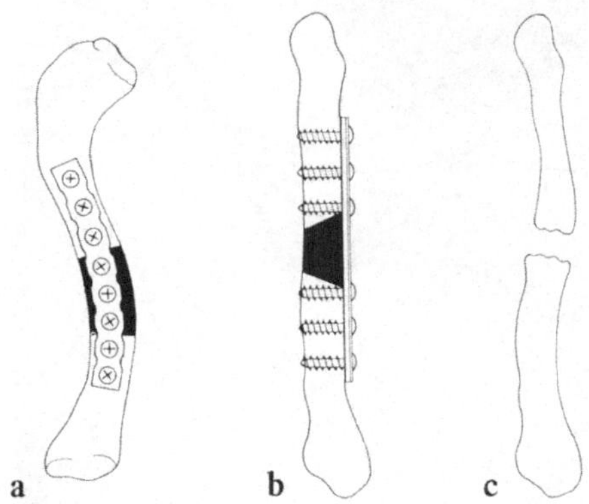

Abb. 3a–c. Schematische Darstellung der Osteosynthese mit Transplantation eines kortikospongiösen Spans bei Defektpseudarthrose der Klavikua

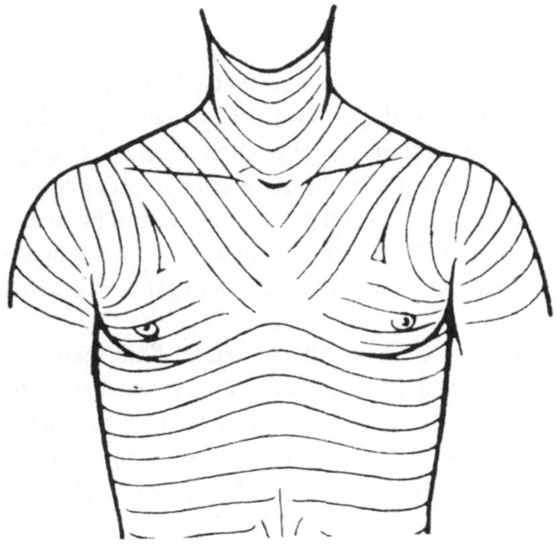

Abb. 4. Langer-Hautlinien. (Nach Imdahl)

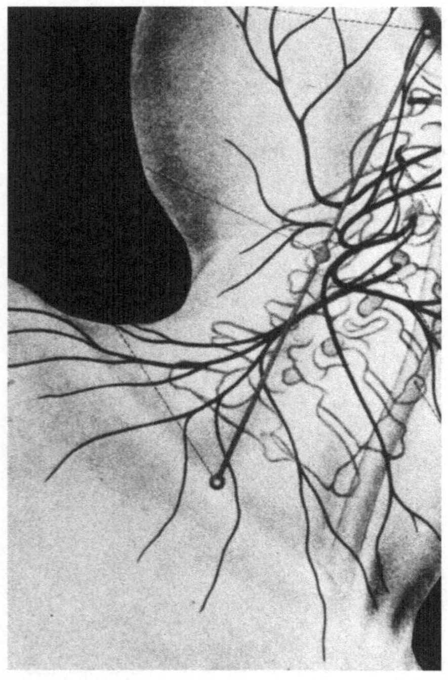

Abb. 5. Schematische Darstellung der sensiblen Nn. supraclaviculares. (Nach [10])

insbesondere angezeigt bei einer verletzungsbedingten Osteoporose der Hauptfragmente. Die Rekonstruktionsplatte wird an der Oberseite der Klavikula anmodelliert und so fixiert, daß in beiden Hauptfragmenten mindestens je 6 Kortikales sicher gefaßt werden. Da die meisten Klavikulapseudarthrosen im mittleren Schaftdrittel lokalisiert sind, ist diese

Technik fast immer möglich. Beim Bohren der Schraubenlöcher müssen zum Schutz der an der Unterseite des Knochens verlaufenden Gefäße breite Homann-Hebel eingesetzt werden. Durch exzentrisches Besetzen der Schraubenlöcher ist meist axiale Kompression anwendbar. Gegen die ebenfalls empfohlene kaudale Plattenlage [12] haben wir Einwände. Die an der Unterseite des peripheren Schlüsselbeindrittels ansetzenden korakoklavikulären Bänder werden in den meisten Fällen technisch hinderlich sein. Außerdem verweisen wir auf die obengenannten mechanischen Überlegungen hinsichtlich der Zugspannungsseite.

Die seltenen Pseudarthrosen des akromialen Schlüsselbeinanteils werden im Prinzip gleichartig behandelt. Um eine genügende Stabilität zu erreichen, muß das Akromioklavikulargelenk meist mit der Platte überbrückt werden. Nur bei einem sehr kurzen peripheren Fragment wird analog zur Versorgung der Schultereckgelenksprengung die Pseudarthrose mit 1 oder 2 transartikulären Bohrdrähten und einer achterförmigen Drahtcerclage stabilisiert. In beiden Fällen muß das Osteosynthesematerial so früh wie möglich wieder entfernt werden.

Nach der Osteosynthese wird das Implantat durch überwallende Muskelnähte gedeckt. Eine Saugdrainage kommt routinemäßig zur Anwendung. Der Hautverschluß erfolgt mit Rückstichnähten. Postoperativ ist eine zusätzliche äußere Ruhigstellung nicht erforderlich. Wir haben sie in den letzten Jahren nicht mehr durchgeführt, ein Brust-Arm-Gips erscheint uns nur für den seltenen Ausnahmefall berechtigt. Bei unauffälliger Wundheilung kann in den ersten postoperativen Tagen mit aktiven Pendelübungen bis 45° aus der Neutral-Null-Stellung heraus begonnen werden. Dieses Bewegungsausmaß ist ausreichend, um eine Schultersteife zu verhindern. Das Osteosynthesematerial entfernen wir etwa 1 1/2 Jahre nach der Osteosynthese. Dabei können störende Narben exzidiert werden. Da die Metallentfernung ein wesentlich geringeres Trauma als die vorangegangene Operation darstellt, ist das kosmetische Narbenergebnis meist zu verbessern.

Ergebnisse

Im Zeitraum von 1973−1980 wurden an unserer Klinik nach der oben beschriebenen Methode Klavikulapseudarthrosen bei 43 Patienten operiert. Die Altersverteilung geht aus Tabelle 1 hervor. Die Falschgelenke waren nach primär konservativer Therapie mit etwa gleicher Häufigkeit aufgetreten wie nach operativer (Tabelle 2). Bei allen Osteosynthesen mit der Rekonstruktionsplatte wurde zusätzlich eine autologe Knochenverpflanzung vorgenommen, davon 18mal eine kortikospongiöse Spaninterposition und 33mal eine Spongiosaanlagerung (Tabelle 3). Daraus folgt, daß in 8 Fällen sowohl ein kortikospongiöser Span interponiert als auch Spongiosa angelagert wurde. 38 Patienten konnten klinisch und röntgenologisch nachuntersucht werden (Tabelle 4). Zwei typische Beispiele sind in Abb. 6 und 7 wiedergegeben.

Tabelle 5 zeigt die Häufigkeit postoperativer Komplikationen. Alle Infekte konnten durch operative Maßnahmen zum bleibenden Abklingen geführt werden. Einmal trat eine Thrombose der A. subclavia auf. Fünf Patienten mußten wegen ausgebliebener knöcherner Durchbauung ein 2. Mal operiert werden, davon 2 wiederum ohne Erfolg (Tabelle 6). Davon mußte in einem Fall wegen einer ausgedehnten knöchernen Infektion ein Großteil der Klavikula reseziert werden. Dem Versuch einer späteren plastischen Wiederherstellung stimmte die Patientin nicht zu. Im 2. Fall wurde die Indikation zur Reosteosynthese nicht

Tabelle 1. Altersverteilung der operativ versorgten Patienten
mit Klavikulapseudarthrosen (n = 43)

Altersverteilung (Jahre)	n
10–19	6
20–29	10
30–39	10
40–49	8
50–59	8
60–69	1

Tabelle 2. Auftreten von Falschgelenken bei Patienten mit Klavikulapseudarthrosen nach konservativer und nach operativer Therapie (n = 43)

Vorbehandlung	n
Konservativ	23
Operativ	
– Platte	9
– Bohrdraht, Cerclage	10
– Rush-pin	1

Tabelle 3. Zusätzliche Knochenverpflanzungen bei Osteosynthesen mit Rekonstruktionsplatte bei Klavikulapseudarthrosen

Operative Therapie	n	Zusätzliche autologe Knochenplastik	
		Kortikospongiöser Span n	Spongiosa n
Osteosynthese mit Rekonstruktionsplatte	43	18	33

Tabelle 4. Durchgeführte Nachuntersuchungen bei Patienten
mit Klavikulapseudarthrosen (1973–1980)

Behandlung	n
Operative Therapie	43
Nachuntersuchung	38

gestellt, da eine erhebliche Schmerzhaftigkeit nicht bestand. Bei der Beurteilung der Komplikationsrate und der Fehlergebnisse muß berücksichtigt werden, daß in vielen Fällen eine
Vorschädigung der Weichteile und der knöchernen Struktur vorgelegen hatte. Dies kommt
auch im funktionellen Ergebnis zum Ausdruck (Tabelle 7). Der überwiegende Teil der
Patienten wies zwar bei der Nachuntersuchung eine freie Beweglichkeit des Schultergelenks

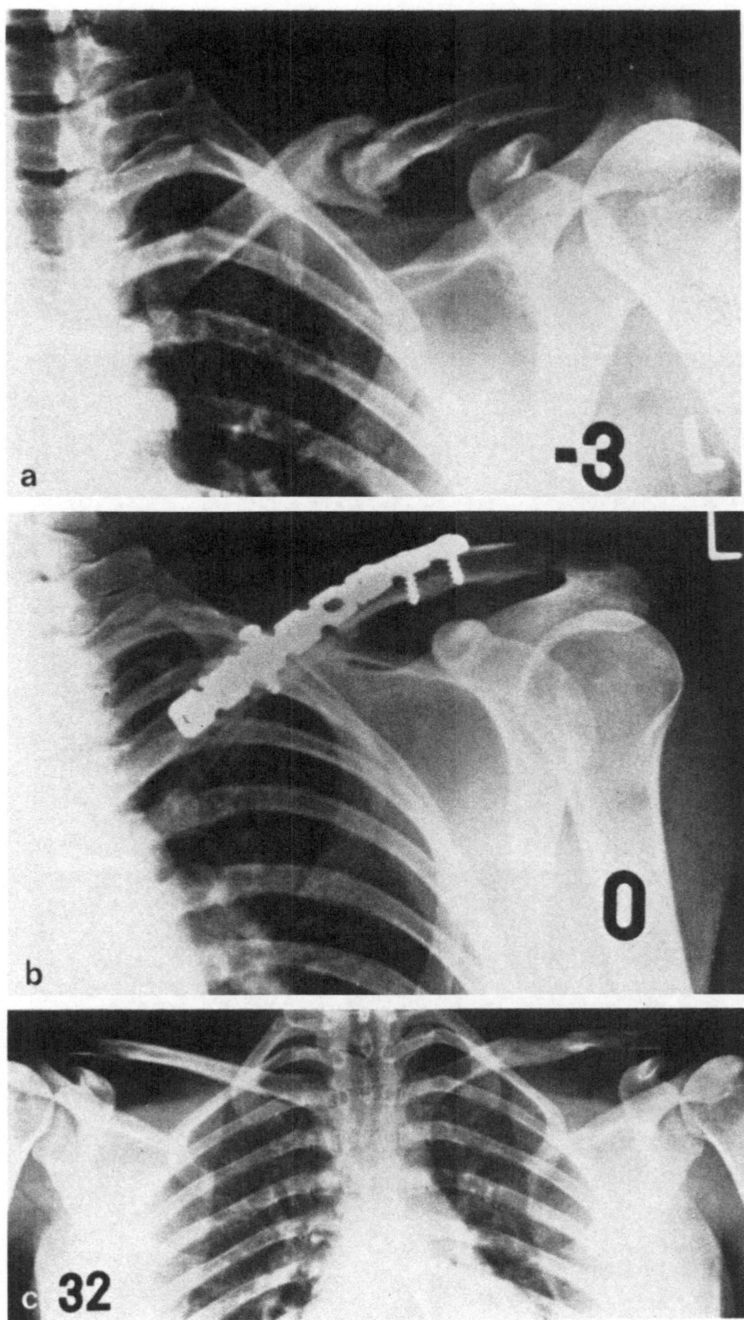

Abb. 6a–c. Beispiel einer röntgenologisch hypertrophen Klavikulapseudarthrose vor (**a**) und nach (**b**) der Osteosynthese. Röntgenspätkontrolle nach Ausheilung (**c**)

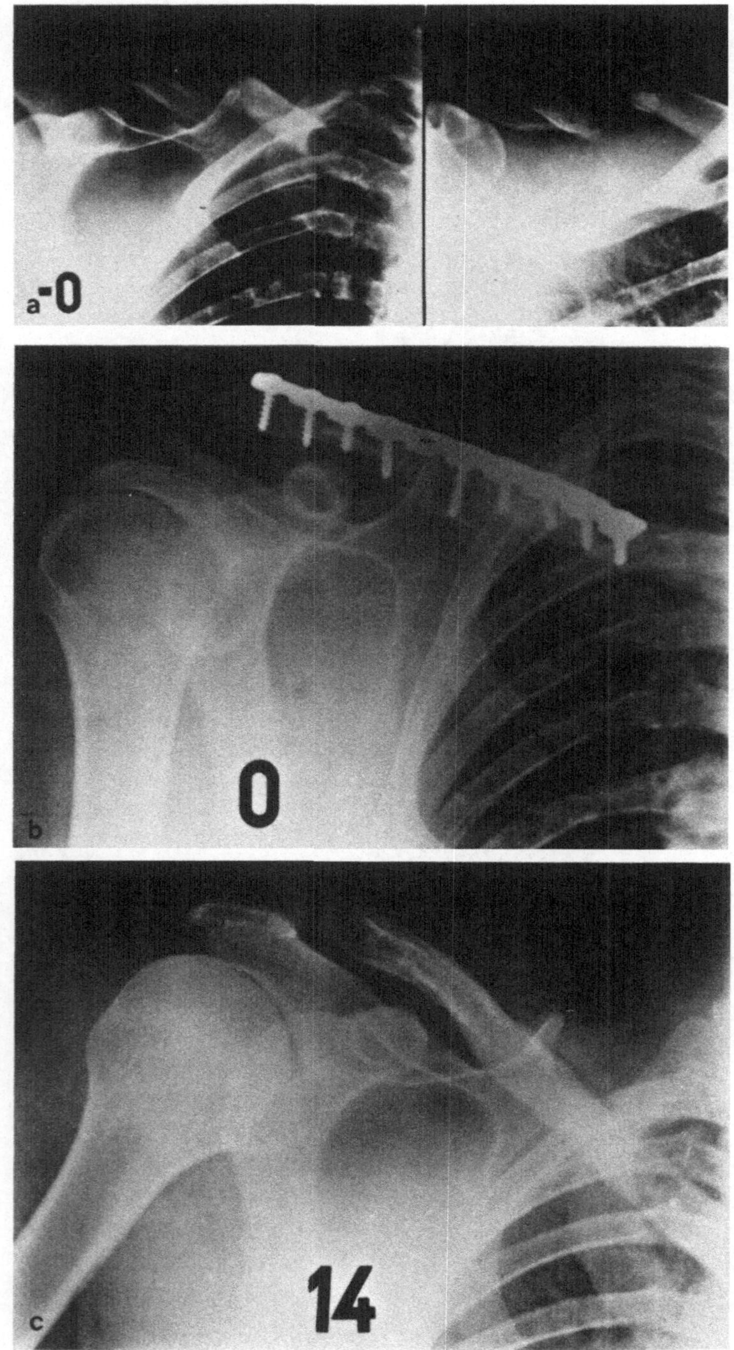

Abb. 7a—c. Beispiel einer Klavikuladefektpseudarthrose vor (**a**) und nach (**b**) der Osteosynthese. Röntgenspätkontrolle nach Ausheilung (**c**)

Tabelle 5. Komplikationen operativer Behandlung bei
Klavikulapseudarthrosen (n = 38)

Komplikationen	n
Hämatom und Weichteilentzündung	2
Knocheninfektion	2
Thrombose (A. subclavia)	1

Tabelle 6. Ergebnisse operativer Behandlung (n = 38)

	Knöcherne Heilung	
	n (+)	n (−)
1. Eingriff	33	5
2. Eingriff	3	2

Tabelle 7. Ergebnisse operativer Behandlung für die Funktion
des Schultergelenks (n = 38)

Bewegungseinschränkung (Eine oder mehrere Ebenen)	n
Keine Einschränkung	24
$< 20^\circ$	3
$20^\circ - 40^\circ$	1
$> 40^\circ$	10

der betroffenen Seite vor. In 10 Fällen war jedoch eine Bewegungseinschränkung von
$> 40^\circ$ in einer oder mehreren Ebenen festzustellen.

Zusammenfassung

Der weitaus überwiegende Teil der Klavikulafrakturen verheilt unter konservativer Behandlung in adäquater Zeit und komplikationslos. Die seltenen Klavikulapseudarthrosen werden
in röntgenologisch hypertropher und atropher Form beobachtet, sie treten nicht selten als
Folge einer Osteosynthese nach frischen Frakturen auf. Die pathogenetischen Zusammenhänge und diagnostischen Merkmale werden abgehandelt. Zur Behandlung der Klavikulapseudarthrose ist die stabile Osteosynthese indiziert. Dabei müssen die besondere anatomische Form des Skelettanteils sowie eine manigfaltige Beanspruchung als dem einzigen
knöchernen Verbindungselement zwischen Arm und Thorax berücksichtigt werden. Die beschriebene Rekonstruktionsplatte läßt sich beliebig anmodellieren, erlaubt eine stabile
Osteosynthese und stellt unserer Auffassung nach das Implantat der Wahl dar. Die Indikation zur ergänzenden autologen Knochenplastik ist großzügig zu stellen. Es wird über die
Ergebnisse der operativen Behandlung von 43 Patienten berichtet und auf die beobachten
Komplikationen hingewiesen.

22

Literatur

1. Baumgartl F, Kremer K, Schreiber HW (1973) Spezielle Chirurgie für die Praxis. Thieme, Stuttgart
2. Benninghoff A, Goerttler K (1975) Lehrbuch der Anatomie des Menschen, Bd 1. Urban & Schwarzenberg, München Berlin Wien
3. Blömer J, Muhr G, Tscherne H (1977) Ergebnisse konservativ und operativ behandelter Schlüsselbeinbrüche. Unfallheilkd 80:237
4. Ecke H (1974) Operativ oder konservativ behandeltee Brüche von Claviculafrakturen. Akt Traumatol 4:69
5. Everke H, Kinj K (1969) Ergebnisse der konservativen und operativen Behandlung der Claviculafrakturen. Chirurg 40:129
6. Galle P (1971) Zur Behandlung der Pseudarthrose des Schlüsselbeins. Monatsschr Unfallheilkd 74:478
7. Hippe P (1977) Zur Behandlung von Schlüsselbeinpseudarthrosen. Orthop Praxis 7/XIII:496
8. Hörster G (1982) Die infizierte Corticalisnekrose − theoretische Aspekte und klinische Relevanz. Habilitationsschrift Univ. Essen
9. Kuner EH, Schlickewey W, Mydla F (1982) Operative Therapie der Claviculafrakturen, Indikation, Technik, Ergebnisse. Hefte Unfallheilkd 160:76
10. Lanz T von, Wachsmuth W (1959) Praktische Anatomie, Bd I/3. Springer, Berlin Göttingen Heidelberg
11. Loeprecht H (1982) Gefäßverletzungen an der Schulter. Hefte Unfallheilkd 160:267
12. Meves H (1973) Stabile und funktionsgerechte Osteosynthese von Klavikulaschaftfrakturen und -pseudarthrosen mit einer neuen Kompressionsplatte. Acta Chir Austriaca 4:78
13. Poigenfürst J (1973) Gefäß- und Nervenstörungen nach Claviculafrakturen. Hefte Unfallheilkd 114:180
14. Probst J (1970) Reosteosynthese des Schlüsselbeins. Monatsschr Unfallheilkd 73:464
15. Russe O (1973) Zur operativen Behandlung der Schlüsselbeinpseudarthrose. Hefte Unfallheilkd 114:190
16. Schewior T (1974) Die Druckplattenosteosynthese bei Schlüsselbeinpseudarthrosen. Akt Traumatol 4:113
17. Schmit-Neuerburg KP, Weiss H (1982) Konservative Therapie und Behandlungsergebnisse der Claviculafrakturen. Hefte Unfallheilkd 160:55
18. Spier W (1982) Nervenverletzungen an der Schulter. Hefte Unfallheilkd 160:274
19. Steffelaar H, Heim U (1974) Sekundäre Plattenosteosynthese an der Clavicula. Arch Orthop Unfallchir 79:75
20. Walcher K (1973) Claviculafrakturen. Therapie der Pseudarthrosen. Hefte Unfallheilkd 114:187
21. Walcher K (1973) Indikation und Technik der Osteosynthese bei der Clavicula-Pseudarthrose. Arch Orthop Unfallchir 77:86
22. Zilch H, Friedebold G (1982) Pathophysiologie und Pathomechanik des Schultergürtels. Hefte Unfallheilkd 160:16

Fehlstellungen und Pseudarthrosen im Bereich des Oberarmkopfes

U. Pfister und S. Weller

Gestörte oder ausbleibende Bruchheilungen sind nach Frakturen des Oberarmkopfes ausgesprochen selten. Posttraumatische Fehlstellungen des Oberarmkopfes, seien sie durch eine persistierende Luxation oder Subluxation, eine deformitätsbedingte Inkongruenz der Gelenkfläche oder durch einen frakturbedingten Achsenfehler hervorgerufen und charakterisiert, sind zwar häufiger, aber anscheinend in den allermeisten Fällen nicht von wesentlicher klinischer Relevanz. Diesen Eindruck gewinnt man jedenfalls bei der Literatursuche zu diesem Thema, denn selbst die großen Lehrbücher (Böhler, Campbell, Watson-Jones) widmen den Fehlstellungen und Pseudarthrosen am Oberarmkopf nur einige Zeilen.

Die geringe Beachtung mag in mehreren Tatsachen begründet sein. Offensichtlich toleriert das Gelenk als ein sog. unbelastetes Gelenk ein Mehr an Gelenkflächeninkongruenz als dies z.B. beim Hüftgelenk der Fall wäre. Durch den physiologischerweise großen Bewegungsspielraum des Gelenks werden endgradige Bewegungseinschränkungen nicht so gewichtig. Eine nicht unerhebliche Beteiligung der Skapula an der Schultergelenksbeweglichkeit kaschiert selbst deutliche Einschränkungen des Bewegungsumfangs im Glenohumeralgelenk in erstaunlicher Weise. Die jedem Behandler bekannte Erfahrung, daß auch eine anatomisch einwandfreie Position der Gelenkkörper, bedingt durch Kapselschrumpfung und Weichteilverklebung, mit einem klinisch schlechten Ergebnis einhergehen kann, verleitet darüber hinaus sicher manches Mal dazu, knöchern bedingte Bewegungsbeeinträchtigungen zu verkennen.

Einschränkend für ein aktiveres therapeutisches Vorgehen wirkt sich vielleicht auch aus, daß die komplexen Beziehungen zwischen Knochen- und Weichteilstrukturen bei operativer Korrektur einer Fehlstellung — ja sogar einer Pseudarthrose — nicht zwangsläufig eine klinische Verbesserung des Befunds resultieren lassen.

In der Literatur findet sich bis heute keine systematische Darstellung der Pseudarthrosen und der knöchernen Fehlstellungen am Oberarmkopf. Wenn der Versuch einer solchen Schematisierung unternommen wird, muß eine teilweise künstliche Differenzierung in Kauf genommen werden. Häufig sind mehrere der angeführten Kriterien zusammen vorhanden und außerdem ist z.B. die Unterscheidung von Pseudarthrose, bestehenbleibender Dislokation oder knöcherner Anheilung am falschen Ort nur theoretisch von Interesse.

Fehlstellungen und Pseudarthrosen im Bereich des Oberarmkopfs

Fehlstellungen und Pseudarthrosen des Tuberculum minus

Isolierte Abrisse des Tuberculum minus sind sehr selten [14]. Eine bleibende Dislokation des abgerissenen Tuberculums wird als funktionell unwesentlich beschrieben [15]. Neer [12] schreibt der Fehlstellung eine leichte Kraftabschwächung bei der Innenrotation des Arms zu. Das wäre erklärbar durch einen verkürzten Zugweg des am Tuberculum ansetzenden M. subscapularis. Daubenspeck [4] verweist auf die anatomische Position des Tuberculum minus, das normalerweise die ventrale Wand des Sulcus bicipitalis bildet. Bei bleibender Dislokation können sich evtl. Probleme durch Funktionsstörungen der Bizepssehne ergeben.

Fehlstellungen und Pseudarthrosen des Tuberculum majus

Isolierte Frakturen des Tuberculum majus sind sehr viel häufiger als die des Tuberculum minus. Meist ist das Tuberculum nicht oder wenig disloziert, oder es legt sich nach Reposition einer Luxation gut wieder an. Bei einer bleibenden Dislokation von mehr als 1 cm ist nach Neer [12] mit einem Riß in der Rotatorenmanschette zu rechnen. Ein in dieser dislozierten Position belassenes Tuberculum bleibt pseudarthrotisch oder es verwächst an falscher Stelle am Oberarmkopf. Bei der Abduktion kann es sich zwischen Oberarmkopf und Akromion verhaken und so eine Sperre bedingen, die zur Einschränkung der Außenrotation [13] und zu einem Verlust von etwa 50–60° Abduktion führen kann. Daubenspeck [4] sieht durch die Dislokation einen Spannungsverlust der am Tuberculum majus ansetzenden Rotatorenmanschette gegeben und damit die Festigkeit der Gelenkkapsel vermindert. Dadurch seien Subluxationen oder Luxationen in Richtung des geschädigten Sehnenanteils begünstigt.

Aus den möglichen Folgen geht hervor, daß bei veralteter Dislokation an die Entfernung des Tuberculums zu denken ist, um die Chance einer Beweglichkeitsverbesserung wahrzunehmen. Ob nach länger bestehender Dislokation die Reinsertion demgegenüber wesentliche Vorteile bringen kann, ist umstritten. Sie sollte auf jeden Fall mit einer Mobilisierung der am Tuberculum ansetzenden Muskulatur, v.a. mit einer Mobilisierung des M. supraspinatus einhergehen.

Adhäsionen der Weichteile müssen vorsichtig gelöst und das Tuberculum aus seiner pseudarthrotischen oder knöchernen Verbindung mit dem kranialen/dorsalen Oberarmkopf befreit werden. Neer [13] empfiehlt, nach Refixation durch Schraubenosteosynthese oder Cerclage die Rotatorenmanschette zu nähen. Die Ruhigstellung erfolgt im Thoraxabduktionsgips in Abduktion und Außenrotation. Aus dem geschalten Gips können aktive Rotations- und Abduktionsübungen durchgeführt werden [7].

Fehlstellungen und Pseudarthrosen einzelner Kopfsegmente

Eigentliche Pseudarthrosen von Kopfsegmenten sind nirgends in der Literatur beschrieben. Es gibt aber nach Trümmerbrüchen nicht allzu selten Fälle, bei denen Nekrosen einzelner Kopfsegmente erkennbar werden, die dann eben nicht mehr mit dem Hauptfragment verheilt sind. Die jeweilige Therapie hängt vom Einzelfall ab, Belassen, alleinige Resektion, Arthrodese, Arthroplastik oder alloplastischer Gelenkersatz sind denkbar.

Subkapitale Pseudarthrosen (Abb. 1)

Subkapitale Pseudarthrosen bei Kindern sind nicht beschrieben [1]. Häufiger, aber doch insgesamt noch sehr selten scheinen subkapitale Pseudarthrosen beim Erwachsenen zu sein.

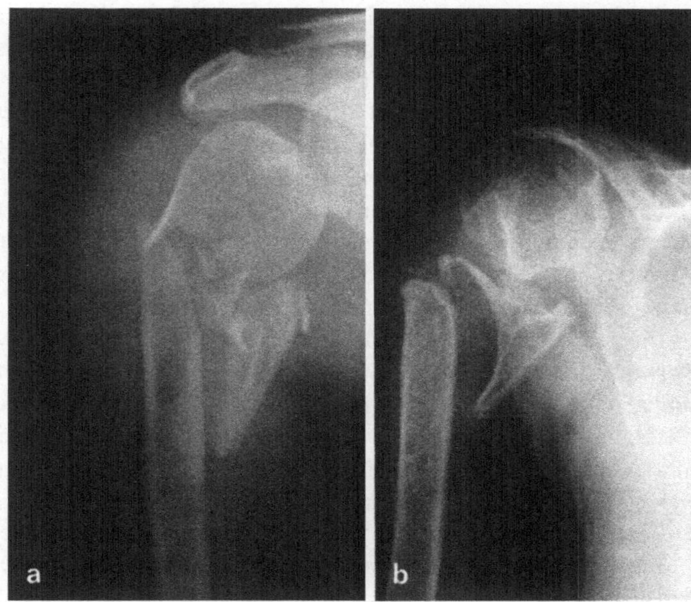

Abb. 1. a Subkapitale Fraktur mit Aussprengung eines Keils aus dem proximalen Schaftbereich. **b** 3 Jahre nach dem Unfall findet sich eine Pseudarthrose. Die Patientin ist wegen einer Allgemeinerkrankung inoperabel

Neben einer Menge von Einzelbeobachtungen in der Literatur und sicherlich auch in vielen Kliniken gibt es nur wenige Autoren, die über mehrere Fälle berichten können.

So beschreiben Janik [9] 5, Radloff und Groher [16] 4, Scheck [18] 5 und Neer [12] 16 Pseudarthrosen im Bereich des chirurgischen Humerushalses, Sörensen [19] berichtet über 1 Fall einer bilateralen Pseudarthrose. Die Pseudarthrosen nach konservativer Behandlung werden meist auf eine distrahierende Frakturbehandlung zurückgeführt, Neer [12] sah sie 6mal nach Hängegips, 2mal nach Overhead-Traktion. Sechs weitere seiner Pseudarthrosen entstanden nach operativer Erstbehandlung, wobei als Ursache entweder inadäquate Fixation oder die sekundäre Nekrose bei Trümmerbrüchen angeschuldigt wurde. Andere Autoren sehen v.a. aber auch offene Frakturen und Schußbrüche, meist mit nachfolgender Infektion, als verantwortlich für die Pseudarthroseentstehung an [9, 20]. Auffällig ist eine Häufung der subkapitalen Pseudarthrosen bei Alkoholikern.

Das therapeutische Vorgehen bei der subkapitalen Pseudarthrose ist abhängig von der Beweglichkeit des Glenohumeralgelenks und natürlich von der Art der Pseudarthrose. Bei durch Kapselschrumpfung und Weichteilverklebung fixiertem Kopf ist bei guter Beweglichkeit in der Pseudarthrose und Beschwerdearmut das Belassen dieses Zustands zu erwägen [5]. Auch straffe Pseudarthrosen können bei geringen Beschwerden evtl. belassen werden.

Bei starker Schmerzhaftigkeit oder beim Infekt ist wohl in solchen Fällen die Arthrodese mit gleichzeitiger Stabilisierung der Pseudarthrose in funktionsgünstiger Stellung die Methode der Wahl. Der prothetische Ersatz läßt bei den verklebten Weichteilen keine befriedigenden funktionellen Resultate erwarten.

Bei Defekten, teilnekrotischem oder ausgehöhltem Kopf kann die von Janik [9] – allerdings vor der Ära der AO – mehrfach angewendete Methode diskutiert werde. Dabei wird der angespitzte Humerusschaft in den etwas ausgehöhlten Humeruskopf verkeilt. Zusammen mit der von Lange u. Witt [20] angegebenen Einfalzung eines kortikospongiösen Spans in den meist bestehenden Defekt ist ein solches Vorgehen aber wohl heute ohne zusätzliche Stabilisierung nur noch in Ausnahmefällen angebracht.

Scheck [17] schlägt in einer neueren Arbeit die zusätzliche Fixierung mit Cerclage oder Minimalosteosynthese vor. Neer [13] weist darauf hin, daß der Knochen häufig für eine Platten- oder Schraubenfixation zu weich sei. Er zieht deshalb die Fixation mit Rush-pin und zusätzlicher Zuggurtung und Spongiosaplastik vor.

Die gebräuchlichste Methode ist aber heute die stabile Osteosynthese der Pseudarthrose. Bosworth [3] hat bereits 1949 eine Arbeit veröffentlicht, in der er die Osteosynthese einer subkapitalen Humeruspseudarthrose mit einer Winkelplatte und zusätzlicher Spongiosaplastik aus dem Beckenkamm beschrieb. Heute wird wohl am häufigsten die Stabilisierung mit T- oder L-Platte, evtl. auch mit einer abgewandelten Kinderosteotomieplatte angewendet. Zusätzlich solle v.a. bei der Defektpseudarthrose eine autologe Spongiosaplastik, evtl. auch ein medialer kortikospongiöser Span eingebracht werden.

Infizierte Pseudarthrosen werden nach den Grundsätzen der Osteitisbehandlung operiert und stabilisiert. Auch hier bleibt als letzter Ausweg manchmal nur die Arthrodese.

Fehlstellungen des Kopfs im Sinne der Achsenknickung und Rotation (Abb. 2)

Die exakte Beurteilung von Achsenknickung und Malrotation, v.a. aber auch deren Auswirkung auf die Schultergelenkbeweglichkeit, ist schwierig. In der Literatur wird bis in die jüngste Zeit hauptsächlich zwischen Valgus (Abduktion)- und Varus (Adduktion)- Abweichung des Oberarmkopfs im Verhältnis zum Schaft gesprochen. Dabei wird die Tatsache vernachlässigt, daß diese Abweichungen selten isoliert vorkommen, häufig aber mit einem Knick im Sinne der Ante- oder Rekurvation vergesellschaftet sind. Dieser Knick, der meist als Antekurvation imponiert, spielt aber die Hauptrolle bei knöchern bedingten Bewegungseinschränkungen. Er ist die Ursache dafür, daß dieselbe Fehlstellung bei unterschiedlicher Rotation des Schafts im Röntgenbild varisch oder valgisch imponieren kann.

Die früher bestehende Ansicht, daß subkapitale Frakturen meist in einer Außenrotationsfehlstellung des Kopfs ausheilen, ist offenbar unrichtig. Einarsson [6] konnte messen, daß nur in 1/30 seiner Fälle eine Ausheilung der Oberarmkopffraktur in Außenrotation, in 1/10 der Fälle dagegen in Innenrotation vorlag.

Da die klinische und röntgenologische Beurteilung der Fehlstellung offensichtlich Schwierigkeiten bereitet, sollen zunächst einige Gesichtspunkte der Anatomie und der Frakturmechanik herausgegriffen werden, die zum grundsätzlichen Verständnis solcher Fehlstellungen beitragen:

1) Die Malrotation des Kopfs kann nur nach subkapitaler Fraktur oder Kombinationsfraktur mit subkapitaler Beteiligung vorhanden sein.

2) Bei isolierter subkapitaler Fraktur bleibt der Oberarmkopf in Neutralposition, wenn die Fraktur eingestaucht ist.

3) Wenn keine Einstauchung besteht, kann der Kopf durch das Überwiegen der Innenrotatoren nach innen gedreht werden. Gleichzeitig wird der Schaft durch den M. pectoralis

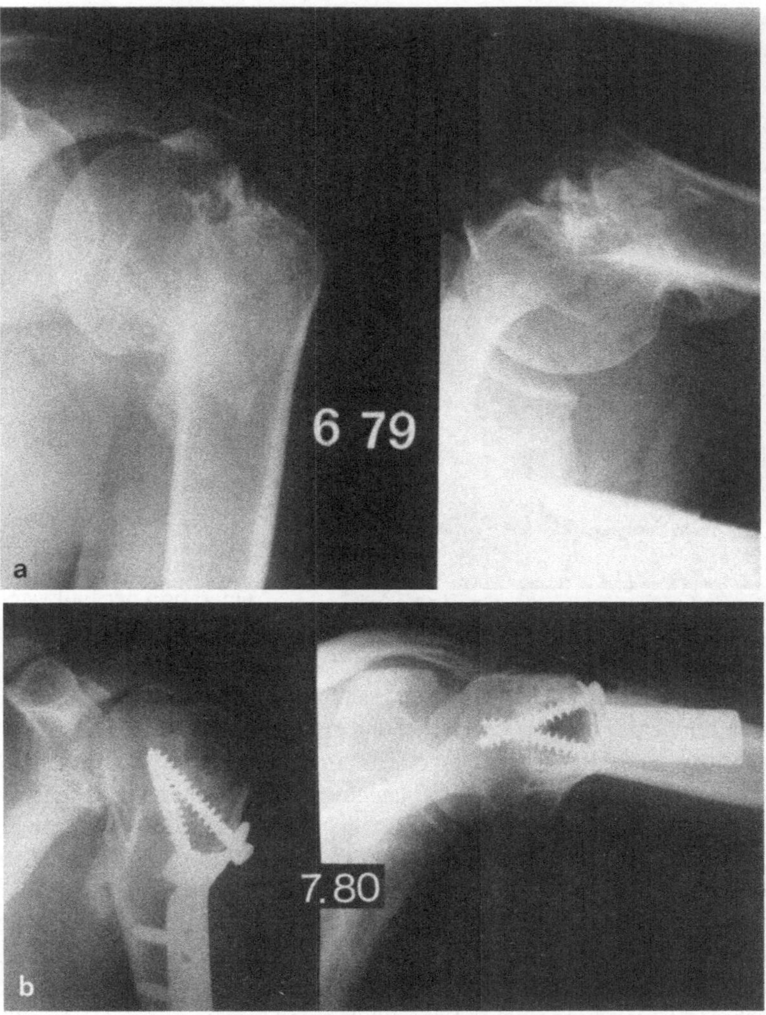

Abb. 2. a In der a.-p.-Aufnahme Varusposition des Oberarmkopfs, die axiale Aufnahme zeigt, daß zusätzlich ein deutlicher Antekurvationsknick besteht. **b** Nach Korrekturosteotomie ist der Knick weitgehend behoben

major nach vorne-medial-proximal gezogen. Bei Ruhigstellung einer solchen Fraktur mit Desault- oder ähnlichen Verbänden, also mit innenrotiertem Schaft, erfolgt die Ausheilung in korrekter Rotation, aber mit subkapitalem Antekurvationsknick. Bei der von Bandi [2] vorgeschlagenen reinen Adduktionsfixation in sog. Nullrotationsstellung des schafts, wäre eine Innenrotationsfehlstellung des Kopfs zu erwarten, dasselbe gilt für die Behandlung im Thoraxabduktionsgips. Bei diesem verstärkt sich ohne Anwendung einer Extension auch der Antekurvationsknick.
4) Bei subkapitaler Fraktur und Abbruch des Tuberculum majus rotiert der Kopf durch Zug des M. subscapularis nach vorne-innen, bei Abriß des Tuberculum minus nach hinten und wird in dieser Position fest.

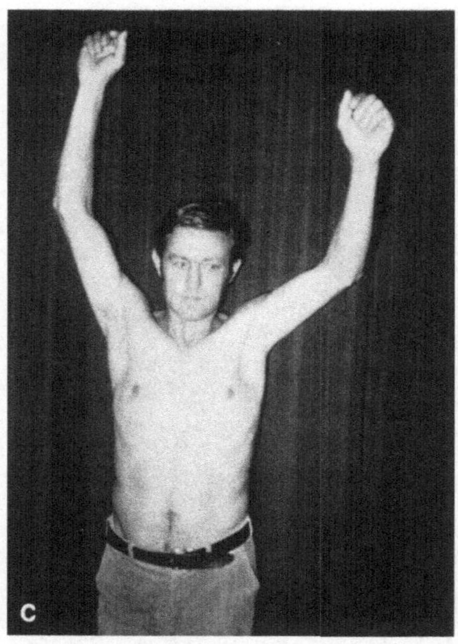

Abb. 2c. Postoperativ kann der Patient um ca. 50° mehr abduzieren, als dies vor der Operation der Fall war

Aufbauend auf diese anatomischen und anamnestischen Angaben muß die klinische und röntgenologische Befunderhebung erfolgen. Ein Rotationsfehler ist offenkundig, wenn abnorme Beweglichkeit in einer Richtung nachweisbar ist, dagegen hilft das Röntgenbild zur Festlegung einer Rotationsfehlstellung wenig. Madsen [11] empfiehlt, durch tangentiale Spezialaufnahmen den Sulcus bicipitalis beidseits in gleicher Armstellung darzustellen und so durch Vergleich Rotationsfehler zu ermitteln. Die Anfertigung dieser wie auch anderer Röntgenaufnahmen muß sicherlich vom Arzt überwacht werden. Bei den häufigen Bewegungseinschränkungen im Schultergelenk sind die Aufnahmen in den gewohnten 2 Ebenen ja in der Regel nicht möglich. Eventuell ist eine standardisierte Aufnahmetechnik [11, 13] ohne Bewegung des Arms zu empfehlen, am besten ist aber sicher zur näheren und ausführlicheren Beurteilung solcher Spezialfälle eine Orientierung unter dem Bildwandler geeignet. Diese kann dann auch den Gesichtspunkt beachten, der für das weitere Vorgehen wesentlich ist: nämlich die Wertung einer solchen Fehlstellung hinsichtlich ihrer Auswirkung auf die Funktion des Schultergelenks. Zu berücksichtigen ist dabei, daß die Bewegung im Schultergelenk nur z.T. im Glenohumeralgelenk stattfindet. Nach Lanz-Wachsmuth [10] läßt sich die Skapula aus adduzierter Stellung um 60° abduzieren. Mit dieser Bewegung kann der Arm maximal bis 155° gehoben werden. Die weitere Anhebung geschieht dann durch Biegung des Rumpfes.

Therapie

Für die Therapie der Fehlstellung kann die jahrzehntelang gemachte Aussage, daß Valgus- und Varusfehlstellungen über etwa 30–40° korrigiert werden sollen, nicht genügen. Glinz führte röntgenkinematographische Untersuchungen an fehlverheilten Oberarmkopffrakturen durch und kam zu dem Schluß, daß eine Adduktion des Kopfs bis 90°, eine Abduktion bis 20° und eine Achsenknickung nach dorsal bis 70° klinisch bedeutungslos seien.

Bei stärkerer Antekurvation stößt der Knick bei Abduktion des Arms vor Erreichen der Horizontale am Akromion an. Die weitere Abduktion wird dann durch gegenüber den physiologischen Verhältnissen vorzeitige Außenrotation des Arms eingeleitet, aber nicht wesentlich beeinträchtigt. Wenn sich an der Spitze des Knicks eine Knochenspange bildet oder wenn der Knick zu stark wird, kann sich dieses Hindernis am Akromion bei der Rotation verhaken und so die weitere Anhebung verhindern (Glinz). Operatives Entfernen ist dann angezeigt. Im eigenen Fall konnte durch Osteotomie eine Verbesserung des Befundes erreicht werden, der Patient, der vor der Operation den Arm nicht bis zur Horizontale heben konnte, kann nun deutlich darüber hinaus heben. Eine korrekturbedürftige Fehlstellung ist sicherlich auch die sehr starke und reine Valgusposition des Kopfs, wie sie bei Watson-Jones demonstriert wird. Sie verhindert, daß die Patientin den Arm an den Körper legen kann. Hier erscheint die einfache varisierende Osteotomie angezeigt.

Fehlstellungen durch Deformierung des Kopfs

Die Deformierungen des Kopfs nach *Trümmerbrüchen* lassen sich nicht schematisch einordnen. Sie sind in der Regel dann operativer Therapie bedürftig, wenn einer der vorher genannten oder noch zu nennenden Gesichtspunkte vorliegt. Ob im Einzelfall eine Operationsindikation — sei sie nun zur Arthrodese, Prothese oder Korrekturosteotomie bzw. Abtragung überstehender Knochenteile — gegeben ist, muß der genauen Untersuchung und den individuellen Gegebenheiten entnommen werden. Varusstellungen werden offensichtlich besser toleriert als eine Valgusposition des Kopfs (Abb. 3).

Die *Head-splitting-Frakturen* sind sehr selten. Dieser Frakturtyp entsteht bei großem direktem Druck auf den Oberarmkopf, der gegen das Glenoid gedrückt und von diesem zerteilt wird. Die Fraktur kann in der a.-p.-Aufnahme in ihrer Bedeutung sehr unterschätzt werden, das Unterlassen einer axillären Aufnahme kann die Luxationsstellung der Fragmente übersehen lassen.

Unser eigener Fall (Abb. 4) zeigt, daß ein Teil des Kopfs bei einer Trümmerfraktur luxiert blieb und sich hinter der Pfanne verhakte. Sechs Monate nach dem Unfall stellte sich der Patient vor, er konnte nicht außenrotieren, Elevation und Abduktion waren unter Mitgehen der Skapula bis ca. 70° möglich. Da der Patient beruflich gezwungen ist, den Arm immer wieder über die Horizontale zu heben, wurde durch eine subkapitale Osteotomie mit anterolateraler Keilentnahme die Abduktion/Elevation um 30° verbessert und gleichzeitig auf Kosten der präoperativ vollständigen Innenrotation eine Außenrotation um 30–40° vorgenommen.

Dieser Punkt scheint uns in der Behandlung von Fehlstellungen am Oberarmkopf wesentlich. Die Korrekturoperation bringt wahrscheinlich in den wenigsten Fällen einen echten Bewegungszuwachs, sie kann aber den vorhandenen Bewegungsspielraum so manipulieren, daß der Patient seine Restbewegungen besser ausnützen kann.

Neben der bei rezidivierender vorderer Schulterluxation meist vorhandenen dorsolateralen Kerbe im Oberarmkopf, die von Malgaigne und ausführlich von Hermodsson [8] beschrieben wurde, kommen seltener ausgedehnte *Impressionsfrakturen* des Kopfs bei akuter traumatischer hinterer Luxation vor. Der Kopf wird dabei durch das Glenoid ein-

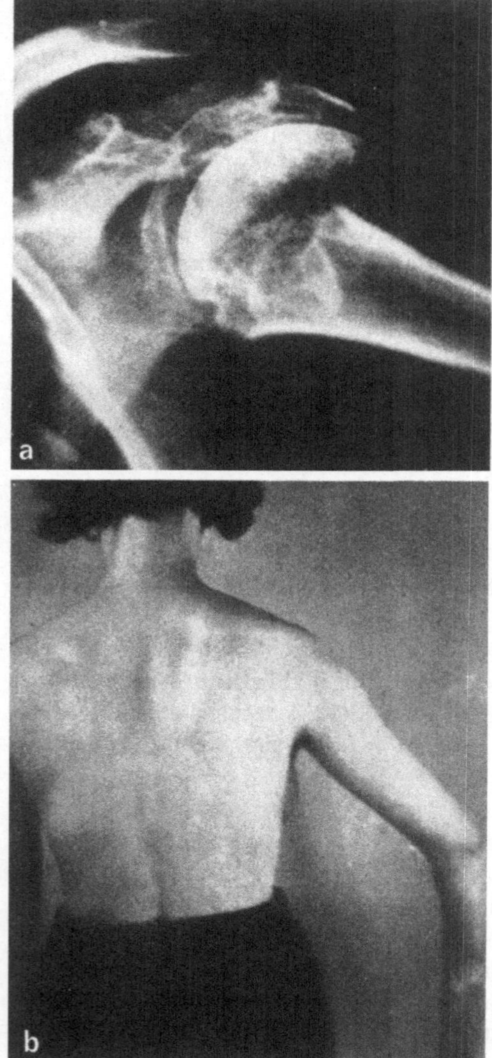

Abb. 3. a Valgusposition des Kopfs. **b** Der Arm kann nicht an den Oberkörper gelegt werden. (Aus Watson-Jones)

gedrückt, und der luxierte Kopf verhakt sich dann hinter dem Glenoid. Die Deformierung des Kopfs kann dazu führen, daß das Gelenk nach der Reposition nicht stabil ist und der Kopf immer wieder luxiert.

A.-p.-Röntgenkontrollen können dann auch bei luxiertem Kopf eine korrekte Gelenkstellung vortäuschen. Deshalb ist eine axilläre Aufnahme unerläßlich. Bei diesen Frakturen ist die operative Therapie mit Anheben der imprimierten Gelenkfläche und Spongiosaunterfütterung die Therapie der Wahl. Neer [13] empfiehlt bei veralteten Defekten, die bis 40% des Kopfs umfassen, das Einbringen des Tuberculum minus mit der Subskapularissehne in den Defekt. Bei stärkerer Ausdehnung setzt er eine Prothese ein, ein Vorgehen, das uns etwas radikal erscheint.

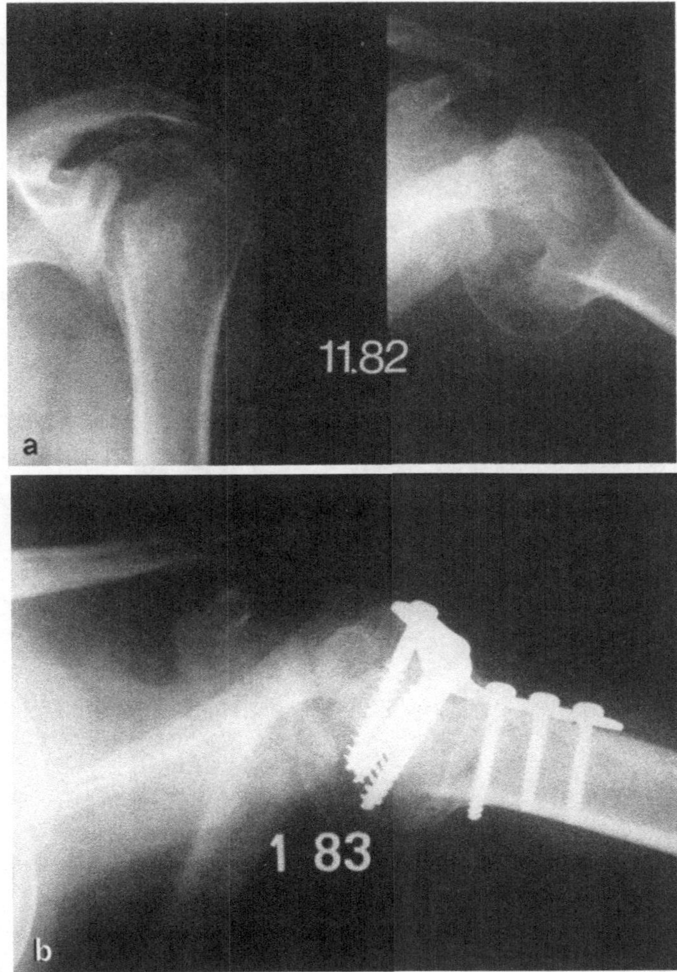

Abb. 4. a Persistierende Luxation eines Kopfanteils nach sog. Head-splitting-Fraktur. **b** Subkapitale Osteotomie mit Außenrotation des Schafts um 30° und Entnahme eines anterolateralen Keils von 30°

Zusammenfassung

1) Die Diagnostik der Pseudarthrosen und Fehlstellungen am Oberarmkopf setzt genaue Kenntnisse von physiologischen Gegebenheiten, pathologischer Anatomie und Frakturmechanik voraus. Sie erfordert in jedem Einzelfall eine sehr exakte Prüfung und eine genaue Differenzierung zwischen weichteil- und knochenbedingter Behinderung. Nur so können dem Patienten und dem Operateur Fehlschläge erspart bleiben.

2) Wenn operativ vorgegangen wird, so bieten normalerweise die subkapitalen Pseudarthrosen bei Beachtung der heute bekannten Regeln operativer Bruchbehandlung keine

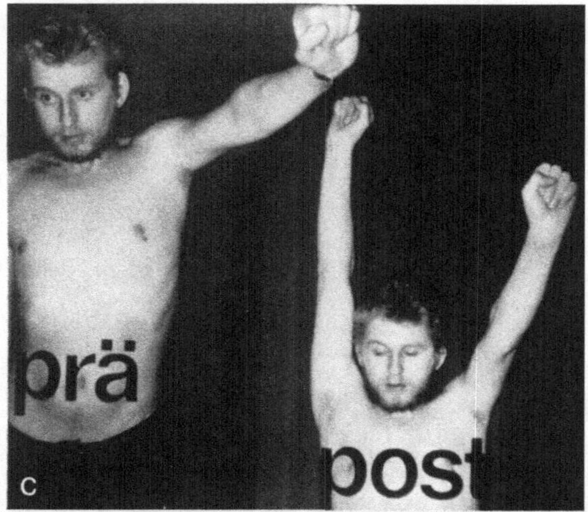

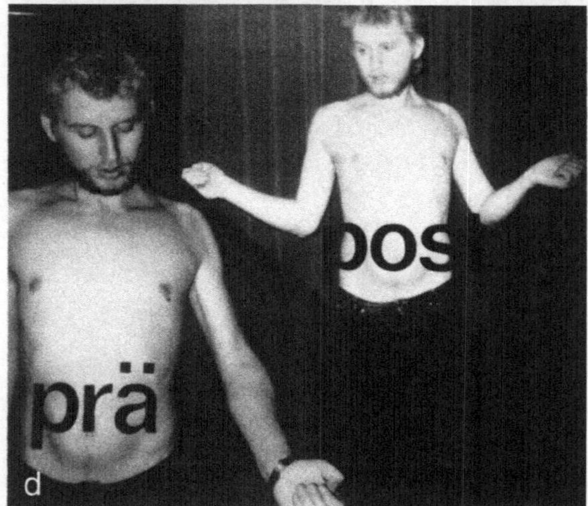

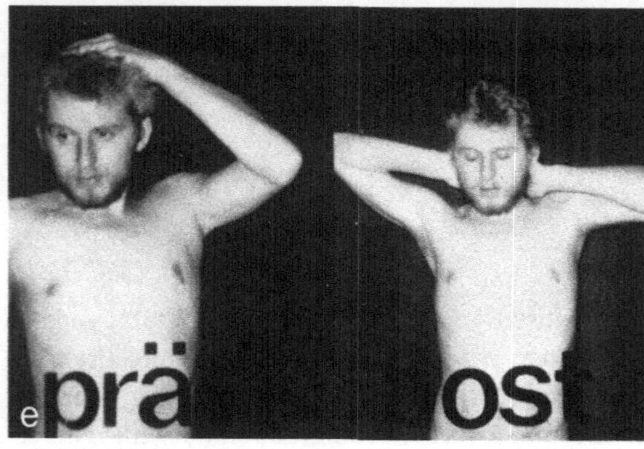

Abb. 4. c Deutliche Verbesserung der Abduktion/Elevation. **d, e** Deutliche Verbesserung der Außenrotation

unüberwindlichen Schwierigkeiten. Die Refixation dislozierter Fragmente ist von fraglichem Wert, kann aber in Einzelfällen versucht werden. Bei Korrekturosteotomien ist, mit Ausnahme der sicherlich funktionsverbesserten Abtragung eines sich am Akromion verhakenden vorderen Sporns, eine echte Verbesserung der Beweglichkeit nicht immer zu erzielen. Durch eine Verlagerung des bestehenden Bewegungssegments kann aber eine bessere Ausnützung der noch vorhandenen Beweglichkeit erzielt werden.

Literatur

1. Arzinger-Jonasch H (1982) Proximale Humerusverletzungen im Kindes- und Jugendalter. Hefte Unfallheilkd 160:195–206
2. Bandi W (1969) Die gelenknahen Frakturen des Oberarmes. Chirurg 40:193–198
3. Bosworth DM (1949) Blade plate fixation. JAMA 141:1111–1113
4. Daubenspeck K (1959) Oberarmkopfbrüche. In: Handbuch der Orthopädie. Thieme, Stuttgart, S 297–313
5. Drapanas T, McDonald J, Hale HW (1960) A rational approach to classification and treatment of fractures of the surgical neck of the humerus. Am J Surg 99:617–624
6. Einarsson F (1958) Fracture of the upper end of the humerus. Acta Orthop Scand (Suppl XXXII)
7. Flach KH (1967) Betrachtung zur Schultergelenksmechanik und klinische Schlußfolgerungen. Monatsschr Unfallheilkd 70:156–166
8. Hermodsson I (1934) Röntgenologische Studien über die traumatischen und habituellen Schultergelenksverrenkungen nach vorne und nach unten. Acta Radiol (Suppl XX)
9. Janik B (1955) Zur Behandlung der subcapitalen Oberarmbrüche und -pseudarthrosen durch Aufstülpung der Fragmente. Bruns Beitr Klin Chir 190:196
10. Lanz T von, Wachsmuth W (1959) Praktische Anatomie, Bd I/3. Springer, Berlin Heidelberg New York
11. Madsen E (1949) Fractura colli humeri. Nord Med 41:1097
12. Neer CS (1970) Displaces proximal humeral fractures. J Bone Joint Surg 52–A:1077–1103
13. Neer CS, Rockwood CA (1975) In: Rockwood CA, Green DP (eds) Fractures. Lippincott, Philadelphia Toronto
14. Ostapowicz G, Rahn-Myrach A (1961) Die funktionelle Behandlung der Oberarmkopfbrüche. Bruns Beitr Klin Chir 202:96–114
15. Poigenfürst J, Reiler T (1982) Konservative Therapie und Behandlungsergebnisse der proximalen Humerusfrakturen. Hefte Unfallheilkd 160:123–135
16. Radloff H, Groher W (1971) Zur Entstehung und Behandlung von Oberarmpseudarthrosen. Arch Orthop Unfallchir 74:205–215
17. Watson-Jones R (1976) Fractures und joint injuries. Churchill Livingstone, Edinburgh London New York
18. Scheck M (1982) Surgical treatment of nonunions of the surgical neck of the humerus. Clin Orthop Rel Res 167:255–259
19. Sörensen KH (1964) Pseudarthrosis of the surgical neck of the humerus: Two cases, one bilateral. Acta Orthop Scand 34:132–138
20. Witt AN (1952) Die Behandlung der Pseudarthrosen. Walter de Gruyter, Berlin

Spätschäden am Knochen

Diskussionsbemerkungen und Empfehlungen aller Teilnehmer (Leitung: H. Tscherne)

Zusammengefaßt und redigiert von A. Rüter und C. Burri

Klavikula

Die Entwicklung einer subjektiv störenden Klavikulapseudarthrose wird nach konservativer Frakturbehandlung in höchstens 1% der Fälle beschrieben. Die tatsächliche Quote ist mit Sicherheit höher, bleiben noch zahlreiche Fälle klinisch stumm.

Diese Komplikation steigt nach Angaben der Literatur bis auf 45% nach operativer Frakturbehandlung. Diese hohe Zahl unterstreicht die Einstellung, daß Klavikulafrakturen fast ausnahmslos konservativ behandelt werden sollten. Andererseits kann diese Pseudarthrosenhäufung nicht „dem operativen Vorgehen" schlechthin angelastet werden. Zu berücksichtigen ist, daß eine Indikation zur Osteosynthese ja nur in besonderen Situationen wie offenen Frakturen, Fragmentverschiebung mit entsprechender Denudierung vom Weichteilmantel etc. gestellt wird und damit bei diesen Fällen von vornherein die Fragmentvitalität meist beeinträchtigt ist. Andererseits sind in den entsprechenden Statistiken immer noch sehr häufig insuffiziente, d.h. nicht sicher stabilisierende Operationsverfahren, wie intramedulläre Kraftträger oder Drahtumschlingungen, zu finden.

Operationsindikationen bei Spätschäden

Eine Pseudarthrose an sich stellt noch keine Operationsindikation dar. Vielmehr hängt die Entscheidung ausschließlich von den geklagten Beschwerden und der bestehenden, ggf. funktionell und/oder kosmetisch störenden Fehlstellung ab.

Eine Verlängerungsosteotomie bei unter Verkürzung verheilter Klavikulafraktur aus Gründen einer „Prophylaxe späterer Wirbelsäulenveränderungen" ist nicht gerechtfertigt. Nachuntersuchungen bei Patienten, die im Kindesalter eine Klavikulafraktur erlitten hatten, welche unter bleibender Verkürzung verheilte, haben keine vermehrten Skoliosen oder sonstige Veränderungen des zervikothorakalen Wirbelsäulenübergangs gezeigt.

Ist der Patient vorwiegend oder allein kosmetisch durch die Verkürzung, eine Wulstbildung oder Asymmetrie der Kulisse der oberen Thoraxapertur gestört, muß der bestehende Zustand gegenüber der fast immer zu erwartenden auffälligen Narbenbildung sorgfältig abgewogen werden.

Überschießende Kallusbildung oder ausgeprägte Knickbildungen, die zu einer Plexusirritation oder Gefäßbeeinträchtigungen führen, sind zwar seltene Spätschäden, stellen aber eine sichere Korrekturindikation dar.

Die üblichen Inzisionen, mehr oder weniger horizontal supra- bzw. infraklaviculär, verlaufen senkrecht zu den natürlichen Spaltlinien. Dies ist einer der Gründe der später meist zu beobachtenden breiten Narbenbildung. Zusätzlich gefährdet diese Schnittführung die sensiblen Nn. supraclaviculares.

Aus diesen Gründen erscheint die sog. Säbelhiebinzision auch für diese Korrekturen der günstigere Zugangsweg.

Implantate

Gerade, nur in Längsrichtung biegbare Platten werden der physiologischen S-Form der Klavikula nur selten gerecht. Sie sind daher ein ungeeignetes Osteosynthesematerial.

Auch die in S-Form vorgefertigten Platten entsprechen nur selten der individuellen Klavikulaform und verleiten dazu, den Verlauf des Knochens demjenigen der Platte anzupassen.

Als sehr geeignetes Implantat hat sich die sog. Rekonstruktionsplatte der AO erwiesen. Diese kann in jede Richtung gebogen und zusätzlich geschränkt werden. Diese Möglichkeit erlaubt, sie in jedem Fall entsprechend der physiologischen Schlüsselbeinform zu modellieren.

Operationstechnik

Aufgrund der anatomischen und biomechanischen Situation soll die Platte auf die Kranialfläche der Klavikula plaziert werden. Atrophe Pseudarthrosen machen immer eine zusätzliche Spongiosaplastik notwendig. Bewährt hat sich hierbei die Verwendung eines kortikospongiösen Spans, der mit frakturnahen Plattenschrauben, besser noch mit isolierten Kleinfragmentschrauben fixiert wird.

Hypertrophe Pseudarthrosen mit Verkürzung bis zu 1 cm können ohne zusätzliche Maßnahmen stabilisiert werden.

Bei Verkürzungen von > 1 cm empfiehlt es sich, gleichzeitig einen Längenausgleich anzustreben. Hierbei wird dann auch bei den hypertrophen Formen das Einbringen eines kortikospongiösen Spans zur Defektauffüllung erforderlich.

Bei den distalen Klavikulapseudarthrosen muß gleichzeitig zur Osteosynthese eine Naht des korakoklavikulären Bandapparats durchgeführt werden. Nach Ansicht der meisten Diskussionsteilnehmer sind eigentliche Bandplastiken hier nur in Ausnahmefällen erforderlich, da sich meist derbes Narbengewebe findet, das durch Naht und die häufig später zu beobachtende Verkalkung dann ausreichende Stabilität gewährleistet.

Nachbehandlung

Bei ausreichendem Schraubenhalt ist eine zusätzliche äußere Fixation nicht erforderlich. Vielmehr sollen die Patienten ab dem 3. Tag zunächst Pendelbewegungen aufnehmen, die dann ab der 3. Woche bis zur normalen Schulterfunktion gesteigert werden können.

Bei störenden Narbenbildungen muß die Metallentfernung zur Narbenkorrektur genützt werden. Da der Eingriff bei der Metallentfernung wesentlich kleiner ist und ggf. die wieder mobile Schulter nun gefahrlos einige Zeit ruhiggestellt werden kann, ist hiernach mit einem kosmetisch günstigeren Ergebnis zu rechnen.

Nach Osteosynthese von Klavikulapseudarthrosen beim Erwachsenen sollte die Metallentfernung nicht vor 18 Monaten erfolgen.

Skapula

Sekundäreingriffe nach Skapulafrakturen sind von keinem der Diskussionsteilnehmer durchgeführt worden. Ebenso sind entsprechende Publikationen unbekannt.

Eine denkbare Indikation wären Fehlstellungen des Glenoids nach Skapulahalsfrakturen. Offensichtlich sind solche Eingriffe jedoch noch nicht durchgeführt worden, entweder, da entsprechende Fehlstellungen klinisch nicht relevant sind oder weil das Know-how bisher fehlte.

Proximaler Humerus

Subkapitale Fehlstellungen

Die klinische Bedeutung eines subkapitalen Achsenknicks wird häufig überschätzt. Nur ausgeprägte Antekurvationsfehler können eine erhebliche Behinderung der Elevation auslösen, wenn der vorspringende Knick, evtl. verstärkt durch einen Knochensporn oder Kallusauflagerungen, bei Elevation oder Rotation sich am Akromion verhakt. Ebenso können starke Varusdeformierungen die seitliche Elevation einschränken.

Meistens handelt es sich um kombinierte Achsenfehler in der Frontal- und Sagittalebene. Ihre exakte Röntgenbestimmung ist schwierig, v.a., da die Projektion in der Frontalebene stark von der Rotation abhängig ist.

Dagegen scheinen Rotationsfehlstellungen seltener zu sein als angenommen, da bei subkapitalen Frakturen das proximale Fragment meist spontan nach innen gedreht steht und der Oberarmschaft durch die Art der Fixation — Unterarm auf der vorderen Rumpfwand — dieser Drehung nachgeführt wird.

Nur bei subkapitalen Frakturen mit zusätzlichem Abriß des Tuberculum majus ist, durch Wegfall der Außenrotatoren, mit einer wesentlich verstärkten Innenrotation des Kopfs zu rechnen. Dies gilt umgekehrt bei begleitendem Abriß des Tuberculum minus.

Veraltete Abrisse von Tuberculum minus et majus

Isolierte, in Fehlstellung oder garnicht verheilte Abrißfrakturen des Tuberculum minus sind selten, ihre klinische Bedeutung umstritten.

Pseudarthrosen oder Fehlstellungen nach Tuberculum-majus-Fraktur können einerseits die Funktion der Rotatorenmanschette stören. Bei Höhertreten des Fragments ist außerdem die Schulterbeweglichkeit dadurch beeinträchtigt, daß das Tuberculum unter dem Akromion festlaufen kann.

Bei entsprechenden Beschwerden stellen diese Situationen eine Indikation zur Refixation des Tuberculums an anatomischer Stelle dar. Hierzu ist es meist notwendig, die ansetzenden Sehnen der Außenrotatoren zu mobilisieren. Das Fragment läßt sich durch 2 Kleinfragment-spongiosaschrauben mit Unterlegscheiben meist übungsstabil fixieren. Bei sehr weichem Knochen kann eine Zuggurtung vorteilhafter sein.

In jedem Fall sollte die Osteosynthese letztlich so stabil werden, daß eine funktionelle Nachbehandlung erlaubt ist.

Wird es gleichzeitig notwendig, Risse in der Rotatorenmanschette zu nähen oder plastisch zu versorgen, läßt sich eine Ruhigstellung in Abduktion für 3 Wochen nicht umgehen.

Subkapitale Pseudarthrosen

Diese Spätschäden werden gelegentlich nach Extensionsbehandlung durch Hängegips oder Zugverbände beobachtet. Die subkapitalen Pseudarthrosen sind bei entsprechenden Beschwerden eine Indikation zur Plattenosteosynthese, wobei nach vorausgegangener konservativer Behandlung meist auf eine Spongiosaplastik verzichtet werden kann.

Treten solche Pseudarthrosen nach operativer Behandlung auf, ist davon auszugehen, daß die Vitalität der Fragmentenden gestört ist. Sicheren Aufschluß über die Verhältnisse ergibt eine Szintigrafie. Bei allen hypo- und avitalen Fällen muß eine Spongiosaplastik angeschlossen werden.

Auch Pseudarthrosen nach posttraumatischem Infekt an dieser Stelle können nach Infektberuhigung mit der Platte versorgt werden. Auch hier ist eine Spongiosaplastik in den meisten Fällen angezeigt.

Der Eingriff muß immer dazu genutzt werden, die Gesamtbeweglichkeit der Schulter durch eine offene oder geschlossene Mobilisation zu verbessern. Zu diesen Maßnahmen gehört nicht zuletzt die Erweiterung des subakromialen Gleitwegs. Bei Restinfekt verbietet sich jedoch eine Gelenkeröffnung.

Fehlstellungen nach transkapitalen Frakturen

Eine Osteotomie oder Nivellierung unter Stufenbildung verheilter größerer Kopffragmente stößt auf erhebliche Schwierigkeiten, da die eigentliche Gelenkfläche nur nach ausgedehnten Gelenkeröffnungen und Desinsertion des Subskapularis ausreichend dargestellt werden kann. Wird diese Exposition doch notwendig, empfiehlt es sich, das Tuberculum minus mit anhängender Sehne abzumeißeln und später mit einer Schraube zu reinserieren. Nach dieser Technik kann sofort die Übungsbehandlung aufgenommen werden.

Häufiger ausgeführt werden lediglich Anhebungen größerer Impressionen, v.a. nach hinterer Schulterluxation. Dagegen kann es indiziert sein, Gelenkstufen einfach durch Abtragen von Unebenheiten zu glätten.

Speziell bei diesen posttraumatischen Kopfdeformitäten ist zur Indikationsstellung genau zu prüfen, ob die Gelenkflächenveränderung tatsächlich für die Bewegungseinschränkung ursächlich ist. Diese Frage läßt sich am sichersten durch Kontrolle des Gelenkspiels unter dem Bildwandler erreichen. Wie bei allen Fehlstellungen in diesem Bereich muß jedoch

immer davon ausgegangen werden, daß — speziell bei länger zurückliegendem Trauma —
ein wesentlicher Teil, wenn nicht die Gesamtheit der Bewegungsbehinderungen, nicht in
den Veränderungen des Skeletts sondern des Weichteilmantels begründet ist. Die Therapie
muß entsprechend multilokulär ansetzen, wobei eine zielgerichtete Behandlung der Schultersteife meist der wesentliche Teil des Therapieplans ist und dem Entschluß zur Operation
vorangestellt werden soll.

III. Spätschäden an den Gelenken

1) Sternoklavikular- und Akromioklavikulargelenke

Spätschäden der Schlüsselbeingelenke — Prinzip der operativen Behandlungsverfahren

A. Pannike

Im Gegensatz zum überwiegend operativen Vorgehen bei den frischen Verletzungen der Schlüsselbeingelenke wird die Anzeige zur offenen Einrichtung und Stabilisierung der veralteten Verletzung des Brustbein-Schlüsselbein-Gelenks wie auch des Schulterhöhengelenks weiterhin sehr zurückhaltend gestellt.

Zu erinnern ist in diesem Zusammenhang, daß v.a. die chronischen Schäden der Schlüsselbeingelenke vielfach nur geringe Beschwerden verursachen.

Das entscheidende Kriterium für den Entschluß zur Operation einer chronischen Läsion der Schlüsselbeingelenke ist daher die individuelle, ggf. schmerzhafte Funktionsbehinderung von Schultergürtel und Arm.

Im Falle einer ausschließlich kosmetisch auffälligen, im übrigen aber beschwerdefreien chronischen Verrenkung oder Teilverrenkung der Schlüsselbeingelenke ist, v.a. auch im Hinblick auf mögliche Komplikationen, von einem operativen Vorgehen dringend abzuraten [7, 18, 30, 50, 52].

Der Entschluß zur Operation sollte im Spätstadium ausschließlich nach Maßgabe der funktionellen Beeinträchtigung im beruflichen und privaten Leben gefaßt werden. Während wir bei der frischen Sprengung der Schlüsselbeingelenke, insbesondere des Schultereckgelenkes (Tossy III), unter bestimmten Aspekten weiterhin den Eindruck haben, daß operative Maßnahmen erfolgversprechend sind, ist das Ergebnis der operativen Behandlung veralteter Verletzungen nicht sicher vorauszusagen [18].

Da exakte Langzeitbeobachtungen nach operativer Behandlung alter Kapselbandverletzungen der Schlüsselbeingelenke bislang nicht in ausreichender Zahl vorliegen, ist eine ergebnisgestützte Verfahrenswahl und Voraussage überwiegend kasuistisch orientiert und entbehrt bisher der erforderlichen statistischen Sicherung.

Nicht selten zeigt sich bei der unbehandelten, aber auch bei der konservativ oder operativ behandelten Verletzung eines Schlüsselbeingelenks eine funktionelle Behinderung des Schultergürtels und Arms durch paraartikuläre Weichteilverkalkung und Arthrose. Hier ist in jedem Fall eine individuell differenzierte Verfahrenswahl erforderlich, soweit durch das operative Vorgehen bei der inzwischen chronischen Läsion eine Funktionsverbesserung oder Schmerzminderung überhaupt erreichbar ist.

Die klinische Erfahrung zeigt, daß nicht wenige Sportler mit fortbestehender Fehlstellung und Instabilität volle Leistung bringen. Dies läßt vermuten, daß die Langzeitergebnisse unserer operativen Bemühungen, insgesamt betrachtet, nicht so gut sind, wie wir aufgrund günstiger Einzelergebnisse hoffen und vermuten [18].

Ziele der operativen Behandlung chronischer Schäden an den Schlüsselbeingelenken sind
1) Wiederherstellung der normalen Gelenk-Anatomie oder
2) funktionelle Stabilität unter Veränderung der normalen Anatomie und
3) Schmerzbeseitigung.

Aus Gründen der Übersichtlichkeit wird in dem folgenden Überblick jeweils ein wesentliches Beispiel der angesprochenen Verfahrenskategorie herausgegriffen und bewußt auf bibliographische Vollständigkeit verzichtet.

Die für die Behandlung der veralteten Verrenkungen und Teilverrenkungen der Schlüsselbeingelenke entwickelten operativen Verfahren lassen sich in jeweils 4 Kategorien zusammenfassen.

Brustbein-Schlüsselbein-Gelenk

Die Mehrzahl der Autoren, die sich mit den Verletzungen des Brustbein-Schlüsselbein-Gelenks beschäftigt haben, vertritt bereits bei der frischen Verletzung die Auffassung, daß ein operatives Vorgehen allenfalls bei der hinteren Luxation, nicht aber bei den vorderen Luxationen, erforderlich sei.

In der Regel gilt (bei der frischen Verletzung) [30]:
a) Die vordere Verrenkung ist leicht einzurichten, bleibt jedoch instabil und kann schwer zu retinieren sein,
b) die Einrichtung der hinteren Verrenkung kann schwierig sein, ist jedoch in der Regel stabil, wenn sie gelingt.

Während bei der persistierenden vorderen Luxation zumeist nur die kosmetisch auffällige und gelegentlich differentialdiagnostisch beunruhigende Vorwölbung verbleibt, sind bei der hinteren Luxation zahlreiche Komplikationen beschrieben, die ein operatives Vorgehen gerechtfertigt erscheinen lassen [2, 28, 36, 50, 52]. Allerdings dürfen auch die möglichen Komplikationen der operativen Behandlung nicht außer acht gelassen werden [52].

Für die chronisch sternoklavikulare Verrenkung ist daher grundsätzlich daran festzuhalten, daß eine operative Stabilisierung nur dann angezeigt ist, wenn Schmerzen und die Funktionsbehinderung von Schultergürtel und Arm (Elevation, Abduktion) das berufliche und private Leben ernsthaft beeinträchtigen [18].

Unter den operativen Verfahren zur Behandlung der sternoklavikularen Verrenkung werden, zumal im älteren Schrifttum, v.a. hervorgehoben:
a) die Refixation des Discus articularis und
b) die Resektion des sternalen (proximalen) Klavikulaendes.

Während der Diskus bei der frischen vorderen Brustbein-Schlüsselbein-Verrenkung am Schlüsselbein fixiert bleibt und durch die Refixation am Brustbein eine ausreichende Stabilisierung des Gelenks erreicht werden kann, ist diese Möglichkeit bei der chronischen Läsion meist nicht mehr gegeben. Hier ist der schmerzverursachende Diskus in der Regel disloziert und erheblich degenerativ verändert. In jedem Fall wird ein sorgfältiges Debridement des Gelenks mit Resektion des Diskus erforderlich sein, ehe mit der Einrichtung und Wiederherstellung des Gelenks und seiner Bandführung begonnen werden kann.

Kapsel-Bandplastiken und/oder Fesselung der Klavikula

In dieser Verfahrenskategorie ist zuerst die 1928 von Bunnell beschriebene Faszienstreifen-
plastik [11] zu nennen.

Bei diesem Vorgehen fesselt ein Faszienstreifen die Klavikula an die 1. Rippe *(Ersatz des
Lig. costoclaviculare)* und wird anschließend nach Einziehen durch Bohrkanäle in Klavikula
und Sternum vor dem Brustbein-Schlüsselbein-Gelenk zum Ersatz des Lig. sternoclaviculare
mit sich selbst vernäht [27] (Abb. 1).

In der Folgezeit wurden zahlreiche Verfahrensmodifikationen beschrieben [28], die
dem gleichen Prinzip folgen. Weiteste Verbreitung fand wohl die Methode nach Bankart
[6], obwohl sie weniger Stabilität bringt, da der eingezogene *Faszienstreifen* nur das *Lig.
sternoclaviculare ersetzt* (Abb. 2).

In jüngerer Zeit wurden die bekannten und erprobten Verfahren modifiziert durch Verwendung anderer Materialien, wie z.B. autologe Sehnen [21] oder homologe, lyophilisierte,
durch Gammastrahlen sterilisierte Dura [28, 51].

Die Fesselung der Klavikula mit alloplastischem Material (Seide, Draht) ohne Versorgung oder plastischen Ersatz beider Führungsbänder (Lig. costoclaviculare und Lig. sternoclaviculare) sollte heute nicht mehr in Erwägung gezogen werden.

Bandplastiken mit ortsständigem Gewebe wurden bereits gegen Ende des letzten Jahr-
hunderts beschrieben. In der Regel wurde die vordere Stabilisierung des Gelenks durch
Verlagerung eines sternal oder klavikulär gestielten Kapsel-Periostlappens angestrebt.

Vielfach wird das von Burrows [12] 1951 angegebene Vorgehen, das später von Lunseth
et al. [34] modifiziert wurde, als das in seiner Konzeption am meisten einleuchtende Verfahren gewertet [30, 52] (Abb. 3).

Bei der von Lunseth modifizierten Methode nach Burrows wird zunächst der klavikuläre Kopf des M. pectoralis major nach Durchtrennung und Abschieben des Platysmas
subperiostal vom Schlüsselbein abgelöst. Nach Inspektion und Debridement des Sternoklavikulargelenks wird der M. pectoralis major im oberen Anteil seines sternalen Ansatzes
abgelöst und ebenfalls mobilisiert. Zusätzlich wird die Pars sternalis des M. sternocleidomastoideus am Sternum scharf abgelöst. Abschließend werden die gestielten und verlagerten
Sehnen-Periost-Transplantate (zum Ersatz des Lig. costoclaviculare) nach Raffung der
Kapselreste über 2 Bohrkanäle durch das sternale Schlüsselbeinende eingezogen und mit
sich selbst vernäht [34].

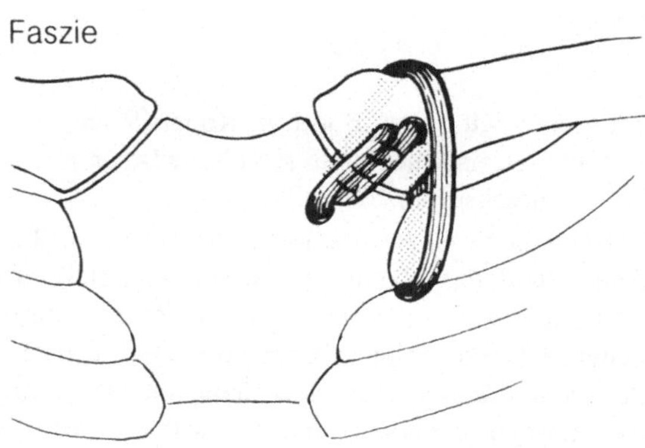

Abb. 1. Sternoklavikulargelenk: Faszienstreifenplatik nach Bunnell.
(Nach [28])

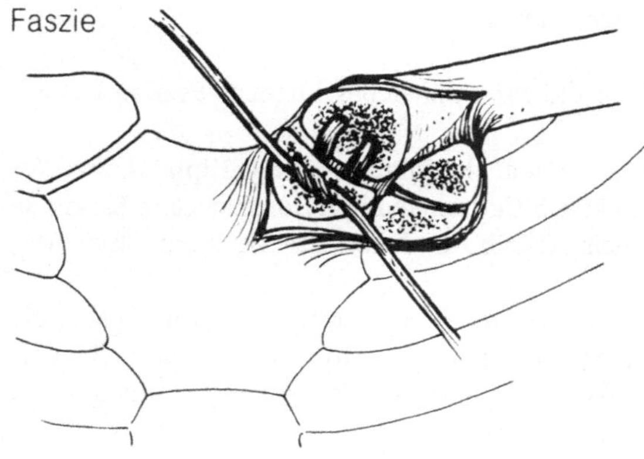

Abb. 2. Sternoklavikulargelenk: Faszienstreifenplatik nach Bankart. (Nach [28])

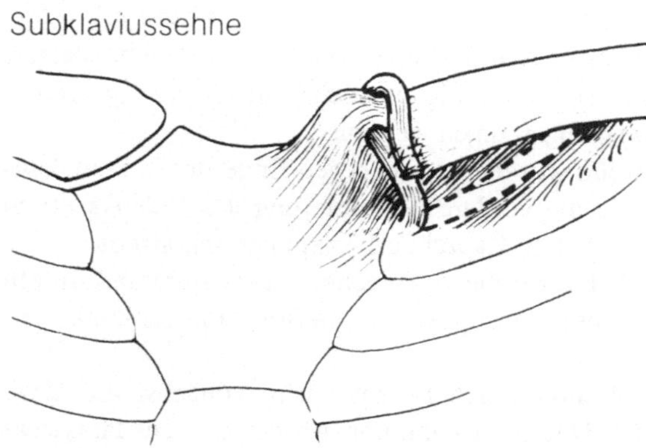

Abb. 3. Sternoklavikulargelenk: Bandplastiken mit ortsständigem Gewebe. Verfahren nach Burrows. (Nach [28])

In ähnlicher Weise wird bei der Stabilisierung der sternalen Epiphysenfraktur bzw. Osteoepiphyseolyse wie auch bei den Resektionen des sternalen Schlüsselbeinendes und bei den Muskelplastiken verfahren (s. dort) [2, 7, 12, 16, 18, 19, 25, 26, 45, 47].

Dynamische Muskelplastiken

In neuerer Zeit haben Booth u. Roper [9] ein muskeldynamisches Verfahren zur Behandlung der chronischen und gewohnheitsmäßigen Verrenkung des Brustbein-Schlüsselbein-Gelenks beschrieben.

Über die vertikale Inzision von etwa 12 cm Länge werden das Brustbein-Schlüsselbein-Gelenk und das Manubrium sterni dargestellt. Der sternale Anteil des M. sternocleidomastoideus wird subperiostal im Verlauf des Sternum verlängert. Der auf diese Weise entstehende Muskel-Sehnen-Perioststreifen wird nach Versorgung des Sternoklavikulargelenks als Ersatz des Lig. costoclaviculare um die 1. Rippe und das Schlüsselbein herumgeführt und unter guter Spannung mit sich selbst vernäht [9] (Abb. 4).

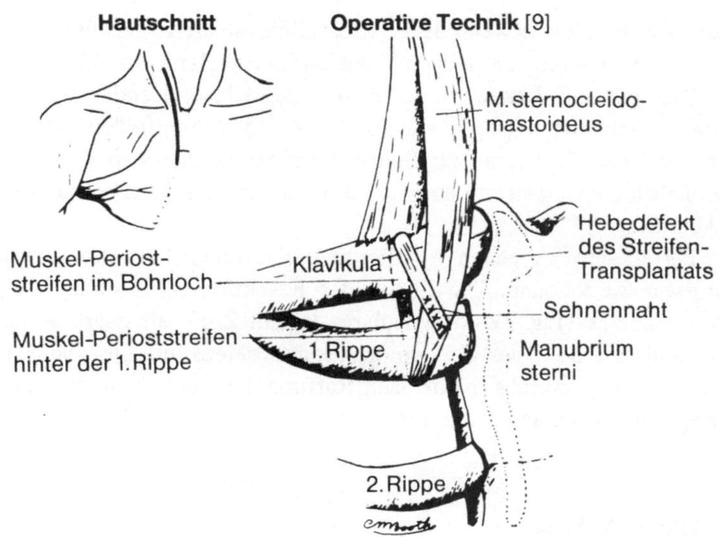

Abb. 4. Sternoklavikulargelenk: Muskel-dynamische Stabilisierung. Verfahren nach Booth u. Roper [9]

Mit Vorteil lassen sich alle genannten bandplastischen Verfahren für die Dauer des Heilverlaufs bzw. die Dauer der Narbenbildung durch eine temporäre Arthrodese des Sternoklavikulargelenks schützen. Wie bei der Behandlung der frischen Verletzung hat sich hier die Drahtzuggurtung bzw. die ventrale Drahtschleife zwischen Brustbein und Schlüsselbein bewährt. Wird zusätzlich ein transartikulärer Kirschner-Draht verwendet, so sollte dieser grundsätzlich an der Eintrittsstelle umgebogen werden, um das Einwandern des Drahts zu verhindern.

Arthrodese des Sternoklavikularglenks

Die von einigen Autoren [28, 57] für die Behandlung der schmerzhaften Arthrodese des Sternoklavikulargelenks empfohlene Arthrodese wird heute in der Regel abgelehnt, da die Elevation und Rotation des Schlüsselbeins für die freie Funktion des Schultergelenks und des Arms unerläßlich ist [18, 52].

Osteotomien/Resektionen des sternalen (proximalen) Klavikulaendes

Von der Resektion des sternalen Schlüsselbeinendes zu unterscheiden ist die von Omer [45] 1967 angegebene Osteotomie im sternalen Klavikuladrittel.

Bei diesem Verfahren wird eine stufenförmige Osteotomie im Bereich der klavikulären Portion des M. sternocleidomastoideus angelegt, der sternale Anteil wird am Ansatz subperiostal abgelöst. Zweck dieser Maßnahme ist die Entlastung des Sternoklavikulargelenks durch Verringerung des langen klavikulären Hebelarms [4, 45, 52].

Die sparsame Resektion des proximalen Klavikulaendes wird vielfach, insbesondere im älteren Schrifttum [2, 7, 18, 26, 30, 45, 57], empfohlen als sicheres und in der Regel erfolgreiches Verfahren zur Behandlung der chronischen Kapselbandläsion im Brustbein-Schlüsselbein-Gelenk mit ausgeprägt schmerzhafter Diskopathie und degenerativer Arthrose (Abb. 5).

Bei diesem Vorgehen ist allerdings das möglicherweise intakte Lig. costoclaviculare sorgsam zu schonen. Die Ebene der Resektion sollte daher grundsätzlich proximal des Bandansatzes (Lig. costoclaviculare) liegen. Zur Verbesserung der Stabilität können der klavikuläre Anteil des M. sternocleidomastoideus und der obere Anteil der sternalen Portion des M. pectoralis major nach Raffung der Kapselreste dachziegelartig über den Defekt gelegt und miteinander vernäht werden.

Schultereckgelenk

Bandplastiken

In der Gruppe der *Bandplastiken unter Verwendung von Faszie* sind v.a. das bekannteste und am weitesten verbreitete Verfahren nach Bunnell [11, 28] und das Verfahren nach Steindler zu nennen [28]. Bei dem 1928 von Bunnell angegebene Verfahren wird ein Faszienstreifen von der Schulterhöhe durch einen Bohrkanal nach distal geführt, überspannt das Schultereckgelenk distal, wird anschließend über einen weiteren Bohrkanal durch die Klavikula nach proximal geführt, auf der Klavikula entlanggeführt bis in Höhe des Korakoids und hier durch 2 weitere Bohrkanäle durch die Klavikel nach distal um das

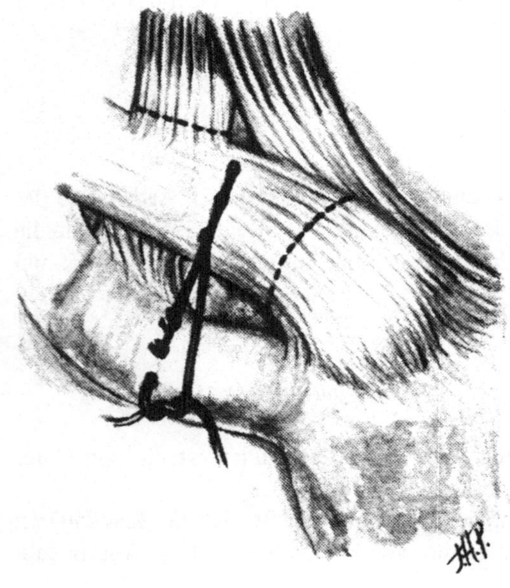

Abb. 5. Sternoklavikulargelenk: Resektion des proximalen Schlüsselbeinendes. (Nach [39])

Korakoid herum und wieder nach proximal durch die Klavikula geführt. Schließlich überspannt der Faszienstreifen das Schultereckgelenk auch auf seiner proximalen Seite und wird abschließend mit sich selbst vernäht. Es hat sich als vorteilhaft erwiesen, die gespannte Faszie zusätzlich durch Drahtnähte oder die übliche temporäre Kirschner-Draht-Arthrodese und Zuggurtung des Schultereckgelenks zu schützen (Abb. 6).

In Modifikation des Verfahrens nach Bunnell fanden in späteren Jahren an Stelle der zuerst angegebenen Faszie
– *frei transplantierte Sehnen* [58, 59],
– *Kutisriemen* [28, 35] und *Koriumstreifen* [47] sowie
– *lyophilisierte Dura* [28] Verwendung.

Bei der plastischen Stabilisierung des Schultereckgelenks unter Verwendung ortsständigen Gewebes ist an erster Stelle die dachziegelartige *Verstärkung der Kapselbandführung des Gelenks durch Fasern des M. deltoideus, M. trapezius und des Platysmas* zu nennen [7, 10, 18, 30, 50, 52].

Vargas [54] beschrieb 1942 den plastischen Ersatz des Lig. coracoclaviculare durch ein Segment des M. coracobrachialis, welches über einen ausreichend weiten Bohrkanal durch die Klavikula geführt und mit sich selbst vernäht wird (Abb. 7).

In ähnlicher Weise verstärkte Neviaser die ventrale Kapselbandführung des Schultereckgelenks durch das am Akromion gestielte Lig. coracoacromiale [42, 43] (Abb. 8). Burton hingegen verlagert das intakte, am Akromion abgelöste Lig. coracoacromiale als Ersatz des Lig. coracocliviculare auf die Klavikula. Bei jeder Mitbewegung und Rotation des Schlüsselbeins wird das verlagerte Band angespannt [13, 30] (Abb. 9a, b).

Eine weitere Abwandlung dieser Technik findet sich bei Weaver u. Dunn [56], die das am Korakoid gestielte Lig. carocoacromiale nach Debridement des Schultereckgelenks und Resektion der distalen Klavikula in das laterale Schlüsselbeinende einziehen (Abb. 10).

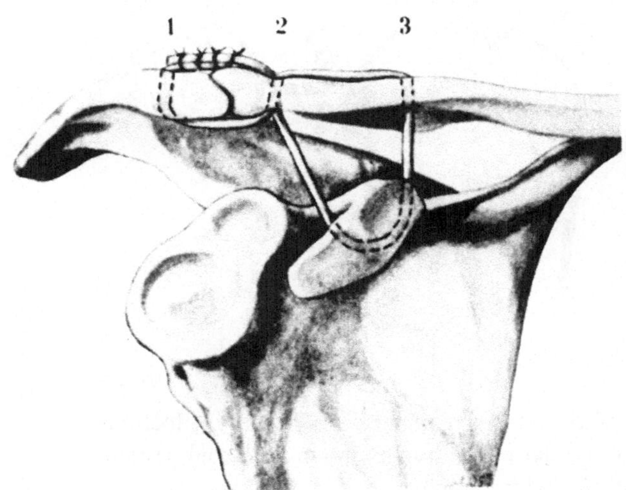

Abb. 6. *1.* Durchzug durch transakromiales Bohrloch (proximal–distal). *2.* Durchzug durch peripheres Schlüsselbeinbohrloch (distal–proximal). *3.* Durchzug durch zentrales Schlüsselbeinbohrloch (proximal–distal), Durchzug um Processus coracoides, Durchzug durch peripheres Schlüsselbeinbohrloch (distal–proximal), Sehnen- (Faszien-) Naht

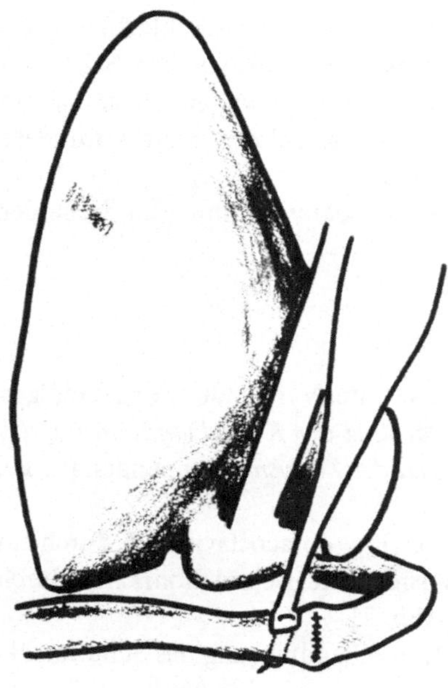

Abb. 7. Schultereckgelenk: plastischer Ersatz des Lig. coracoclaviculare durch ein Segment des M. coracobrachialis. (Mod. nach [54])

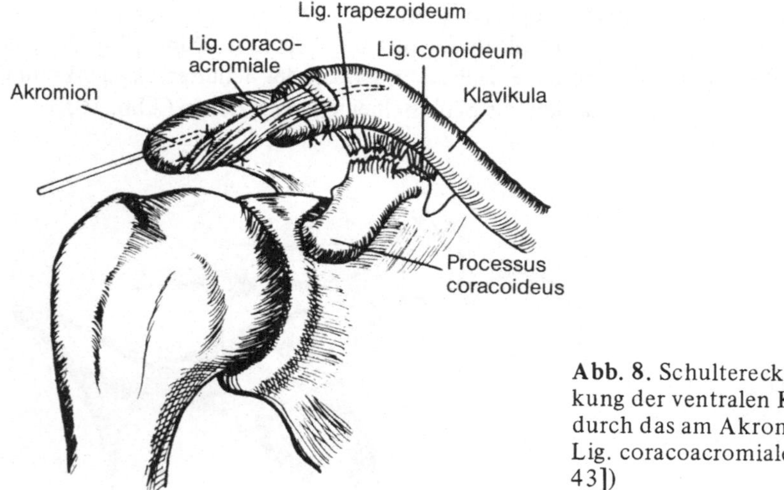

Abb. 8. Schultereckgelenk: Verstärkung der ventralen Kapselbandführung durch das am Akromion gestielte Lig. coracoacromiale. (Nach [42, 43])

Ihren Ausgang nahm diese Technik jedoch bei Cadenat [14], der bereits 1917 das Lig. coracoclaviculare durch ein am Korakoid gestieltes Segment des Lig. coracoacromiale verstärkte oder ersetzte.

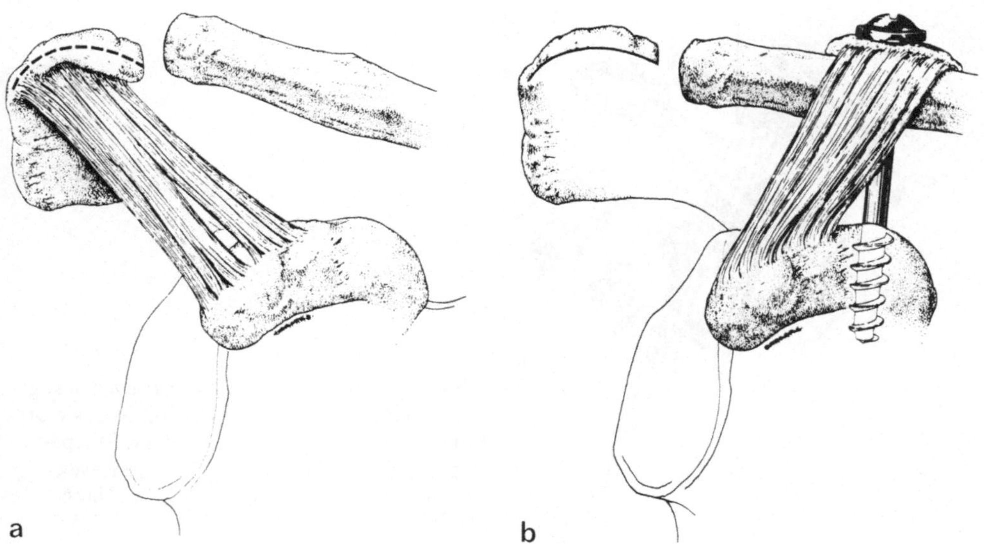

Abb. 9a, b. Schultereckgelenk: Verlagerung des am Akromion abgelösten Lig. coraco-acromiale (**a**) auf die Klavikula (**b**) als Ersatz des Lig. coracoclaviculare. (Nach [13])

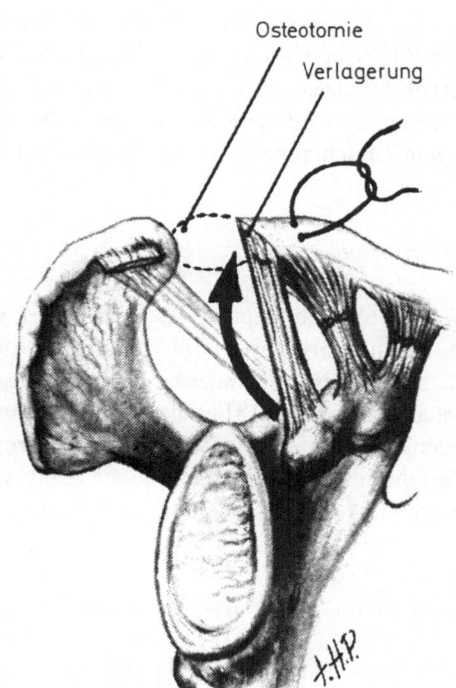

Abb. 10. Schultereckgelenk: Resektion des distalen Schlüsselbeinendes und Verlagerung des am Korakoid gestielten Lig. coraco-acromiale. (Nach [56])

48

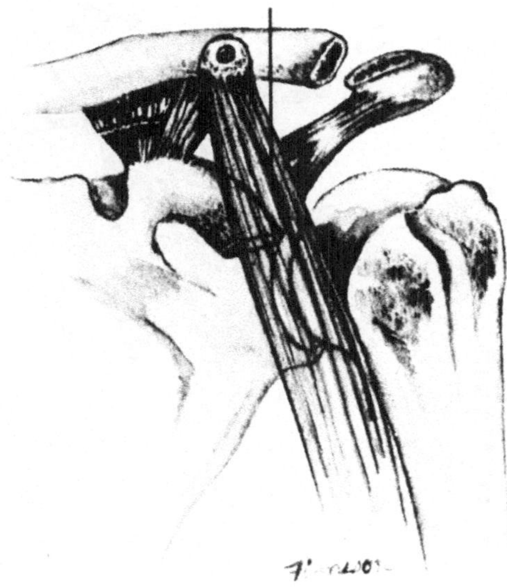

Abb. 11. Schultereckgelenk: Ersatz des Lig. coracoacromiale durch Osteotomie des Korakoids und Verlagerung des kurzen Bizepskopfs auf die Klavikula (mit/ohne Resektion des distalen Klavikulaendes). (Nach [5, 20])

Dynamische Muskelplastiken

Den Schritt zur dynamischen, muskelaktiven Fesselung des Schlüsselbeins taten Bailey [3, 4, 8] und Dewar u. Barrington [20] sowie später Glorion u. Delplace [24]. Bei dem 1965 von Bailey beschriebenen Verfahren wird der kurze Kopf des M. biceps durch Osteotomie seines Ansatzes am Korakoid mobilisiert und (mit oder ohne Resektion des distalen Schlüsselbeinendes) auf die Klavikula verlagert. Die Verankerung an der Klavikula wird durch eine kleine Zugschraube (oder eine Zuggurtung) erreicht (Abb. 11).

Arthrodesen

Neben dem Debridement des Gelenks, ggf. mit Entfernung des geschädigten und dislozierten Discus interarticularis, wird von einigen Autoren auch die Versteifung des im Spätstadium stark arthrotisch veränderten Schultereckgelenks empfohlen [44, 50]. Dem steht der Vorbehalt De Palmas [18] entgegen, der darauf hinweist, daß die Versteifung des Schultereckgelenks die Abduktionsfähigkeit des Arms um mindestens 20% vermindert. Da dieses Verfahren in unserem Hause nicht geübt wird, verfügen wir über keine persönlichen Erfahrungen und müssen daher die angesprochene Problematik zur Diskussion stellen.

Exzision des distalen Klavikulaendes

In früheren Jahren wurde die Resektion des lateralen Schlüsselbeinandes ausschließlich als „Ultima ratio" in der Behandlung des schmerzhaft behinderten Schultereckgelenks eingestuft. Dennoch erfreut sich dieses Verfahren als einfache und in der Regel wirkungsvolle operative Maßnahme der Sympathie zahlreicher Autoren [2, 7, 14, 81, 20, 25, 26, 32, 39,

41, 55, 57]. Da diesem Verfahren ein eigener Beitrag gewidmet ist (s. Beitrag Wirth, S. 87), wird auf eine weitergehende Diskussion an dieser Stelle verzichtet.

Es wurde eingangs darauf hingewiesen, daß die Anzeigestellung zur operativen Behandlung der veralteten Schäden des Schultereckgelenks eher zurückhaltend gehandhabt wird. Die Darstellung eines doch relativ differenzierten Verfahrenskatalogs hat erkennen lassen, daß durchaus auch operative Intentionen vorhanden sind.

Es wäre erfreulich und hilfreich, wenn die nachfolgenden Ergebnisberichte zur weiteren Klärung der Problematik beitragen könnten und künftig eine mehr als bisher ergebnisgestützte Verfahrenswahl und Voraussage möglich würde.

Literatur

1. Alldredge RH (1965) Surgical treatment of acromioclavicular dislocation. J Bone Joint Surg 47A:1278
2. Allman FL jr (1967) Fractures and ligamentous injuries of the clavicle and its articulation. J Bone Joint Surg 49 A:774
3. Aumann U, Brüning W (1980) Die Discopathie des Sternoclaviculargelenkes. Chirurg 51:722
4. Bailey RW (1965) A dynamic repair for complete acromioclavicular joint dislocation. J Bone Joint Surg 47A:858
5. Bailey RW, O'Connor GA, Tilus PD, Baril JD (1972) A dynamic repair for acute and chronic. Injuries of the acromioclavicular area. J Bone Joint Surg 54A:1802
6. Bankart ASB (1938) An operation for recurrent dislocation (subluxation) of the sternoclvicular joint. Br J Surg 26:320
7. Bateman JE (1978) The shoulder and neck. Saunders, Philadelphia London Toronto
8. Berson BL, Gilbert MS, Green S (1978) Acromioclavicular dislocations. Clin Orthop 135:157
9. Booth CM, Roper BA (1979) Chronic dislocation of the sternoclavicular joint. Clin Orthop 140:17
10. Budens WD jr, Cook JI (1961) Repair of acromioclavicular separations by deltoid-trapezius imbrication. Clin Ortho 20:109
11. Bunnell S (1928) Fascial graft for dislocation of acromioclavicular joint. Surg Gynec Obstet 46:563
12. Burrows HJ (1951) Tenodesis of subclavius in the treatment of recurrent dislocation of the sternoclavicular joint. J Bone Joint Surg 333:240
13. Burton ML (1975) Operative treatment of acromioclavicular dislocation. Bull Hosp Joint Dis 36:109
14. Cadenat FM (1917) The treatment of dislocations and fractures of the outer end of the clavicule. Int Clin 1:145
15. Caldwell GD (1943) Treatment of complete permanent acromioclavicular-dislocation by surgical arthrodesis. J Bone Joint Surg 25:368
16. Cave AJE, Brown RW (1952) On the tendon of the subclavius muscle. J Bone Joint Surg 34B:466
17. De Palma AF (1959) The role of the disks of the sternoclavicular and acromioclavicular joints. Clin Orthop 13:222
18. De Palma AF (1973) Surgery of the shoulder, 2nd ed. Lippincott, Philadelphia
19. Denham RH, Dingley AF (1967) Epiphyseal separation of the medial end of the clavicle. J Bone Joint Surg 49A:1179
20. Dewar FP, Barrinton TW (1965) The treatment of chronic acromioclavicular dislocation. J Bone Joint Surg 47B:32

21. Elting IJ (1972) Retrosternal dislocation of the clavicle. Arch Surg 104:35
22. Falstie-Jensen S, Mikkelsen P (1982) Pseudodislocation of the acromioclavicular joint. J Bone Joint Surg 64B:368
23. Gay B, Steinhäußer M, Friedrich B (1978) Therapie der symmetrischen habituellen Luxation im Sternoclaviculargelenk. Unfallheilkunde 81:31
24. Glorion B, Delplace J (1973) Traitement chiurgical des luxations acromioclaviculares par la technique de Dewar + Barrington. Rev Chir Ortho 59:667
25. Gurd FB (1941) The treatment of complete dislocation of the outer end of the clavicle. An hitherto undescribed operation. Ann Surg 113:1094
26. Gurd FB (1947) Surplus parts of skeleton: A recommendation for the excision of certain portions as a means of shortening the period of disability following trauma. Am J Surg 74:705
27. Heimann D (1978) Operative Behandlung der veralteten Schultereckgelenksverrenkung. Acta Chir Austriaca 29
28. Jäger M, Wirth J (1978) Kapselbandläsionen. Thieme, Stuttgart
29. Katznelson A, Nerubay J. Oliver S, Friedlander D (1975) Dynamic repair of the acromioclavicular dislocation. Acta Orthop Scand 46:199
30. Kessel L (1982) Clinical disorders of the shoulder. Churchill Livingstone, Edinburgh London Melbourne New York
31. Laing PG (1969) Transplantation of the long head of the biceps in complete acromioclavicular separations. J Bone Joint Surg 51A:1677
32. Lazcano MA, Anzel SH, Kelly PJ (1961) Complete dislocation and subluxation of the acromioclavicular joint. J Bone Joint Surg 43A:379
33. Lorenz D (1962) Besondere Befunde bei der operativen Behandlung frischer und veralteter Verrenkungen im Acromio-Claviculargelenk. Monatsschr Unfallheilkd 65:73
34. Lunseth PA, Chapmann KW, Frankel VH (1975) Surgical treatment of chronic dislocation of the sterno-clavicular joint. J Bone Joint Surg 57B:193
35. Marschner G (1958) Die operative Behandlung der Luxatio acromio-clavicularis. Zentralbl Chir 83:517
36. Mehta JC, Sachdev A, Collins JJ (1973) Retrosternal dislocation of the clavicle. Injury 5:79
37. Mörike KD (1965) Zur Funktion und Herkunft des sog. Diskus im Sternoclaviculargelenk. Morphol Jahr 108:212
38. Moneim MS, Balduini FC (1982) Coracoid fracture as a complication of surgical treatment by coracoclavicular tape fixation. Clin Orthop 168:133
39. Moseley HF, Templeton J (1969) Dislocation of acromioclavicular joinr. J Bone Joint Surg 51B:196
40. Mosheim J, Elconin KB (1969) Repair of acute acromioclavicular dislocation, utilizing the coracoacromial ligament. J Bone Joint Surg 51A:812
41. Mumford EB (1941) Acromioclavicular dislocation. A neer operation treatment. J Bone Joint Surg 23:799
42. Neviaser JS (1952) Acromioclavicular dislocation treated by transference of the coracoacromia ligament. Arch Surg 64:292
43. Neviaser JS (1968) Acromioclavicular dislocation treated by transference of the coracoacromial ligament. Clin Orthop 58:57
44. Neviaser JS (1980) Injuries of the clavicle and its articulations. Orthop Clin North Am 11:233
45. Omer GE jr (1967) Osteotomy of the clavicle in surgical reduction of anterior sternoclavicular dislocation. J Trauma 7:584
46. Oppenheimer A (1943) Arthritis of the acromioclavicular joint. J Bone Joint Surg 25:867
47. Pannike A (1971) Die Behandlung der Schultereckgelenksverrenkung. Schriftenreihe Unfallmed Tagungen der Landesverbände der geewerbl Berufsgenossenschaften 12:123
48. Paterson DC (1961) Retrosternal dislocation of the clavicle. J Bone Joint Surg 43B:90
49. Patterson WR (1967) Inferior dislocation of the distal end of the clavicle. J Bone Joint Surg 49A:1184

50. Post M (1978) The shoulder. Lea & Febiger, Philadelphia
51. Refior HJ, Jäger M (1973) Indikation und Technik bei der Verwendung homologer, lyophilisierter Gamma-Strahlen-sterilisierter Dura zum Ersatz von Sehnen und Ligamenten. Aktuel Traumatol 3:125
52. Rockwood CA jr (1975) In: Rockwood, Green (eds) Fractures and dislocations. Lippincott, Philadelphia
53. Sondergard-Petersen P, Mikkelsen P (1982) Posterior acromioclavicular dislocation. J Bone Joint Surg 64B:52
54. Vargas L (1942) Repair of complete acromioclavicular dislocation utilizing the short head of the biceps. J Bone Joint Surg 24:772
55. Wagner C (1953) Partial claviculectomie. Am J Surg 85:259
56. Weaver JK, Dunn HK (1972) Treatment of acromioclavicular injuries, especially complete acromioclavicular separations. J Bone Joint Surg 54A:1187
57. Witt AN, Cotta H (1958) Die operative Wiederherstellung der Clavicula und ihrer Gelenke. Chir Praxis 1:69
58. Zaricznys B (1976) Late reconstruction of the ligaments following acromioclavicular separation. J Bone Joint Surg 58A:792
59. Zimmermann H (1970) Zur Behandlung der Acromio-Clavicular-Luxation. Arch Orthop Unfallchir 69:60

52

Spätschäden nach Luxation im Sternoklavikulargelenk

H. Ecke

Vor einem Jahr wurden bei einem Reisensburger Workshop 4 eigene Patienten mit Verrenkungen des Sternoklavikulargelenks vorgestellt, die nach 3 unterschiedlichen Operationsmethoden behandelt worden waren, nämlich:
— der von uns angegebenen Überbrückungsplatte, die 2mal zur Durchführung kam,
— der ebenfalls von uns angegebenen Schnürsenkelosteosynthese, die einmal angewendet worden ist
— sowie der frontalen Achtercerclage, kombiniert mit einer Achterbandplastik, angelehnt an die Technik von Burri [1]. Dieses Verfahren war einmal durchgeführt worden [2].

Inzwischen verfügen wir über eine weitere frontale Achtercerclage, kombiniert mit den entsprechenden Bandplastiken, also insgesamt über 5 eigene Behandlungsfälle.

Zwei dieser Sternoklavikulargelenkluxationen ereigneten sich 1975, eine im Jahre 1976, eine Anfang des Jahres 1982 und eine Mitte des Jahres 1982 (Tabelle 1).

Diese Luxationen waren nicht alle frisch, sondern in 3 Fällen veraltet. Teils lagen sie prä-, teils retrosternal. Diese verschiedene Ausgangssituation und die unterschiedlichen Operationsverfahren, aber auch teilweise die Kürze der Zeit zur Beurteilung bei der Nachuntersuchung, lassen einen echten Vergleich sicherlich nicht zu. Ein Ergebnis jedenfalls war bei allen 5 Fällen zu vermerken, nämlich die Beseitigung der Luxation.

Für die Beurteilung des Behandlungserfolgs ist natürlich der Stellenwert eines normalen oder wiederhergestellten Sternoklavikulargelenks (SC-Gelenks) von Bedeutung. Hierfür bieten sich 2 Gesichtspunkte an:
1) Nach Untersuchungen von Opitz, Hertz, Imhoff u. Küster [3] aus dem Wiener Klinikum, beträgt nach computertomographischer Ausmessung die Drehbeweglichkeit des Oberarmkopfs, ermittelt an 12 gesunden Versuchspersonen, in der Außendrehung ungefähr 37–41° und in der Einwärtsdrehung 37–38°. Das ist erheblich weniger, als wir beim Gesunden am Schultergelenk messen und angesichts dieses durch eine Flachpfanne geführten Kugelgelenks auch annehmen konnten. Es beweist, daß sich unter Beanspruchung der Gelenkkette AC–SC die Skapula mit der Bewegung im Schultergelenk mitdreht. Das bedeutet wiederum auch, daß Spätschäden im SC-Gelenk sich u.a. auch auf diese Funktion auswirken können.
2) Ein Patient unserer Klinik, der aus einer histologischen Fehldiagnose heraus eine Klavikularesektion durchmachte und nachuntersucht werden konnte, hatte seitengleiche Bewegungsausmaße ohne den geringsten Kraftverlust im Schultergürtel und Arm der operierten Seite.

Was ist aus diesen beiden Fakten zu schließen?
— Spätschäden im SC-Gelenk müßten über Bewegungseinschränkungen der Schultergürtelgelenkkette auch Bewegungsbehinderungen mit sich bringen, die man bisher dem Schultergelenk zuschrieb.
— Für kraftvolle Bewegungen im Schultergelenk und im Schultergürtel scheint das Schlüsselbein keine unbedingte Voraussetzung zu sein, und es wäre denkbar, daß bei Spätschäden im SC-Gelenk durch Bewegungsstörungen eben dieses Gelenks scheinbare

Tabelle 1. An der Gießener Unfallchirurgischen Klinik operierte Sternoklavikularluxationen (n = 5); *re* rechts, *li* links

Patient	Alter (Jahre)	Seite	Verletzung	Operationsverfahren	Nachuntersuchung im Januar 1983	Unfallhergang	Jahr
1	35	Rechts	anterior, alt	Überbrückungsplatte	+	Sturz auf die Schulter	1975
2	30	Links	anterior, alt	Überbrückungsplatte	+	Pkw-Unfall	1976
3	60	Rechts	anterior, frisch	Schnürsenkelosteo-synthese	ϕ	Sturz auf die Schulter	1975
4	23	Links	dorsal, alt	8er-Cerclage und 8er-Bandplastik	+	Pkw-Unfall	1982
5	39	Rechts	dorsal, frisch	8er-Cerclage und 8er-Bandplastik	+	Reitunfall	1982

Tabelle 2. Nachuntersuchung von Patienten nach Operationen wegen Sternoklavikularluxationen (Januar 1983)

Patient	SC-Luxation	Operationsverfahren	CT	Klinik
1	Anterior	Überbrückungsplatte	Schwere Arthrose	Leichte Bewegungseinschränkung
2	Anterior	Überbrückungsplatte	Schwere Arthrose	Mittelgradige Bewegungseinschränkung
3	Anterior	Schnürsenkelosteo-synthese	ϕ	ϕ
4	Retrosternal	8er-Cerclage	Deutliche Arthrose	Leichte Bewegungseinschränkung
5	Retrosternal	8er-Cerclage	Deutliche Arthrose	Keine Bewegungseinschränkung

Bewegungbehinderungen auch im Schultergelenk auftreten, die bei Nichtausnutzung des normalen Schultergelenkbewegungsausmaßes zusätzlich zu echten werden können.
– Das hätte dann u.U. die therapeutische Konsequenz einer rechtzeitigen Resektion des SC-Gelenks.

Nun zu den von uns nachuntersuchten Fällen:

Bei den letzten beiden Patienten wurden frontale, simultane Achtercerclagen von Drähten und Sehnen verwendet, wie sie Burri et al. [1] mit Kohlefaserbändern durchführen. Die anderen 3 Fälle wurden mit Platten und 1 Fall durch eine Zuggurtung fixiert. Die Zuggurtung, die sog. Schnürsenkelosteosynthese, ist der einzige Fall, wo Spätergebnisse nicht vorliegen, weil der Patient für uns verschollen ist. Nach einer Plattenosteosynthese bei einer 37jährigen Frau, die 1975 durchgeführt wurde, konnten wir jetzt die Nachuntersuchung machen. Im CT fand sich eine deutliche Arthrose des SC-Gelenks und klinisch eine mittelgradige Einschränkung aller Bewegungsrichtungen im Schultergelenk, wobei in diesem Fall sicher auch noch eine psychische Überlagerung hinzukam.

Bei einem 30jährigen Mann wurde eine überbrückende Plattenosteosynthese des SC-Gelenks 1976 durchgeführt. Auch hier fanden wir jetzt bei der Tomographie und im Computertomogramm eine schwere Arthrose des SC-Gelenks.

Absolut konkordante Befunde nur mit geringerer Ausprägung der Arthrose fanden sich nach Wiederherstellung des Gelenks mit der frontalen simultanen Achtercerclage. Beide Patienten aus dem Jahre 1982 hatten ungeachtet dessen nach der Entfernung der Drahtcerclage ihre volle Beweglichkeit seitengleich zur nichtverletzten Seite wieder bekommen. Ob sich hier bei längerer Beobachtungszeit eine Änderung ergeben wird, muß abgewartet werden (Tabelle 2).

Zusammengefaßt läßt sich also sagen, daß in allen nachuntersuchten Fällen, d.h. 4mal nach unterschiedlichen Operationstechniken bei jeweils erhaltenem Discus articularis Arthrosen im SC-Gelenk entstanden. Klinisch fanden sich in einem Fall keine, 2mal eine für die Funktion unerhebliche und einmal eine mittelschwere Bewegungseinschränkung im Schultergelenk der betroffenen Seite. In solchen Fällen ist aufgrund der vorgebrachten Untersuchung die Resektion des Sternoklavikulargelenks unter Belassung des wiederhergestellten kostoklavikulären Bands in Erwägung zu ziehen.

Zusammenfassung

Anhand von 5 eigenen Behandlungsfällen mit Sternoklavikularluxationen, die mit unterschiedlichen Operationsmethoden behandelt worden waren sowie aufgrund neuerer Untersuchungen über die Drehbeweglichkeit des menschlichen Schultergelenks ist offensichtlich die Bedeutung der Funktion der Schultergürtelgelenkkette nicht zu unterschätzen. Trotz sorgfältiger Schonung der Disci interarticulares der betroffenen Sternoklavikulargelenke kam es bei den unterschiedlichen Operationsverfahren grundsätzlich zu einer Arthrose des Gelenks und einmal auch zu einer leichten und in einem Fall zu einer mittelschweren Bewegungseinschränkung des betroffenen Schultergelenks. Es wird daraus der Schluß gezogen, daß in geeigneten Fällen bei starker Einengung der Beweglichkeit im Sternoklavikulargelenk mit Rückwirkung auf die Beweglichkeit des Schultergelenks die Resektion des Sternoklavikulargelenks unter Belassung des kostoklavikulären Bandes sich empfiehlt.

Literatur

1. Burri C, Neugebauer R (1981) Technik des alloplastischen Bandersatzes mit Kohlefasern. Unfallchirurgie 7:289
2. Ecke H (1982) Luxationen im Sternoclaviculargelenk. In: Verletzungen des Schultergürtels. Hefte Unfallheilkd 160:211. Springer, Berlin Heidelberg New York
3. Opitz A, Hertz H, Imhoff H, Küster W (1983) Exakte Meßmethode zur Bestimmung der Drehbarkeit des Oberarmkopfes im Schultergelenk mit Hilfe der Computertomographie. Unfallchirurgie

Chronische Luxation des Sternoklavikular- und des Akromioklavikulargelenks
— Technik und Ergebnisse

J. Müller-Färber und J. Rehn

Luxationen des Sternoklavikulargelenks

Einleitung

Die operative Behandlung einer veralteten, meist vorderen Sternoklavikulargelenkluxation (SC-Gelenkluxation) mit kompletter Kapsel-Band-Zerreißung ist bei denjenigen Patienten angezeigt, die über starke Schmerzen und eine Funktionseinschränkung des Schultergürtels oder der oberen Extremität klagen, mit entsprechender Behinderung während ihrer beruflichen oder sportlichen Betätigung.

In der Literatur werden zahlreiche Operationsmethoden angegeben [2]. Sie lassen sich in 2 prinzipiell verschiedene Gruppen einteilen: die rekonstruktiven Verfahren in Form der Bandplastik unterschiedlicher Modifikation auf der einen und die Osteotomie bzw. Resektion des sternalen Klavikulaendes und die Arthrodese auf der anderen Seite. Die zuletzt genannten Verfahren sind bei chronisch degenerativ veränderten SC-Gelenken angezeigt [7].

Eigenes Krankengut

In der Zeit von 1973–1981 wurden im „Bergmannsheil" Bochum 8 Patienten mit einer veralteten SC- Gelenkluxation stationär behandelt.

In 5 Fällen handelte es sich um eine chronische vordere Luxation mit kompletter Zerreißung des Kapsel-Band-Apparates vom Schweregrad III nach Allmann [1] und in einem Fall um eine habituelle Luxation nach einem Trauma (Tabelle 1). Von diesen 6 Fällen wurden 2 konservativ behandelt, bzw. bedurften keiner Behandlung, da die subjektiven Beschwerden nur gering waren (Tabelle 2). In 4 Fällen wurde eine sternoklavikuläre Bandplastik unter Verwendung eines Faszienstreifens durchgeführt. Der Faszienstreifen wurde durch je einen Bohrkanal durch Klavikula und Sternum in Form einer einfachen oder 8er-Schlinge gezogen und nach Reposition des Gelenks unter Zug mit sich selbst vernäht. Die Retention wurde mit 2 transartikulären, am Ende umgebogenen Kirschner-Drähten mit

Tabelle 1. „Chronische" Sternoklavikulargelenkluxation,
„Bergmannsheil" Bochum 1973–1981 (n = 8)

Verletzung	n
Luxation, Kapsel-Band-Verletzung	
Schweregrad III	5
Habituelle Luxation	1
Luxationsfraktur	1
Rezidivluxation, Infekt	1

Tabelle 2. Behandlung der „chronischen" SC-Gelenkluxation, „Bergmannsheil" Bochum (n = 8)

Operationsverfahren	n
Konservativ	2
Bandplastik, transartikuläre	
Kirschner-Drähte	4
Schaubenosteosynthese der Klavikula	1
Metallentfernung, Debridement	
(Rezidivluxation)	1

oder ohne zusätzliche Drahtzuggurtung gesichert. Die Bohrkanäle sowie die Metallimplantate müssen mit großer Sorgfalt angebracht werden, um Nerven- und Gefäßläsionen zu vermeiden.

Postoperativ wurde der Schultergürtel 6 Wochen lang in einem Brust-Arm-Gipsverband ruhiggestellt. Die Metallimplantate wurden in der Regel 8 Wochen nach der Operation entfernt.

Bei der Nachuntersuchung der 4 Patienten gaben 3 Patienten keine und 1 Patient geringe Beschwerden an. In allen 4 Fällen fand sich eine freie Funktion des Schultergürtels. Röntgenologisch fiel in 2 Fällen eine ausgeprägte periartikuläre Verkalkung auf.

In einem Fall, bei einem 17jährigen Patienten wurden 6 Monate nach dem Unfall klinisch und röntgenologisch eine komplette vordere SC-Gelenkluxation diagnostiziert. Erst die Schichtaufnahmen zeigten, daß die Luxation durch eine Fraktur des sternalen Klavikulaendes bedingt war und damit eine Luxationsfraktur vorlag.

In diesem Fall konnte das Gelenk durch eine Schraubenosteosynthese der Klavikula stabilisiert werden. Bei einer Nachuntersuchung war der Patient beschwerdefrei. Klinisch fand sich eine geringe Vorwölbung über dem sternalen Klavikulaende. Röntgenologisch fanden sich anatomische Gelenkverhältnisse.

Im letzten Fall, einer 20jährigen Patient, war wegen einer chronischen Luxation drei Jahre nach dem Trauma auswärts eine Bandplastik und Fixation mit einer Drahtcerclage durchgeführt worden. Aufgrund einer Rezidivluxation wurde 2 Jahre später eine erneute Operation durchgeführt, wonach es zur Infektion kam. Nach weiteren 2 Jahren wurde die Patientin im „Bergmannsheil" stationär aufgenommen. Es fand sich eine rezidivierende, eitrige Fistel über dem SC-Gelenk bei fortbestehender Luxation und gebrochener Drahtcerclage (Abb. 1). Nach Metallentfernung und Debridement kam es zu einer raschen Infektheilung. Bei einer Nachuntersuchung 5 Monate nach dem Eingriff waren die Weichteile reizlos. Es bestand zwar weiterhin eine Luxation, das SC-Gelenk war jedoch durch die narbenbedingte starre Fixation stabilisiert. Die Patientin war nahezu beschwerdefrei bei freier Funktion des Schultergürtels, so daß die zunächst geplante Arthrodese nicht erforderlich war.

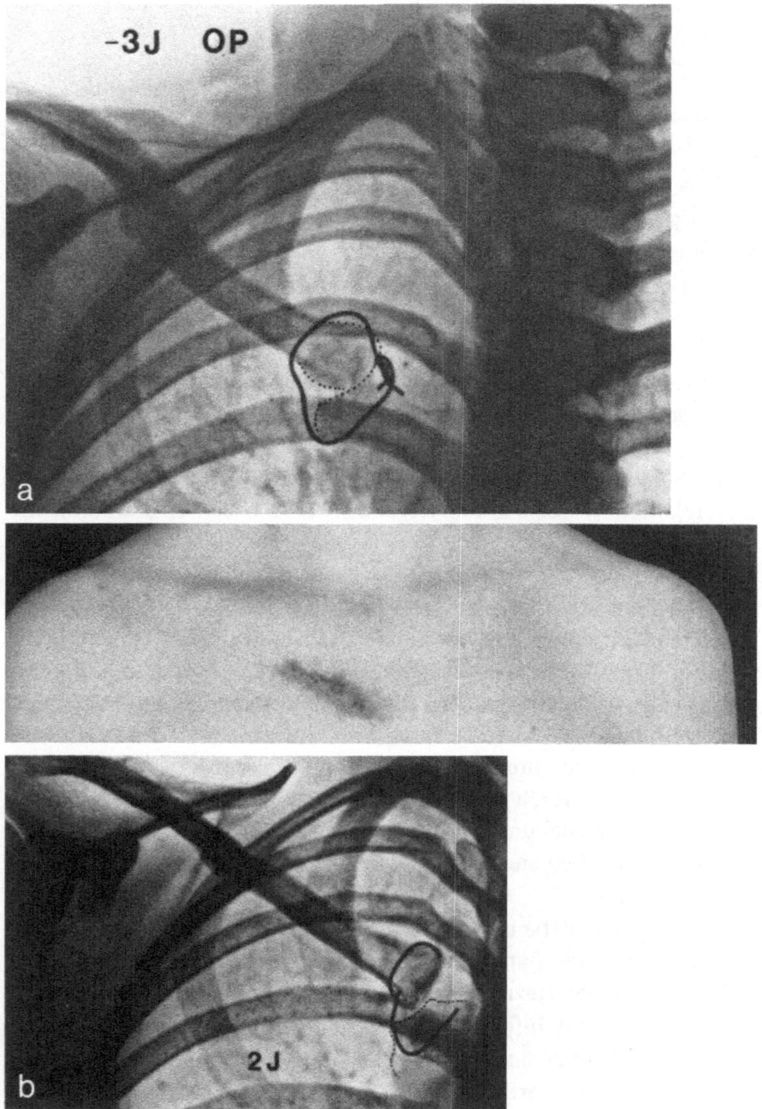

Abb. 1a, b. B.M., 20 Jahre, weiblich, Rezidivluxation des Sternoklavikulargelenks mit Infekt nach 2maliger Voroperation. **a** Operative Versorgung durch Bandplastik und Drahtcerclage, 3 Jahre nach Luxation des Sternoklavikulargelenks und Klavikulafraktur. **b** Befund bei Aufnahme im „Bergmannsheil", 2 Jahre nach auswärtiger Revision: eitrige Fistel über dem Sternoklavikulargelenk, Luxation, Metallbruch

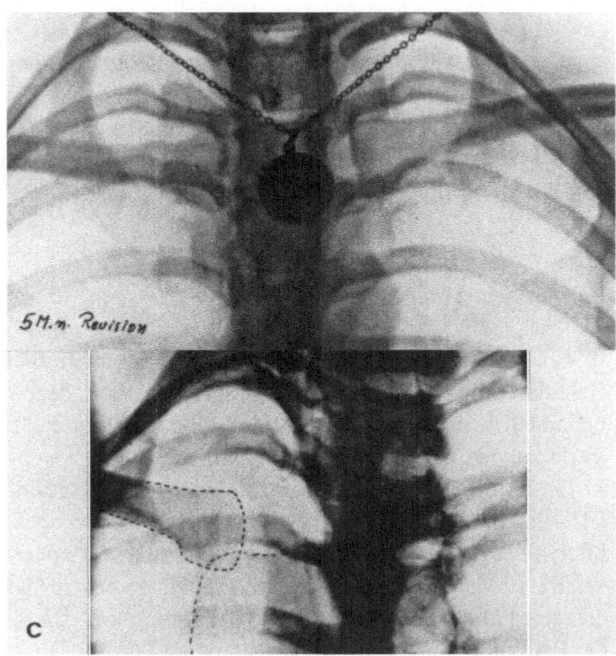

Abb. 1c. 5 Monate nach Revision: Infektheilung bei fortbestehender beschwerdefreier Luxation

Luxationen des Akromioklavikulargelenks

Einleitung

Die Einteilung der Kapselbandverletzungen des Akromioklavikulargelenks (AC-Gelenk) nach Tossy [6] in 3 Schweregrade erlaubt heute ein klares Konzept für das therapeutische Vorgehen. Der Schweregrad III, d.h. die komplette Ruptur des Lig. acromioclaviculare und des Lig. coracoclaviculare gilt sowohl für die frische als auch die veraltete AC-Gelenkluxation als klassische Indikation für die operative Behandlung.

Außer den klinischen und röntgenologischen Kriterien sind jedoch Alter, Beruf und Aktivität, und bei den veralteten AC-Gelenkluxationen v.a. das Beschwerdebild des Patienten zu berücksichtigen.

Ältere, weitgehend beschwerefreie Luxationen ohne Beeinträchtigung der Leistungsfähigkeit des Arms bei Patienten, die weder beruflich noch in ihrer Freizeitbeschäftigung einer vermehrten körperlichen Belastung ausgesetzt sind, stellen keine Operationsindikation dar [3]. Der kosmetisch störende Klavikulahochstand ohne weitere Beschwerden sollte ebenfalls nicht als Operationsindikation gewertet werden.

Eine kritische Beurteilung der Operationsindikation ist v.a. deswegen gerechtfertigt, weil die Ergebnisse nach operativer Behandlung veralteter Luxationen ungünstiger sind als diejenigen nach operativer Behandlung frischer Verletzungen [2, 5].

60

Ziel und Prinzip des operativen Vorgehens ist die Rekonstruktion des verletzten Bandapparats. Die verschiedenen Fixationsmethoden dienen der Retention bis zur Ausheilung
der Bandnaht oder der Bandplastik [4]. Während es bei den frischen AC-Gelenkluxationen
in den meisten Fällen gelingt, die rupturierten Bänder durch Naht wieder zu vereinigen,
gilt bei lang bestehenden Luxationszuständen die Bandplastik in ihrer verschiedenen Modifikation als Methode der Wahl.

Eigenes Krankengut

In der Zeit von 1963–1981 wurden im „Bergmannsheil" Bochum 167 Patienten mit AC-
Gelenkluxationen stationär aufgenommen, von denen 121 operativ und 46 konservativ
behandelt wurden. Die konservativ behandelten Fälle wiesen überwiegend Kapsel-Band-
Verletzungen vom Schweregrad II auf.

Bei 21 (17%) der 121 operativ versorgten Luxationen – ausnahmslos vom Schweregrad
III – lag der Zeitpunkt der Verletzung 3 Monate bis 5 Jahre zurück (Tabelle 3). Das Zeitintervall von 3 Monaten zwischen Verletzung und operativer Versorgung als Kriterium einer
veralteten Verletzung erschien uns deshalb gerechtfertigt, weil nach diesem Zeitraum in den
meisten Fällen eine Bandplastik erforderlich war. Die Altersverteilung zeigt eine Häufigkeit
der Patienten im 4. und 5. Lebensjahrzehnt (Abb. 2).

Die verspätete operative Versorgung war in 11 von 21 Fällen durch eine Verharmlosung
der Verletzung durch den Patienten selbst oder durch einer Fehldiagnose seitens des erstbe-
handelnden Arztes begründet (Tabelle 4). In 4 Fällen lagen Begleitverletzungen vor, die
wegen ihrer Schwere oder Dringlichkeit der Behandlung ganz im Vordergrund standen.

Die Beschwerden, aufgrund derer die Patienten zu einer Operation drängten, bestanden
fast ausnahmslos in einer schmerzbedingten Funktionseinschränkung des Schultergelenks
und in einer Kraftminderung des Arms. Diese Beschwerden empfanden 9 von 21 Patienten
als Behinderung während ihrer sportlichen und nur 8 Patienten während ihrer beruflichen
Betätigung (Tabelle 5), obwohl über die Hälfte der Patienten einen Beruf mit vorwiegend
manueller Tätigkeit ausübten (Tabelle 6). Bei den sportlichen Aktivitäten stand der Kraft-
und Hochleistungssport im Vordergrund.

Bei insgesamt 21 operativ versorgten älteren Luxationen wurden 3 verschiedene *Operationsmethoden* angewandt (Tabelle 7).

In 4 Fällen wurde lediglich eine Naht der Bandreste und Metallfixation durchgeführt.
In 3 dieser 4 Fälle lag die Verletzung 3 Monate zurück. In 16 Fällen erfolgte eine Band-

Tabelle 3. Zeitintervall zwischen Verletzung und Operation
bei „chronischer" AC-Gelenkluxation (n = 21)

Zeitintervall (Monate)	n
3– 6	7
7–12	6
13–24	6
25–60	2

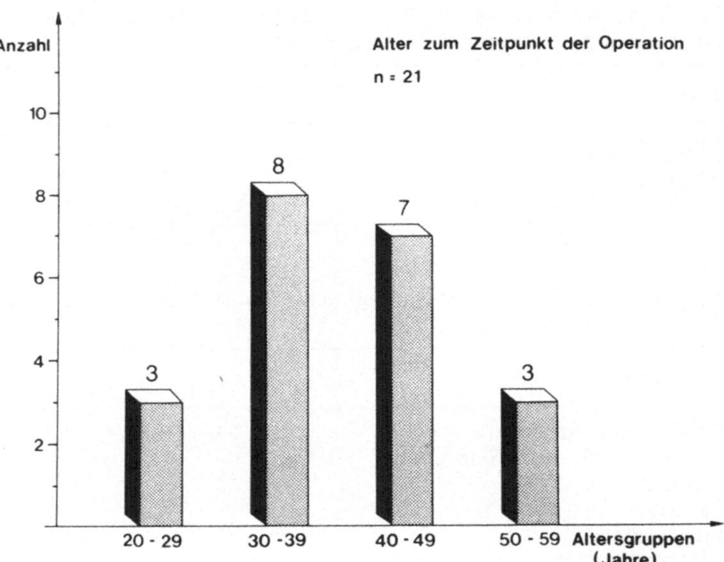

Abb. 2. Altersverteilung der Patienten mit chronischer Akromioklavikulargelenkluxation

plastik und in einem Fall, bei dem eine befriedigende Reposition der Luxation wegen ausgedehnter Vernarbungen nicht gelang, die Resektion des lateralen Klavikulaendes.

Mit Ausnahme des letzten Falls war die Fixation in den übrigen 20 Fällen prinzipiell gleich. Sie bestand in 1 oder 2 transartikulär eingebrachten Kirschner-Drähten mit oder ohne zusätzliche Dahtzuggurtung und einer Stellschraube zwischen Klavikula und Processus coracoideus.

Auch die Nachbehandlung unterschied sich wenig. Postoperativ wurde für 2—4 Tage ein Desault-Verband und danach für 6 Wochen ein Brust-Arm-Gipsverband angelegt. Die Metallimplantate wurden 8—12 Wochen nach der Operation entfernt.

Bei 6 von 16 Bandplastiken wurden das Lig. coracoclaviculare und das Lig. acromioclaviculare plastisch nach der Methode von Bunnell ersetzt (Abb. 3a).

Dabei wird das Transplantat schlaufenartig um das Korakoid geschlungen. Die beiden Enden werden durch einen Bohrkanal in der Klavikula gezogen. Das lange Ende der Schlaufe

Tabelle 4. Vorgeschichte der Patienten mit „chronischen" AC-Gelenkluxationen (n = 21)

Vorgeschichte	n
Voroperation (Rezidiv)	2
Begleitverletzung (Polytrauma)	4
Verletzung nicht erkannt	
vom Patienten	8
vom Arzt	3
Primäroperation abgelehnt	4

Tabelle 5. Behinderung im Tätigkeitsbereich als Anlaß zur Operation von Luxationen des Akromioklavikulargelenks (n = 21)

Tätigkeitsbereich	n
Alltag/Freizeit	4
Beruf	8
Sport	9

Tabelle 6. Operative Versorgung „chronischer" AC-Gelenkluxationen (n = 21)

Berufsgruppen	n
Handwerker, Arbeiter	12
Angestellte, Beamte, Selbständige	5
Musiker	1
Hausfrau	1
Nicht bekannt	2

Tabelle 7. Operationsmethoden bei „chronischen" AC-Gelenkluxationen (n = 21)

Operationsmethoden	n
Transartikuläre Kirschner-Drähte, Stellschraube	4
Bandersatz, transartikuläre Kirschner-Drähte, Stellschraube	16
Resektion des akromialen Klavikulaendes	1

wird durch entsprechende Bohrkanäle der Klavikula und des Akromions gezogen und ersetzt dadurch das Lig. acromio-claviculare. Die Reposition der Klavikula wird mit einer Stellschraube gehalten. Nach straffem Anziehen der Bandtouren werden die Enden und deren Kontraktstellen vernäht. Die transartikulär eingebrachten Kirschner-Drähte sichern zusätzlich die Bandplastik und die Reposition des Gelenks.

In 10 Fällen wurde nur das Lig. coracoclaviculare plastisch ersetzt, wobei das Transplantat entweder in einer 8er-Tour oder in Form einer einfachen Schlinge über ein transklavikuläres Bohrloch um Processus coracoideus und Klavikula geschlungen wurde (Abb. 3b

Abb. 3a—c. Verschiedene, im „Bergmannsheil" Bochum durchgeführte Bandplastiken bei chronischen Akromioklavikulargelenkluxationen. Fixation grundsätzlich mit einer Stellschraube zwischen Klavikula und Processus coracoideus sowie transartikulären Kirschner-Drähten. **a** Plastischer Ersatz des Lig. coracoclaviculare und des Lig. acromioclaviculare nach Bunnell. **b** Bandplastik zwischen Klavikula und Processus coracoides in Form einer 8er-Tour. **c** Bandplastik zwischen Klavikula und Processus coracoideus in Form einer einfachen transklavikulären Schlinge

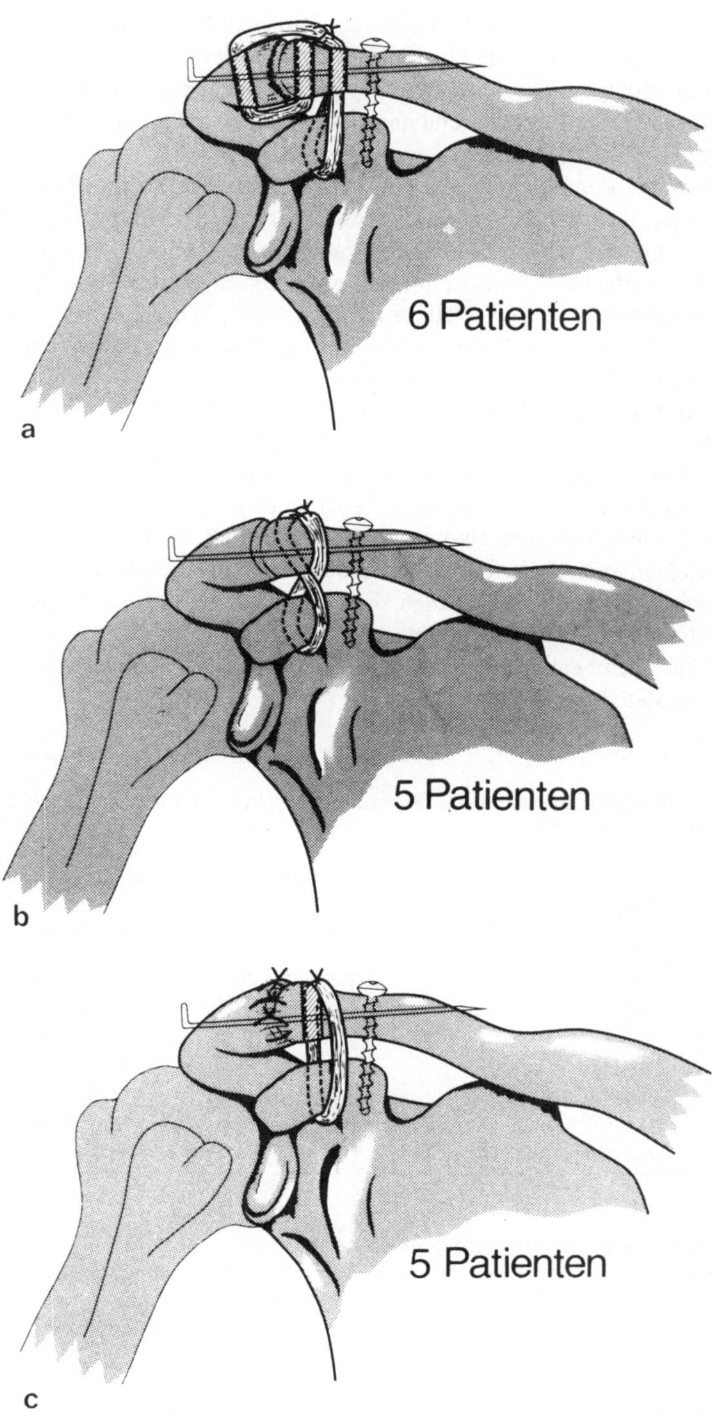

Abb. 3a–c

u. 3c). Als Transplantat wurde in 11 Fällen ein Streifen aus der Fascia lata, in 4 Fällen ein Kutisstreifen und in einem Fall die Plantarissehne verwendet.

Bei der Auswertung der *Ergebnisse* nach operativer Behandlung wurden als Kriterien die subjektiven Angaben, der klinische und der röntgenologische Befund mit je 3 Bewertungen berücksichtigt (Tabelle 8).

Von 21 Patienten konnten 18 nachuntersucht werden. Die Ergebnisse sind in Tabelle 9 entsprechend den oben angegebenen Bewertungsmaßstäben aufgeschlüsselt. Während die Bewertung des Operationsergebnisses durch den Patienten selbst und der entsprechende klinische Befund weitgehend überinstimmten, waren die Ergebnisse in bezug auf den Röntgenbefund ungünstiger. Geringe Verkalkungen oder Stufenbildungen hatten jedoch keinen wesentlichen Einfluß auf das Gesamtergebnis, so daß die röntgenologischen Befunde in ihrem Ergebnis für sich betrachtet werden müssen.

Bei 3 Patienten waren die Ergebnisse in allen 3 Bewertungen schlecht. Es handelte sich um Rezidivluxationen, also um ausgesprochene Mißerfolge. In 2 Fällen war als Operationsmethode eine Naht der Bandreste und Metallfixation durchgeführt worden. Hier ist kritisch anzumerken, daß die narbig veränderten, oft spärlichen Bandreste für eine Naht ungeeignet sind und oft mit minderwertigem Narbengewebe verwechselt werden.

Eine Wertung der verschiedenen Methoden des plastischen Bandersatzes kann wegen der geringen Fallzahl nicht getroffen werden. Ein Einfluß des Transplantatmaterials auf das Ergebnis konnte nicht festgestellt werden.

Als Komplikationen beobachteten wir in 3 Fällen eine frühzeitige Metallockerung und in einem Fall einen Metallbruch.

Tabelle 8. Bewertungskriterien bei AC-Gelenkluxationen (I–III Bewertungsklassen)

	I	II	III
Subjektive Angaben	*keine* Beschwerden	*mäßige* Beschwerden	*starke* Beschwerden
Klinischer Befund	Freie Funktion, keine Stufe	Bewegungseinschränkung $< 20\%$, geringe Stufe,	Bewegungseinschränkung $> 20\%$, Klaviertastenphänomen, (Rezidiv)
Röntgenbefund	Anatomische Gelenkverhältnisse, keine Verkalkung	Subluxation mäßige Verkalkung	Luxation, starke Verkalkung, Arthrose

Tabelle 9. Ergebnisse nach Operation (n = 18)

	I	II	III
	n	n	n
Subjektive Angaben	12	3	3
Klinischer Befund	11	4	3
Röntgenbefund	8	6	4

Zusammenfassung

Bei der Indikationsstellung zur operativen Versorgung einer „chronischen" AC-Gelenkluxation müssen neben den klinischen und röntgenologischen Befunden Alter, Beruf, Aktivität und v.a. das Beschwerdebild des Patienten berücksichtigt werden.

Im Vordergrund stehen die schmerzbedingte Funktionseinschränkung des Schultergürtels und die Kraftminderung, was ein Großteil der Patienten bei ihren sportlichen Aktivitäten behinderte.

Nach unseren vorliegenden Ergebnissen kann die Bandplastik und Metallfixation als Methode der Wahl bei veralteten AC-Gelenkluxationen empfohlen werden. Die geringe Fallzahl erlaubt jedoch keine Bewertung der verschiedenen Bandplastiken oder des unterschiedlichen Transplantatmaterials. Zur Sicherung der Bandplastik haben sich die Stellschraube zwischen Klavikula und Processus coracoideus und 1 oder 2 transartikuläre Kirschner-Drähte bewährt. Postoperativ erfolgt eine 6wöchige Ruhigstellung im Brust-Arm-Gipsverband. Die Metallimplantate werden 8–12 Wochen nach der Operation entfernt.

Literatur

1. Allmann F (1967) Fractures and ligamentous injuries of the clavicle and its articulation. J Bone Joint Surg (A) 49:774
2. Jäger M, Wirth CJ (1978) Kapsel-Bandläsionen, Biomechanik, Diagnostik und Therapie. Thieme, Stuttgart
3. Müller-Färber J, Katthagen BD (1979) Die Luxation des Acromio- und Sterno-Claviculargelenkes. Unfallheilkunde 82:397
4. Renne J, Bäuerle E (1976) Kritische Überlegungen zur operativen Behandlung von Schultereckgelenkssprengungen. Aktuel Traumatol 6:125
5. Thelen E, Rehn J (1976) Acromio-Clavicularsprengungen – Ergebnisse nach operativer und konservativer Versorgung in 162 Fällen. Unfallheilkunde 79:417
6. Tossy JD, Newton CM, Simond HM (1963) Acromioclavicular separations: usefull and practical classification for treatment. Clin Orthop 28:111
7. Witt AN, Cotta H (1958) Die operative Wiederherstellung der Clavicula und ihrer Gelenke. Chir Praxis 1:69

Chronische Luxationen des Akromioklavikulargelenks –
Technik und Ergebnisse

G. Hierholzer und H.D. Caspers

Einleitung

Die chronische Verrenkung des Schultereckgelenks wird als Verletzungsfolge nicht häufig beobachtet [6–8]. Sie tritt meist nach einer vollständigen Ruptur des akromioklavikularen Kapselbandapparats und des Lig. coracoclaviculare auf [1, 4, 10]. Die Diagnose kann klinisch gestellt werden, es imponiert das Vorspringen des äußeren Schlüsselbeinendes nach oben oder hinten-oben mit dem bekannten „Klaviertastenphämoen". Röntgenologisch ist die Schultereckgelenkverrenkung im a.-p.-Strahlengang unter Belastung mit zurückgenommenen Schulter [4] bei aufrecht sitzenden Patient nachweisbar. Die Indikation zur operativen Behandlung der chronischen Luxation des Schultereckgelenks stellen wir in Abhängigkeit von dem Ausmaß subjektiver Beschwerden. Da postoperativ in diesem Bereich nicht selten verbreiterte Narbenbildungen resultieren, sollte die Indikation für einen wiederherstellenden Eingriff nicht aus kosmetischen Gründen abgeleitet werden. In der Literatur wird zur Behandlung der chronischen Subluxation und Luxation bei bestehender Arthrose auch die Resektion der Gelenkenden empfohlen [4, 11]. Wir stehen dieser Indikation zurückhaltend gegenüber und bevorzugen den Versuch einer operativen Stabilisierung. Da größere Vergleichsstatistiken zu dieser Frage nicht bestehen, sollte die Diskussion um die Behandlungsaussichten der chronischen posttraumatischen Luxation des Schultereckgelenks auf Grund von Nachuntersuchungsergebnissen für die jeweiligen Methoden geführt werden.

Behandlungsmethode und Ergebnisse

Von 1972–1981 haben wir in unserer Klinik 107 Patienten mit frischen Luxationen, Schweregrad III nach Tossy [10], und 31 Patienten mit chronischer Luxation des Schultereckgelenks, Schweregrad III nach Tossy operativ behandelt. Als chronisch bezeichneten wir die Luxation, sofern die Verletzung 6 Wochen oder länger zurücklag. Bei unseren Patienten mit chronischer Luxation lag der Zeitbereich zwischen Unfall und wiederherstellender Operation zwischen 1,5 und 23,0 Monaten, der Durchschnittswert betrug 9,0 Monate. Die Analysen der Unfallart und der Vorbehandlung geben die Tabellen 1 und 2 wieder. Dabei

Tabelle 1. Entstehung chronischer Luxationen am Akromioklavikulargelenk (n = 31)

Unfallart	n
Arbeit	15
Private Tätigkeit	11
Verkehr	3
Sport	2

Tabelle 2. Vorbehandlung chronischer Luxationen
am Akromioklavikulargelenk (n = 31)

Vorbehandlung	n
Operativ	2
Konservativ	27
Keine	2

Tabelle 3. Ergänzende Operationstechnik an Weichteilen bei
chronischer Luxation des Akromioklavikulargelenks (n = 31)

Operationstechnik	n
Bandplastik	
— Lig. coracoacromiale	11
— Mm. coracoveachialis und biceps	4
— Fascia lata	3
— Lyophilisierte Dura	2
Direktnaht von Narbengewebe	11

Tabelle 3a. Akromioklavikulargelenk, chronische Luxation

Operative Fixationstechnik mit Metall

— Transartikulärer Bohrdraht mit akromioklavikulärer
  Sicherungscerclage in 8er-Form
— Zusätzliche korakoklavikuläre Cerclage

fällt auf, daß die Gruppe der konservativ vorbehandelten Patienten zahlenmäßig ganz im Vordergrund steht.

Die Operationstechnik zur Beseitigung der chronischen Luxation ist in den Tabellen 3 und 3a beschrieben.

Die operative Fixationstechnik unter Verwendung von Metall entspricht unserem Vorgehen bei der Behandlung frischer Luxationen [5] des Schultereckgelenks (Abb. 1). Die Verwendung eines transartikulären Bohrdrahts erlaubt eine gewisse Rotation im Schultereckgelenk. Die akromioklavikuläre Cerclage in „8"-Form und die zusätzliche korakoklavikuläre Cerclage sichern die Repositionsstellung. Es erscheint uns wichtig, darauf hinzuweisen, daß die akromioklavikuläre Cerclage nicht unter der Vorstellung einer Zuggurtung angebracht werden darf und das Schultereckgelenk somit nicht unter eine wesentliche Kompression zu setzen ist. Die ergänzenden weichteilplastischen Maßnahmen sind in Tabelle 3 aufgelistet. In etwa der Hälfte der Fälle wurde unter Berücksichtigung der lokalen Verhältnisse für den plastischen Ersatz ortsständiges Gewebe verwendet. Auffallend groß ist die Gruppe der Patienten, bei denen wir mit Narbengewebe aus der Umgebung des Schultereckgelenks eine Direktnaht vornehmen konnten. Sie erfolgte unter der Doppelungstechnik. Mit fortschreitender Wundheilung werden vorsichtige aktive Bewegungsübungen durchgeführt, wobei die

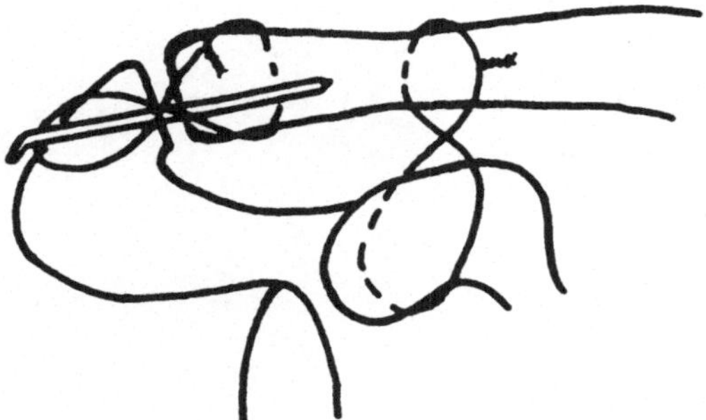

Abb. 1. Schematische Darstellung der Operationstechnik bei der Luxation des Akromioklavikulargelenks (s. auch Übersicht S. 67)

Ausschläge in den ersten postoperativen Wochen 90° nicht überschreiten sollten. Eine zusätzliche Ruhigstellung im Brust-Arm-Gipsverband führen wir nicht mehr durch.

Von den Patienten, die nach diesen Angaben wegen einer chronischen Luxation des Schultereckgelenks operativ behandelt wurden, konnten bis jetzt 26 nachuntersucht werden. Der Nachuntersuchungsbereich lag zwischen 12 und 108 Monaten, der Durchschnittswert betrug 40 Monate. Tabelle 4 zeigt, daß die chronische Luxation mit der oben beschriebenen Methode in den meisten Fällen beseitigt werden konnte. Nur bei 2 Patienten bestand noch eine deutliche Instabilität. Hinsichtlich der weichteilplastischen Maßnahmen haben wir keine Untergruppierungen vorgenommen, da die Fallzahl nur eine beschränkte zusätzliche Aussage erlaubt hätte. Das bei der Nachuntersuchung ermittelte funktionelle Ergebnis im angrenzenden Schultergelenk ist in Tabelle 5 aufgeführt. Eine erhebliche Bewegungseinschränkung in einer oder in mehreren Ebenen ist demzufolge in etwa 15% der Fälle zu erwarten. Die subjektive Beurteilung des Behandlungsergebnisses geht aus Tabelle 6 hervor. Die Analyse des Ergebnisses hinsichtlich einer Änderung der beruflichen Tätigkeit ist in Tabelle 7 wiedergegeben. An Komplikationen ist außer der in Tabelle 7 beschriebenen Häufigkeit an verbliebener Instabilität auf 3 Metallbrüche hinzuweisen, die die korakoklavikuläre Cerclage betrafen. Auffallenderweise handelte es sich hierbei nur um in „8"-Form angelegte Cerclagen. Es kann daraus der Schluß gezogen werden, daß die einfache korakoklavikuläre Cerclage mehr Bewegungsfreiheit läßt und deshalb weniger zur Ruptur neigt. Nachteile durch den Bruch der Cerclage sind nicht beobachtet worden. Röntgenologisch werden nach Luxationen des Akromioklavikulargelenks häufig Verkalkungen im Bereich des Lig. coracoclaviculare beobachtet. Eine Korrelation zu subjektiven Beschwerden und zu einer funktionellen Behinderung ergibt sich nicht. Auch das Auftreten einer Arthrose im Schultereckgelenk ist nicht zwangsläufig mit erheblichen subjektiven Beschwerden verbunden. Zumindest haben wir keine deutliche Zuordnung des Ausmaßes der subjektiven Beschwerden zu dem Ausmaß der arthrotischen Veränderungen feststellen können.

Diskussion

Die vollständige Sprengung des Schultereckgelenks ist keine häufige Verletzung, die verbleibende chronische Luxation wird selten beobachtet. Geht aber die chronische posttraumatische Luxation des Akromioklavikulargelenks mit deutlichen subjektiven Beschwerden einher, so ist aus unserer Sicht und in Übereinstimmung mit anderen Autoren die operative

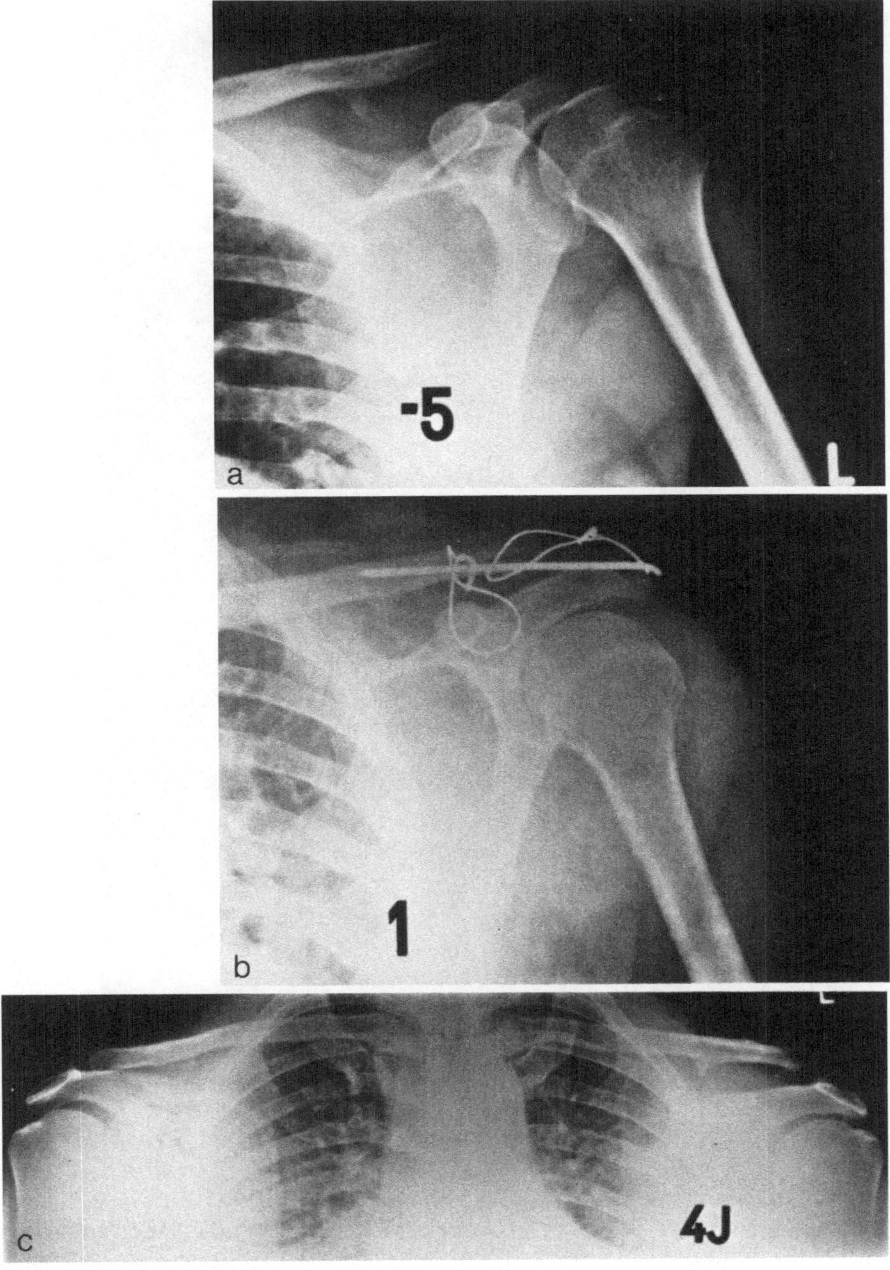

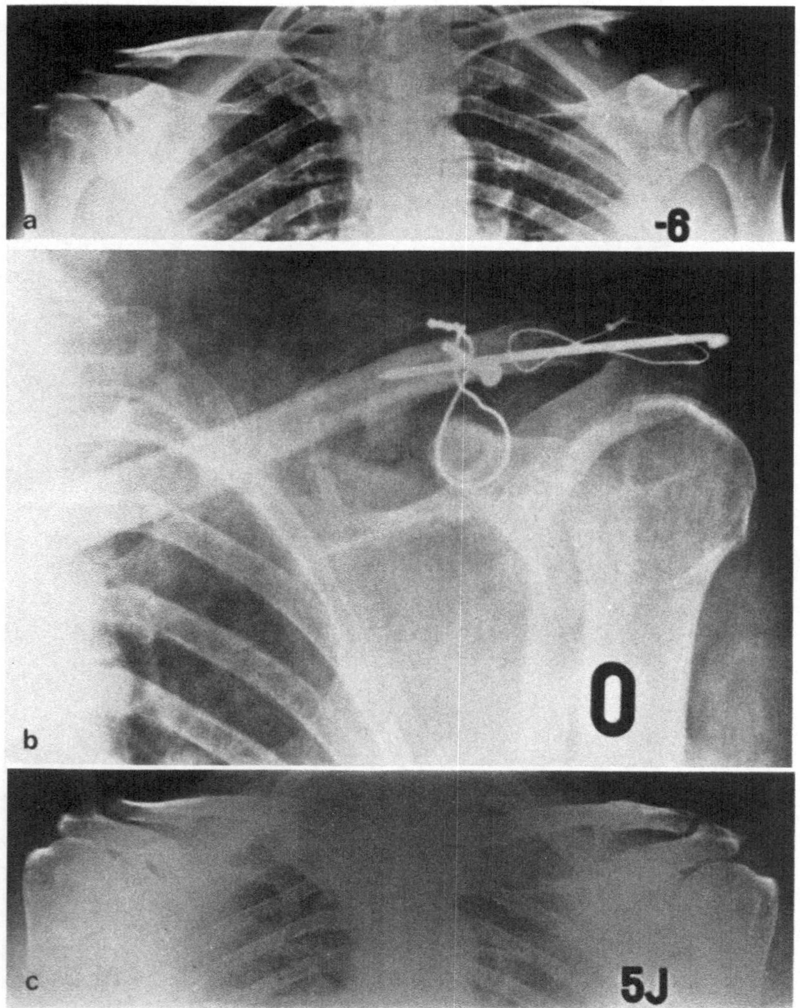

Abb. 3a–c. Röntgenologisches Beispiel einer 6 Monate alten chronischen Luxation des Akromioklavikulargelenks (**a**). Zustand nach der Operation (**b**) und Kontrolle nach 5 Jahren (**c**)

Behandlung angezeigt [3, 4, 6–9]. Die operative Reposition und Fixation unter Verwendung von einem Bohrdraht und 2 Cerclagen in der oben beschriebenen Form schützt die ergänzende Weichteiltechnik, die wir in Form einer Plastik unter Verwendung von ortsständigem Sehnenmaterial oder in Form einer Doppelungsnaht von Narbengewebe durchführen. In der Literatur sind diesbezüglich zahlreiche Techniken beschrieben worden. Eine Zusammenstellung der verschiedenen Vorschläge haben Jäger u. Wirth [4] gegeben. Wir sehen in unserem Vorschlag den Vorteil, daß einerseits die gewünschte Stabilität gewährleistet, andererseits die physiologische Rotation der Klavikula nicht ganz ausgeschaltet ist. Werden

Tabelle 4. Ergebnisse nach operativer Therapie (n = 26).
Gelenkstabilität

	n
Stabil	19
Leichte Instabilität ($<$ 5 mm)	5
Deutliche Instabilität ($>$ 5 mm)	2

Tabelle 5. Ergebnisse nach operativer Therapie, Funktion
Schultergelenk (n = 26)

Bewegungseinschränkung (Eine oder mehrere Ebenen)	n
Keine	11
$<$ 20°	8
20°–40°	3
$>$ 40°	4

Tabelle 6. Ergebnisse nach operativer Therapie (n = 26).
Subjektive Beurteilung des Patienten

	n
Sehr gut	4
Gut	10
Befriedigend	7
Schlecht	5

Tabelle 7. Ergebnisse nach operativer Therapie (n = 26).
Berufliche Tätigkeit

	n
Keine Änderung	12
Wechsel, gleichartige Tätigkeit	4
Leichtere Tätigkeit	7
Arbeitslos	3

2 parallele transartikuläre Bohrdrähte gelegt, so ist die Gefahr der Ermüdungsbruchbildung wesentlich größer [6, 7]. Die Gefahr der Bohrdrahtwanderung kann durch ein entsprechendes Abbiegen am lateralen Ende vermieden werden.

Diskussionswürdig erscheint uns aber auch die ergänzende Weichteiltechnik. Die Entscheidung über das Vorgehen treffen wir intraoperativ. Liegt ausreichendes Narbengewebe vor, so führen wir eine Direktversorgung mit Doppelungsnaht durch. Liegen diese Bedingungen nicht vor, so wird eine plastische Versorgung mit ortsständigem Sehnengewebe entsprechend Tabelle 3 durchgeführt. Aus der niedrigen Zahl an verbleibender deutlicher

Instabilität ist abzuleiten, daß die von uns in rund 1/3 der Fälle durchgeführte Doppelungsnaht ganz offensichtlich Berechtigung hat. Während wir die Metallentfernung nach operativer Therapie frischer Luxationen nach durchschnittlich 6–8 Wochen vornehmen, erscheint es uns sinnvoll, die 8-Wochen-Grenze nach chronischen Luxationen nicht zu unterschreiten.

Die Verkalkungsreaktion im Verlauf der ligamentären Strukturen wird nach konservativer und operativer Therapie der Schultereckgelenksprengung beobachtet [5, 8, 9]. Eine direkte Zuordnung zu dem funktionellen Ergebnis und zu den subjektiven Beschwerden konnten wir ebenso wenig ermitteln, wie eine Korrelation zwischen Ausmaß an Arthrose im Schultereckgelenk und subjektiven Beschwerden. Bestehen aber erhebliche subjektive Beschwerden, so gehen diese regelmäßig mit der Kombination von Instabilität und arthrotischen Veränderungen einher. Andere Autoren berichten über entsprechende Ergebnisse [4, 7–9]. Die Bewertung des funktionellen Ergebnisses der nachuntersuchten Patienten muß den Vorzustand mit teilweise lange bestehendem Beschwerde- und Behinderungsbild berücksichtigen. Die Angaben über eine Änderung der beruflichen Tätigkeit nach Abschluß der Behandlung lassen sich mit den objektiv erhobenen Befunden erklären. Erwartungsgemäß sind die Behandlungsaussichten bei den chronischen Luxationen gegenüber den frischen Verrenkungen des Akromioklavikulargelenks schlechter.

Zusammenfassung

Die chronische Luxation nach Sprengung des Schultereckgelenks stellt eine seltene Verletzungsfolge dar. Sie geht aber meist mit erheblichen subjektiven Beschwerden einher und stellt in dieser Kombination eine Indikation zur operativen Behandlung dar. In diesem Beitrag beschreiben wir eine operative Fixationstechnik, die eine Variation der in der Literatur mitgeteilten Stabilisierungsmethoden darstellt. Die Technik der operativen Stabilisierung unter Verwendung von Metall findet bei uns seit 1972 zur Behandlung der frischen und chronischen Luxationen des Akromioklavikulargelenks Anwendung. Auf die ergänzende Weichteiltechnik in Form einer ortsständigen Plastik oder in Form einer Doppelungsnaht des Narbengewebes wird eingegangen. Von den 31 operativ behandelten Patienten mit chronischen Luxationen konnten bisher 26 nachuntersucht werden. Die Ergebnisse sind tabellarisch aufgelistet und zeigen, daß in den meisten Fällen die chronische Luxation beseitigt werden konnte. Das funktionelle Ergebnis ist befriedigend. Es läßt sich keine Korrelation zwischen Verkalkungsreaktion oder Arthrose und subjektiven Beschwerden, wohl aber zwischen verbleibender Instabilität, Arthrose und Schmerzhaftigkeit feststellen.

Literatur

1. Bosworth BM (1948) Acromioclavicular dislocation. Ann Surg 127:98
2. Heimann D (1973) Die Behandlung der Schultereckgelenkverrenkung durch extraarticuläre Verschraubung nach Bosworth. Monatsschr Unfallheilkd 76:123
3. Homann D, Hamacher P (1965) Zur Behandlung der Verletzungen des Schultereckgelenkes. Arch Orthop Unfallchir 58:152
4. Jäger M, Wirth CJ (1978) Kapselbandläsionen. Biomechanik, Diagnostik und Therapie. Thieme, Stuttgart

5. Kehr H, Hierholzer G (1975) Indikation und operative Technik bei Schultereckgelenk-verletzungen. Schriftenreihe Unfallmed Tagg der Landesverb der gewerbl BG 24
6. Kuner EH, Kleiser E, Lindemaier H (1978) Die acromioclaviculare Luxation. Aktuel Traumatol 8:205
7. Rehn J, Pingel P, Hierholzer G (1970) Zur operativen Behandlung der Verrenkung im Schultereckgelenk. Acta Chir Austriaca 1:30
8. Schmülling F, Wissing H (1980) Die Verletzungen des Akromioklavikulargelenkes. Unfallchirurgie 6:213
9. Thelen E, Rehn J (1976) Acromioclavicularsprengungen – Ergebnisse nach operativer und konservativer Versorgung in 162 Fällen. Unfallheilkunde 79:417
10. Tossy JD, Mead NC, Sigmond HM (1963) Acromioclavicular separations: Useful and practical classification for treatment . Clin Orthop 28:111
11. Witt AN, Cotta H (1958) Die operative Wiederherstellung der Clavicula und ihrer Gelenke. Chir Praxis 1:69

Chronische Luxation des Sternoklavikulargelenks – Technik und Ergebnisse

U. Pfister und S. Weller

In der Berufsgenossenschaftlichen Unfallklinik Tübingen wurden von 1980–1982 12 Luxationen des Sternoklavikulargelenks operiert. Damit war das Vorgehen bei diesem Krankheitsbild sehr viel aktiver als in den Jahren zuvor.

Indikation

Die Indikation zur primären Operation ergibt sich dann, wenn bei frischer traumatischer Luxation keine zusätzlichen Allgemeinrisiken bestehen, welche eine Operation nicht geraten sein lassen. Nicht selten ist die Luxation ja bei Polytraumatisierten einer – und nicht der gewichtigste – von mehreren Befunden. Bei älterer Luxation ist die Operationsindikation dann gegeben, wenn die Patienten über chronische Schmerzzustände und eingeschränkte Kraftentfaltung der oberen Extremität klagen, also wohl v.a. bei Handarbeitern und bei Sportlern. Auch die habituelle Luxation sollte operativ behandelt werden, wenn der Patient das ständige Luxieren des Gelenks beim Hochheben des Arms als störend empfindet. Allein die Indikation zur Operation aus rein kosmetischen Gründen scheidet u.E. aus, weil man damit rechnen muß, daß nach einem operativen Eingriff an dieser Stelle eine Verdickung der Gelenkregion und eine besonders bei Jugendlichen immer wieder zu sehende unschöne Narbenbildung zurückbleiben kann.

Operation und Nachbehandlung

Im Gegensatz zur Operation bei frischer Luxation, wo man die zerrissenen Bandstrukturen wieder nähen und unter temporärer Fixierung des Gelenks ausheilen lassen kann, muß bei veralteter Luxation immer ein Bandplastik ausgeführt werden. Da eine primäre Bandnaht bereits ca. 10–14 Tage nach dem Trauma nicht mehr möglich ist, könnte man ab diesem Zeitpunkt die veraltete Luxation definieren. Der Diskus ist bei der veralteten Luxation meist stark zerrissen und narbig verändert. Er muß entfernt werden, da sich sonst meist das mediale Klavikulaende nicht ins Gelenk einstellen läßt. Eventuell kann ein Ersatz des Diskus durch Fascia lata oder Dura durchgeführt werden. Um die Einheilung des Bandersatzes zu gewährleisten, muß das Gelenk temporär ruhiggestellt werden. Wir verwendeten zunächst regelmäßig eine Kombination von Kirschner-Drähten und Drahtcerclage, sind aber in letzter Zeit zur achtertourigen Doppelcerclage mit kräftigem Draht übergegangen, da man trotz aller Kautelen das Zurücklaufen der Drähte nicht immer vermeiden kann. Zum Einbringen der Cerclage werden Bohrlöcher von 4,5 mm Durchmesser 1 1/2 Querfinger parasternal durch die Klavikula und V-förmig durch die Vorderfläche des Sternums gelegt. Die hintere Kortikalis des Sternums darf dabei auf keinen Fall perforiert werden. Drähte und Bandplastik aus Fascia lata werden durch die selben Löcher geführt. Zur Nachbehandlung stellen wir 3 Wochen im Desault-Verband ruhig, dann erlauben wir bis 3 Monate postoperativ das Anheben des Arms bis zur Horizontalen. Die Cerclagen können nach 4–6 Monaten entfernt werden, eine Entfernung zu einem späteren Zeitpunkt ist aber von Vorteil, da dann eine diffuse Verdickung der Gelenkumgebung sich eher wieder zurückgebildet hat.

Ergebnisse

Alle von uns operierten Sternoklavikulargelenke blieben nach der Drahtentfernung stabil. Die Patienten sind meist nicht völlig beschwerdefrei, sondern klagen fast alle über Belastungsbeschwerden, die aber bei den veralteten Luxationen in jedem Fall geringer als vor der Operation sind.

Chronische Schultereckgelenksprengung – Technik und Ergebnisse

U. Pfister und S. Weller

Allgemein wird in der Literatur angegeben, daß eine Operation der veralteten Schultereckgelenksprengung nur nach strenger Auswahl der Patienten durchgeführt werden sollte, da die Ergebnisse nicht so gut wie bei der Versorgung frischer Verletzungen seien.

Wir stellten die Indikation zur Operation deshalb nur bei starker Schmerzhaftigkeit und Instabilität des Gelenks oder bei instabilen Gelenken von Sportlern und Schwerarbeitern. Als Operationsmethoden kommen 2 verschiedene Verfahren zur Anwendung. Wenn sich nach Ausräumung des Narbengewebes im Gelenkbereich die Klavikula relativ leicht und spannungsfrei in die ursprüngliche Position zurückbringen läßt, werden zur temporären Fixierung 2 Kirschner-Drähte und eine achtertourige Cerclage eingebracht. Zum Ersatz des Lig. coracoclaviculare wurden im Lauf der Jahre verschiedene Strukturen verwendet, früher v.a. lyophilisierte Dura und Fascia lata, in den letzten Jahren die Sehne des M. coracobrachialis oder des Lig. coracoacromiale.

Unsere 2. Methode ist ungewöhnlich. Wenn nämlich bei der Reposition der Klavikua ins Gelenk starke Spannung auf das laterale Klavikulaende kommt oder sich die Reposi-

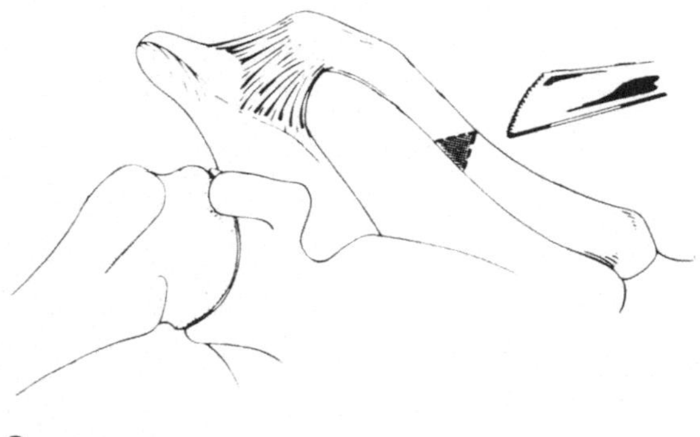

a

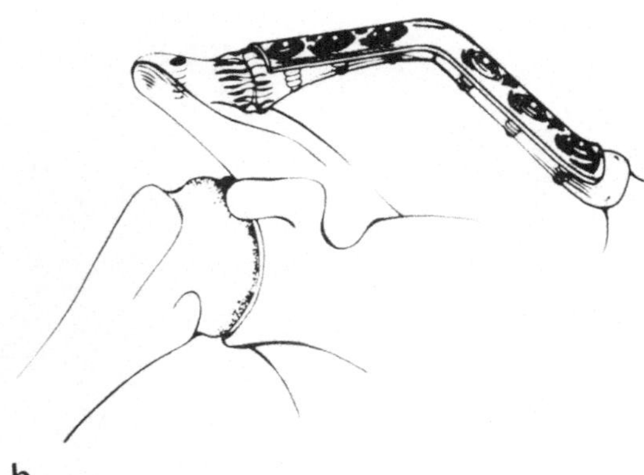

b

Abb. 1a, b. Operation bei veralteter Schultereckgelenksprengung: keilförmige Osteotomie in Klavikuamitte (**a**) und Einstellen des lateralen Klavikulaendes auf das AC-Gelenk (**b**)

tion überhaupt nicht bewerkstelligen läßt, führen wir eine Klavikulaosteotomie zur Einstellung ins Gelenk durch (Abb. 1). Bei dieser Methode wird ein etwa 20–30° umfassender Keil mit kaudaler Basis etwa in der Mitte der Klavikula entnommen und anschließend eine Plattenosteosynthese durchgeführt.

Das laterale Klavikulaende muß nach der Osteotomie spannungsfrei dem akromialen Gelenkanteil gegenüberstehen. Danach wird meist zusätzlich zur temporären Ruhigstellung eine Kirschner-Drahtfixation oder eine kombinierte Zuggurtung mit Kirschner-Drähten und Cerclage durchgeführt. Eine Bandplastik erübrigt sich, da sich so viel Narbengewebe bildet, daß das Gelenk stabil bleibt (Abb. 2).

Die Nachbehandlung besteht, wie bei uns auch nach frischer Versorgung üblich, in 4wöchiger Ruhigstellung im Desault-Verband und anschließender Übungsbehandlung mit Heben des Arms bis zur Horizontale. Kirschner-Drähte und Cerclagen werden in der 10.–12. Woche postoperativ entfernt, danach darf der Patient über die Horizontale heben.

Ergebnisse

An der Berufsgenossenschaftlichen Unfallklinik Tübingen wurden zwischen 1972 und 1982 19 Patienten mit veralteter Luxation des Schultereckgelenks operiert. Deutlich sind 2 Gruppen zu unterscheiden. Sechs Patienten wurden nämlich zwischen 4 und 16 Wochen (im Durchschnitt 9 Wochen) nach dem Trauma, 13 Patienten dagegen zwischen 12 und 84 Monaten (im Durchschnitt 30 Monate) nach dem Trauma operiert (Tabelle 1).

Bei den 6 Patienten, die spätestens 4 Monate nach dem Unfallereignis versorgt wurden, ließ sich in jedem Fall eine Zuggurtung mit Kirschner-Drähten und Cerclagen durchführen. Zusätzlich wurde jedes Mal das Lig. coracoclaviculare plastisch ersetzt und zwar 4mal durch

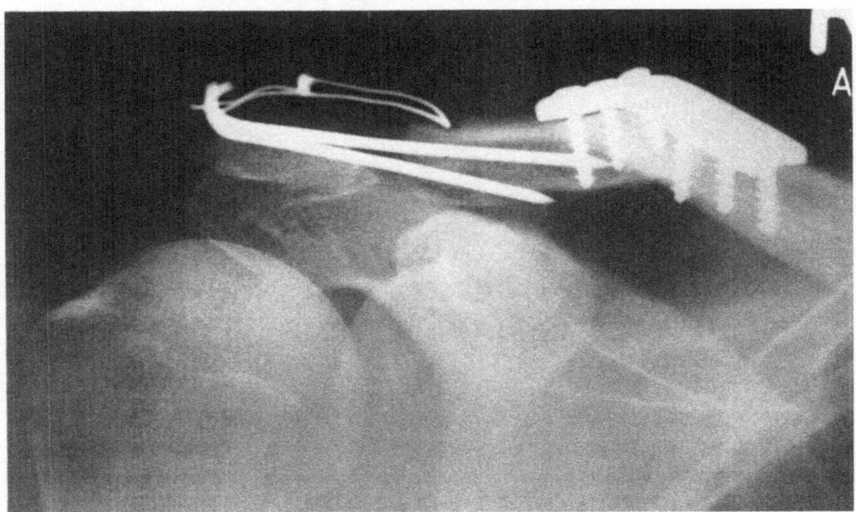

Abb. 2. Röntgenkontrolle nach Angulationsosteotomie der Klavikula und Transfixation des AC-Gelenks

Tabelle 1. Operation bei veralteter Luxation des AC-Gelenks (n = 19)

Abstand Operation–Trauma (Monate)	n
4–16 (ϕ 9 Wochen)	6
12–84 (ϕ 30 Monate)	13

Fascia lata, 1mal durch die Sehne des M. coracobrachialis und 1mal durch das Lig. coracoacromiale (Tabelle 2).

Bei der länger bestehenden AC-Sprengung konnte nur 4mal eine Zuggurtung mit Bandplastik erfolgen, dagegen wurde 8mal eine Angulationsosteotomie der Klavikula mit zusätzlicher Fixierung des AC-Gelenks vorgenommen. Einmal wurde wegen starker arthrotischer Veränderungen eine sparsame Resektion des lateralen Klavikulaendes mit Interpositionsplastik durchgeführt (Tabelle 3).

Bei einer im Mittel ca. 6 Monate nach der Operation erfolgten Nachuntersuchung zeigten alle Patienten, die innerhalb des ersten Jahres nach der Verletzung versorgt worden waren, freie Beweglichkeit des Schultergelenks. Es bestand aber bei 2 Patienten wieder eine Subluxationsneigung im Sinne eines Tossy II mit den entsprechenden Beschwerden (s. folgende Übersicht).

Tabelle 2. Operationsmethoden bei veralteter Luxation 4–16 Wochen nach Trauma (n = 6)

Operationsmethode	n	
Ersatz des Lig. coracoclaviculare durch:		
Zuggurtung + Bandplastik	6	
Fascia lata		4
Korakobrachialissehne		1
Lig. coracoacromiale		1

Tabelle 3. Operationsmethoden bei veralteter Luxation 12–84 Monate nach Trauma (n = 13)

Operationsmethode	n	
Zuggurtung + Bandplastik	4	
Fascia lata		2
Korakobrachialissehne		2
Angulationsosteotomie + 1mal Kirschner-Draht	3	
Angulationsosteotomie + Zuggurtung	5	
Interpositionsplastik	1	

Nachkontrollergebnisse bei 6 Patienten < 1 Jahr nach AC-Sprengung

6 Patienten freie Schultergelenkbeweglichkeit,
davon in 2 Fällen Tossy II

Bei den Patienten, die 1 Jahr und länger nach der AC-Sprengung operiert wurden, bestand bei Nachuntersuchungen zwischen 6 und 132 Monaten postoperativ in 6 Fällen freie Beweglichkeit des Schultergelenks, in 3 Fällen war die Außenrotation des Oberarms gering, bei 2 dieser Patienten auch die Abduktion und Elevation mäßig eingeschränkt. In 4 Fällen konnten die Patienten nicht mehr erreicht werden. Sieben der 9 nachuntersuchten Patienten waren völlig beschwerdefrei, eine Patientin klagte über wetterabhängige Beschwerden, eine Patientin nach Angulationsosteotomie gab ein erneutes Subluxieren des AC-Gelenks an (Tabelle 4).

Zusammenfassend bleibt festzuhalten, daß die verspätete Operation der Schultereckgelenksprengung in der von uns durchgeführten Weise in der Mehrzahl der Fälle eigentlich sehr zufriedenstellende Ergebnisse zeitigte. Diese Feststellung wird ein Überdenken unserer bisherigen Haltung notwendig machen und evtl. eine gewisse Lockerung der bis jetzt sehr streng gehandhabten Indikationsstellung mit sich bringen. Wir raten zur Angulationsosteotomie, wenn das laterale Klavikulaende sich nicht spannungsfrei ins Gelenk einstellen läßt.

Tabelle 4. Nachkontrollergebnisse > 1 Jahr nach AC-Sprengung (n = 13)

Beweglichkeit	n
Freie Beweglichkeit im Schultergelenk	6
Geringe Einschränkung der Außenrotation	3
2 Patienten außerdem mit geringer Einschränkung von Abduktion und Elevation	
Nicht nachuntersucht	4

Reposition und Fixation der akromioklavikulären Luxation mit Hilfe einer Hakenplatte

D. Wolter und Ch. Eggers

Einleitung

Die akromioklavikuläre Luxation mit vollständiger Zerreißung der akromioklavikuären und korakoklavikulären Bandstrukturen stellt heute in der Regel eine Indikation zur operativen Therapie dar. Diese nach der Klassifikation von Tossy [7] als Schweregrad III bezeichnete Verletzung ist klinisch durch ein Höhertreten des distalen Klavikulaendes mit sichtbarer Stufenbildung und durch ein sog. Klaviertastenphänomen charakterisiert. Folgende Faktoren spielen für die Art der Dislokation eine wesentliche Rolle:
1) die *kaudale Verschiebung* des Akromions durch die Schwere des Arms,
2) die *kraniale und dorsale Verschiebung* des distalen Klavikulaendes durch den Zug des M. sternocleidomastoideus (Abb. 1).

Zur operativen Behandlung der vollständigen akromioklavikulären Luxation werden verschiedene Verfahren angegeben. Sie lassen sich in folgende Gruppen unterteilen:
1) Resektionsverfahren bei frischer und veralteter akromioklavikulären Sprengung [3, 9],
2) gelenkferne Fixationsverfahren [2, 4],
3) temporäre Arthrodese des akromioklavikulären Gelenks [5, 6],
4) muskelplastische Verfahren [1. 8].

Das operative Ziel der Rekonstruktion einer kompletten akromioklavikulären Luxation sollte in einem das Gelenk selbst schonenden Verfahren liegen, welches die zur Dislokation führenden Kräfte neutralisiert und eine Rekonstruktion der Strukturen zuläßt. Weiterhin sollte das Verfahren eine eingeschränkte Beweglichkeit im akromioklavikulären Gelenk zulassen (Wolter 1982, persönliche Mitteilung).

Eigene Entwicklung

Um das oben definierte Ziel zu erreichen, haben wir in Anlehnung an die von Balser [4] angegebene Platte ein Implantat entwickelt, welches als Platte der Klavikula anliegt, das Akromion unterfährt und mit einem Haken in einem Knochenloch des Akromions fixiert wird (Fa. Link, Hamburg).

Operative Technik

Der Patient liegt auf dem Rücken, der Oberkörper ist leicht angehoben. Unter der rechten Schulter liegt ein röntgendurchlässiger Keil, der Kopf ist zur Gegenseite abgewinkelt. Der Operateur steht kranial. Nach Darstellung der Luxation und der zerrissenen Strukturen erfolgt die exakte Reposition des Gelenks und das Halten der Reposition mit einer Kleinfragmentzange. Nun wird eine Bohrlehre (Abb. 2) auf das Klavikulaende aufgelegt. Die Bohrlehre kann entsprechend der Neigung des Akromions gebogen werden. Danach erfolgt

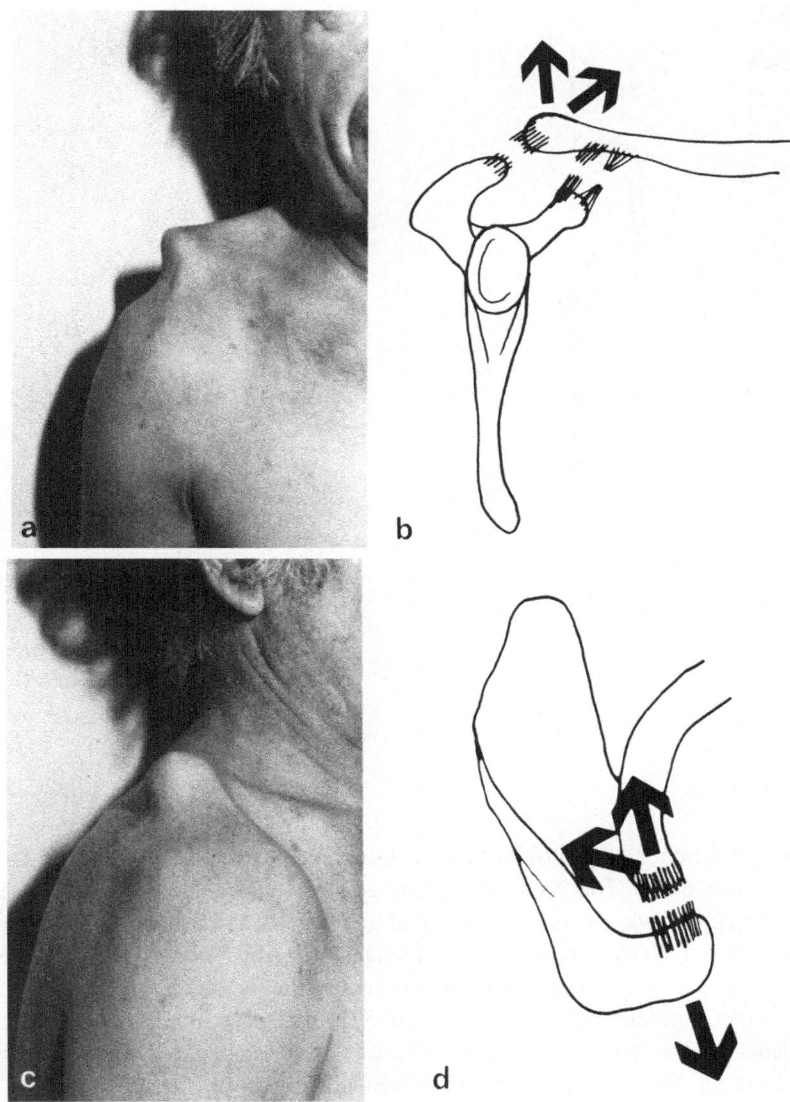

Abb. 1a-d. Verschiebung der Klavikula mit kompletter Ruptur aller Band- und Kapsel-strukturen (Tossy III) nach kranial-dorsal (**a, b**) und des Akromions nach kaudal (**c, d**)

das Aufbohren des Verankerungslochs mit einem 4/5 Bohrer, wobei zu beachten ist, daß das Loch möglichst weit lateral angebracht wird, damit eine gute Knochenbrücke gewähr-leistet ist. Nun wird dorsal vom akromioklavikulären Gelenk das Akromion mit dem Haken des Implantats unterfahren und der Haken in das Loch plaziert. Anlegen der Platte an die Klavikula, evtl. vorheriges Biegen der Platte und Besetzen der Schraubenlöcher mit Klein-fragmentschrauben. Naht der akromioklavikulären und korakoklavikulären Bandstrukturen (Abb. 3).

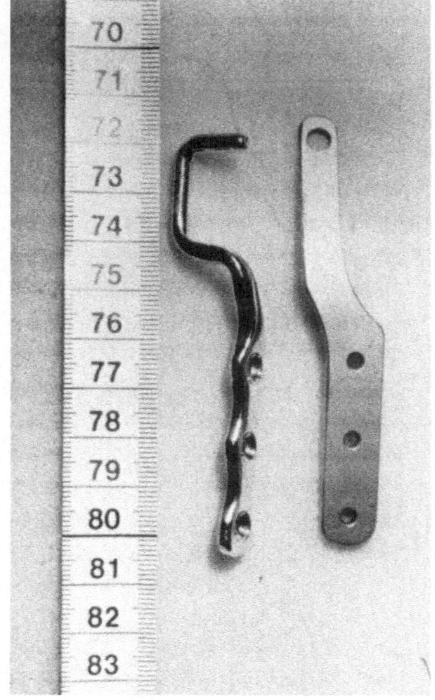

Abb. 2. Hakenplatte mit Bohrlehre für die Rekonstruktion der AC-Luxation

Ergebnisse

Bei 14 frischen akromioklavikulären Luxationen Tossy III führten wir die oben angeführte Methode durch. Die Nachbehandlung erfolgte ohne äußere Fixation. Der Patient wurde lediglich angewiesen, seinen Arm nicht über 90° zu abduzieren. Die Metallentfernung wurde nach 9–12 Wochen postoperativ durchgeführt (Abb. 4). Unter den 14 Versorgungen kam es zu Beginn auf Grund operationstechnischer Fehler zu 2 Komplikationen.

Ein Operateur verwandte statt der 3,5-Kortikalisschraube eine 4,5-Kortikalisschraube. Dabei kam es zu einem Plattenrandbruch durch das letzte Schraubenloch im Bereich der Klavikula. Die Fraktur heilte bei liegendem Implantat komplikationslos aus. Der Patient war nach Metallentfernung bei einer Nachkontrolle 1 Jahr nach der Versorgung beschwerdefrei.

Bei dem 2. Patienten wurde das Verankerungsloch ins Akromion zu weit medial gebohrt, so daß der Haken ausriß. Dies war für uns dann Veranlassung, eine Schablone anzufertigen, um das Bohren des Verankerungslochs im Akromion am richtigen Ort zu gewährleisten. Bei den anderen Patienten war der Heilungsverlauf unkompliziert. Bei der Metallentfernung, die sich rasch und problemlos vornehmen läßt, fanden sich stabile und regelrechte Gelenkverhältnisse. Langzeitergebnisse liegen noch nicht vor.

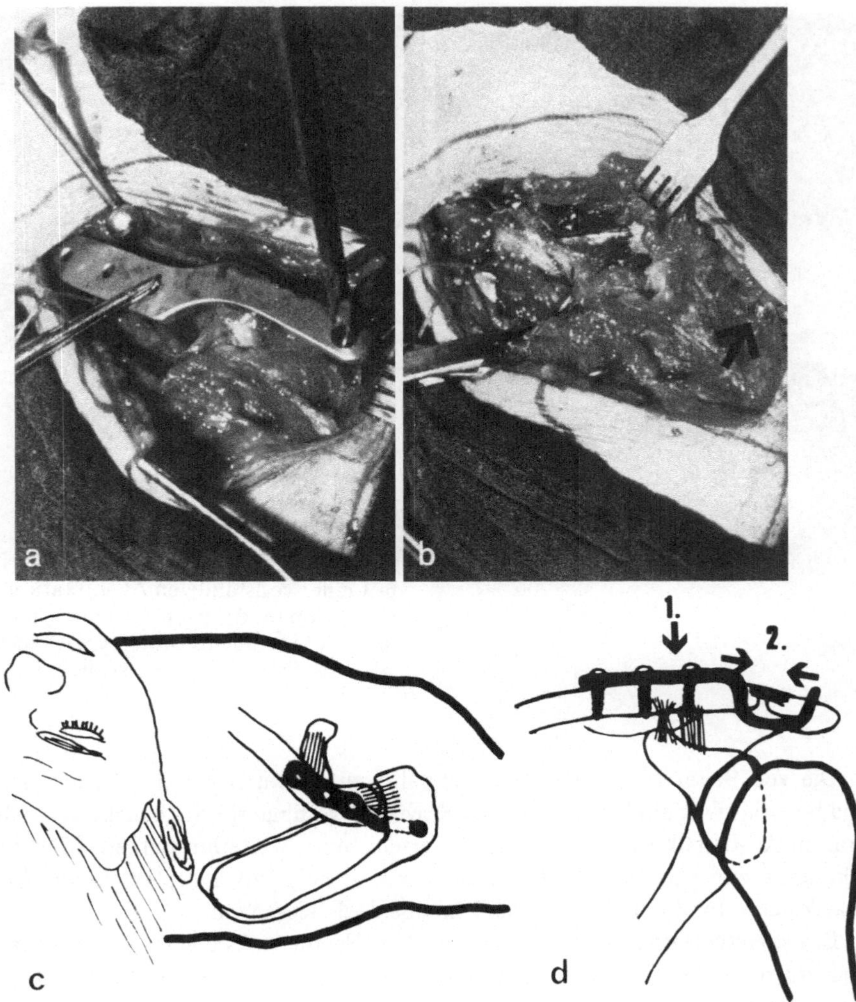

Abb. 3a–d. Intraoperativer Situs. Bohren des Lochs im Akromion mit Hilfe der Bohr-lehre (**a**), Hakenimplantation (**b**). Der *Pfeil* bezeichnet die sichtbare Hakenspitze. Schema-tische Darstellung der Implantatlage bei Blick von oben-links (**c**) und von vorne-rechts (**d**). Die Dislokation nach kranial-dorsal (*1.*) und kaudal (*2.*) ist behoben

Diskussion

Die bisherige operative Versorgung der kompletten akromioklavikulären Luxation erschien uns aus Gründen der operativen Technik, der Pathophysiologie sowie der beobachteten Komplikation nicht befriedigend. Wir haben daher versucht, ein operatives Verfahren zu entwickeln, welches eine sichere Neutralisation der auf das Gelenk einwirkenden Kräfte gewährleistet, um so die rekonstruierten Bandstrukturen sicher heilen zu lassen. Zum anderen sollte eine gewisse Beweglichkeit im Gelenk in engen Grenzen noch möglich sein, um die Nachteile einer Arthrodese zu vermeiden.

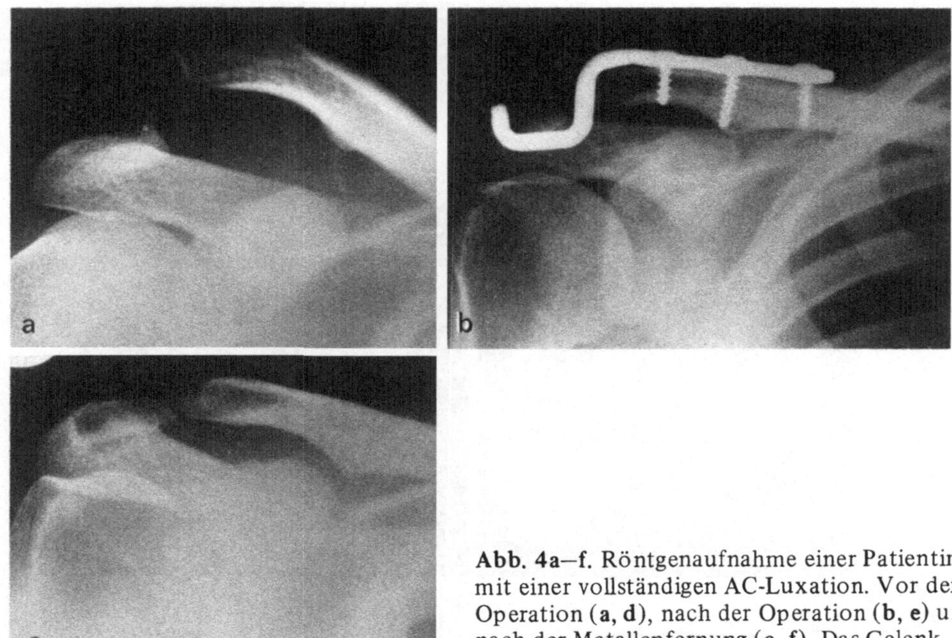

Abb. 4a–f. Röntgenaufnahme einer Patientin mit einer vollständigen AC-Luxation. Vor der Operation (**a, d**), nach der Operation (**b, e**) und nach der Metallenfernung (**c, f**). Das Gelenk steht regelrecht, freie Beweglichkeit

Die von Balser angegebene Platte umfährt mit einem Haken das Akromion vollständig und beseitigt zwar das Hochsteigen der Klavikula, verhindert jedoch nicht sicher die Distraktion im AC-Gelenk sowie eine dorsale Verschiebung. Weiterhin werden 4,5-mm-Kortikalisschrauben zur Fixation der Platte an der Klavikula verwandt, welche die Gefahr einer Klavikulafraktur durch das mediale Schraubenloch beinhalten.

Das vorgeschlagene Verfahren beseitigt diese Nachteile, ist technisch leicht durchzuführen und erlaubt insbesondere die sichere Rekonstruktion der Bandstrukturen nach Einsetzen des Implantats.

Zusammenfassung

Bei 14 Patienten erfolgte die Versorgung der kompletten akromioklavikulären Luxation durch eine Hakenplatte. Die Platte ist dabei an der distalen Klavikula mit drei 3,5-mm-Schrauben fixiert, umfährt das AC-Gelenk dorsal und fixiert das Akromion durch einen durch das Akromion gehenden Haken mit rundem Querschnitt.

Dieses Verfahren führt zu einer sicheren Neutralisation der auf das Gelenk einwirkenden Kräfte nach Reposition und läßt u.E. trotzdem eine eingeschränkte Beweglichkeit zu.

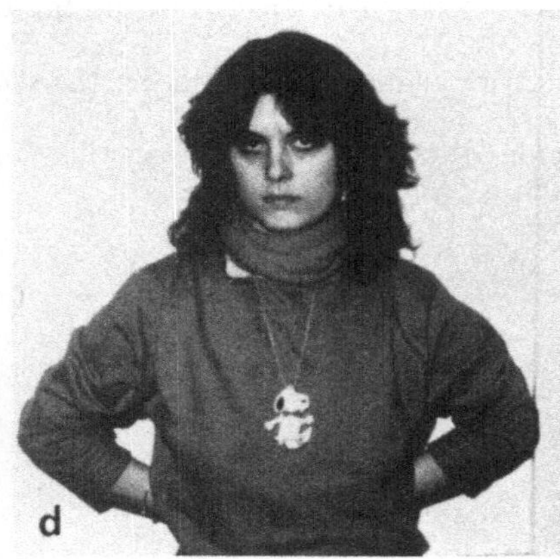
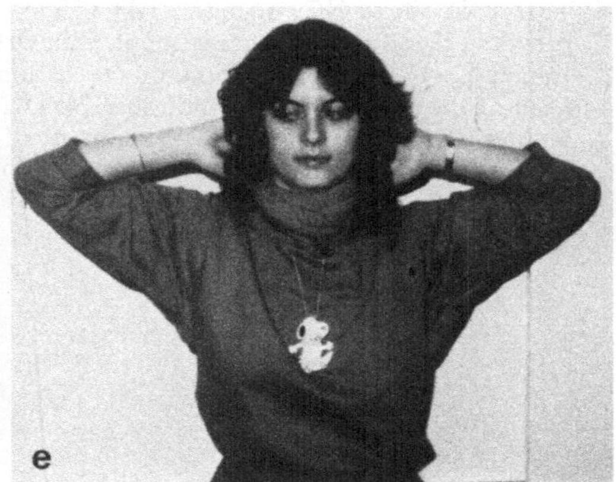
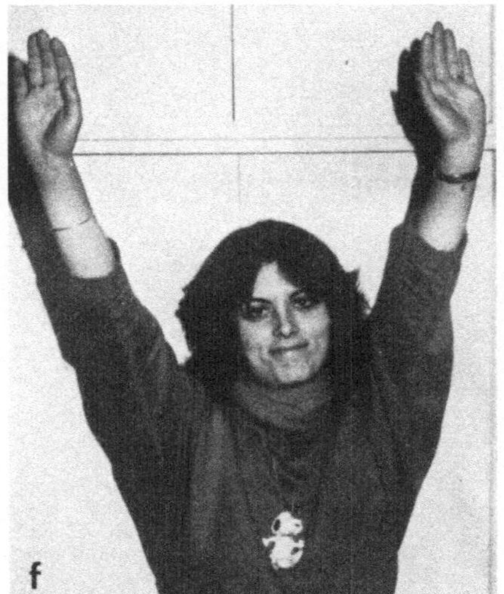

Abb. 4d—f

Literatur

1. Berson BL, Gilbert MS, Green S (1978) Acromioclavicular dislocations: treatment by transfer of the conjoined tendon and distal end of the coracoid process to the clavicle. Clin Orthop 135:157
2. Bosworth BM (1941) Acromioclavicular separation. Surg Gynecol Obstet 73:866
3. Gurd FB (1941) The treatment of complete dislocation of the outer end of the clavicle. Ann Surg 113:1049
4. Helwing E, Otten G (1978) Behandlung der akromioklavikularen Luxation. Chir Praxis 24:275
5. Holz K, Weller S (1932) Luxationen im acromioclavicularen Gelenk. Hefte Unfallheilkd 160:223
6. Meeder PJ, Wentzensen A, Weise K (1980) Die operative Behandlung der frischen acromio-claviculären Luxation (Tossy III) durch Naht der Ligamente und Kirschner-Drahtzuggurtung. Langenbecks Arch Chir 349:590

7. Tossy JD, Mead NC, Sigmond HM (1963) Acromioclavicular separations: useful and practical classification for treatment. Clin Orthop 28:111
8. Vargas L (1942) Repair of complete acromioclavicular dislocation utilizing the short head of the biceps. J Bone Joint Surg (Am) 24:772
9. Weaver JK, Dunn HK (1972) Treatment of acromioclavicular injuries, especially complete acromioclavicular separation. J Bone Joint Surg (Am) 54:1187

Resektion des akromialen Klavikulaendes bei Schultereckgelenkarthrose

C.J. Wirth und K.-D. Buschle

Die Arthrose des Schultereckgelenks tritt in der Regel verletzungsbedingt auf. Vor allem die nicht oder unzureichend behandelte Schultereckgelenksprengung Grad II nach Tossy neigt im Verlauf zu degenerativen Gelenkveränderungen. Der rupturierte Discus interarticularis stellt dabei einen zusätzlichen pathomechanischen Faktor dar. Neben der häufigsten posttraumatischen Genese sind es aber auch einige ander ätiologische Faktoren, die das Schultereckgelenk im Sinne der Arthrose oder Osteolyse verändern. Zu nennen sind hier die rheumatoide Arthritis, Metastasen oder der Hyperparathyreoidismus.

Arthrotische bzw. osteolytische Veränderungen im Schultereckgelenk führen zu nicht unerheblichen Beschwerden. Hauptsächlich sind es der Bewegungsschmerz und die Unfähigkeit, auf der betroffenen Schulter zu liegen, die eine Behandlung erzwingen.

Die konservative medikophysikalische Behandlung mit intraartikulären Injektionen und ruhigstellenden Verbänden ist nicht immer erfolgreich, so daß operative Maßnahmen angezeigt sind.

Gurd [2] und Mumford [3] empfahlen 1941 erstmals die laterale Klavikularesektion zur Therapie der Schultereckgelenkarthrose nach veralteten Schultereckgelenksprengungen. Die Autoren gingen so weit, diese Methode auch bei frischen Sprengungen anzuwenden, um möglicherweise später auftretenden Beschwerden von vornherein vorzubeugen. In der Folgezeit wurde die Resektion des akromialen Klavikulaendes kombiniert mit dem Ersatz der korakoklavikulären Bänder bei der veralteten Schultereckgelenksprengung Grad III nach Tossy [4] und auch bei Osteolysen des lateralen Klavikulaendes durchgeführt.

Indikation

Die Indikation zur Resektion des akromialen Klavikulaendes ist dann gegeben, wenn radiologisch eine deutliche Arthrose des Schultereckgelenks besteht oder eine Osteolyse des akromialen Klavikulaendes vorhanden ist und die klinischen Beschwerden auf konservativem Wege therapieresistent bleiben. Weiterhin besteht eine Indikation bei der veralteten Schultereckgelenksprengung Grad III nach Tossy, wenn die Gelenkflächen bereits Arthrosezeichen zeigen. In diesem Fall ist die Resektion mit bandplastischen Maßnahmen zum Ersatz der korakoklavikulären Bänder zu kombinieren.

Ergebnisse

Aus der Literatur sind über 160 Fälle mit Resektion des akromialen Klavikulaendes bekannt. Eine entsprechende Sammelstatistik mit 100 nachuntersuchten Fällen zeigt ein sehr gutes bis gutes Ergebnis in 81%, ein befriedigendes Ergebnis in 18% und ein schlechtes Ergebnis lediglich in 1% der Fälle (Tabelle 1). Die Indikation zur Resektion des akromialen Klavikulaendes war fast durchwegs die veraltete Schultereckgelenksprengung Grad III nach Tossy.

Tabelle 1. Ergebnisse nach Resektion des akromialen Klavikulaendes (nach Literaturangaben)

Autoren	Jahr	Indikation	Fallzahl	Ergebnis Gut	Befriedigend	Schlecht
Gurd	1941	Tossy III	3	3		
Nigst	1960	Tossy II/III	2	2		
Lazcano	1961	Tossy III	15	14	1	
Hohmann u. Hamacher	1965	Tossy III	1	1		
Jacobs u. Wade	1966	Tossy III	16	7	9	
Allman	1967	Tossy III	6	6		
Weaver u. Dunn	1972	Tossy III	15	11	3	1
Kehr u. Hierholzer	1974	Tossy III	1	1		
Murphy	1975	Osteolyse	5	5		
Levine	1976	Osteolyse	1	1		
Rauschnig	1980	Tossy III	14	14		
Park	1980	Tossy III	56	?	?	?
Cahill	1982	Osteolyse	21	16	5	
Gesamt			100 (+ 56)	81	18	1

Eigenes Krankengut

Im Zeitraum von 1978–1982 wurde an der Orthopädischen Klinik der Universität München bei 13 Patienten eine Resektion des akromialen Klavikulaendes durchgeführt. Die Indikation zur Resektion wurde eng gestellt und betraf bei therapieresistenten Schmerzen im Schultereckgelenk in 5 Fällen Osteolysen des akromialen Klavikulaendes, in 4 Fällen eine veraltete Schultereckgelenksprengung Grad III nach Tossy und in jeweils 2 Fällen Schultereckgelenkarthrosen unbekannter Genese und laterale, in Fehlstellung ausgeheilte Klavikulafrakturen mit Arthrosebildung.

Neben dem klinischen Befund des Gelenkreibens und der Bewegungsschmerzen im Schultereckgelenk und dem durchwegs geklagten Unvermögen, auf der betroffenen Schulter schlafen zu können, waren die radiologischen Veränderungen am betroffenen Schultereckgelenk vordergründig. Während die Röntgenstandardaufnahmen lediglich die Arthrose im Schultereckgelenk einwandfrei zeigen konnten, waren Osteolysen des akromialen Klavikulaendes erst durch stark eingeblendete Aufnahmetechniken und durch Schichtaufnahmen verifizierbar. Die in 4 Fällen durchgeführte Szintigraphie erbrachte immer eine Aktivitätsanreicherung im betroffenen Schultereckgelenk, die durch Quantifizierung jeweils einer Arthrose zuzuordnen war.

Anamnestisch war lediglich in 2/3 der Fälle ein vorausgegangenes Trauma zu erfragen. In den restlichen Fällen mußte die Arthrose im Schultereckgelenk bzw. die Osteolyse des akromialen Klavikulaendes der beruflichen Überkopfarbeit oder sportartspezifisch der wiederholten Mikrotraumatisierung zugeordnet werden.

Operationstechnisch bestanden keine Schwierigkeiten. Nach dem subperiostalen Freilegen des akromialen Klavikulaendes erfolgte die Resektion auf einer Strecke zwischen 10 und 25 mm je nach Ausdehnungsgrad einer radiologisch erkennbaren Osteolyse. Der stets zerstörte Discus interarticularis wurde ebenfalls entfernt. Die Gelenkflächen des akromialen Klavikulaendes und des Akromions zeigten regelmäßig fortgeschrittene degenerative Veränderungen. Meist war das akromiale Klavikulaende wulstig aufgetrieben. Bei intakten korakoklavikulären Bändern kam es nach der Resektion des akromialen Klavikulaendes nie zu einem intraoperativen Höhertreten der Klavikula. Bei den Fällen mit einer veralteten Schultereckgelenksprengung Grad III nach Tossy wurde im Anschluß an die akromiale Klavikularesektion in 3 Fällen eine Bandplastik der korakoklavikulären Bänder durch lyophylisierte Dura durchgeführt, in einem zeitlich am kürzesten zurückliegenden Fall wurde das korakoakromiale Band zur Fesselung der Klavikula in der Methode nach Weaver u. Dunn [4] benützt. Der durch die Resektion entstandene Weichteildefekt wurde in den ersten diesbezüglichen Fällen durch Interposition benachbarter Weichteile gefüllt, später wurde darauf verzichtet. Die Weiterbehandlung bestand in einer Ruhigstellung im Desault-Verband für 4 Tage mit anschließender krankengymanstischer Übungsbehandlung der betroffenen Schulter. Bei zusätzlichen bandplastischen Maßnahmen wurde in 3 Fällen ein Thorax-Arm-Gips für 6 Wochen gegeben mit anschließender Übungsbehandlung, im 4. und letzten Fall (Operation nach Weaver u. Dunn) wurde nach Ruhigstellung im Desault-Verband für 3 Wochen mit der Übungsbehandlung begonnen.

Eigene Ergebnisse

Neun Patienten konnten 6–20 Monate, im Mittel 10 Monate postoperativ nachuntersucht werden. Bei den 4 verbliebenen Patienten ist der postoperative Zeitraum noch zu kurz. Der Altersdurchschnitt der 9 männlichen Patienten betrug 34 Jahre.

Die Indikation zur Resektion des akromialen Klavikulaendes war bei therapieresistenter Schmerzhaftigkeit im betroffenen Schultereckgelenk bei 3 Patienten eine veraltete Schultereckgelenksprengung Grad III, bei 2 Patienten eine solche Grad II, bei weiteren 2 Patienten eine Osteolyse des akromialen Klavikulaendes und bei weiteren 2 Patienten eine Arthrose des Schultereckgelenks unbekannter Genese bzw. nach lateraler Klavikulafraktur.

Subjektiv zeigten sich 6 Patienten völlig zufrieden mit dem Operationsergebnis, während 3 Patienten noch über gelegentliches Stechen im resezierten Schultereckgelenk klagten. Die grobe Kraft der oberen Extremität auf der betroffenen Seite wurde von allen Patienten als ausreichend beschrieben.

Objektiv zeigte sich bei 8 Patienten eine normal geformte Schulterkulisse, lediglich bei einem Patienten war ein Höhertreten der betroffenen resezierten Klavikula feststellbar. Die Schulterbeweglichkeit war bei allen Patienten frei.

Radiologisch hatte sich die zunächst schaftkantige Resektionsfläche im Verlauf jeweils abgerundet. In einigen Fällen war es kranialseitig an der Resektionsstelle zu osteophytären Randzackenbildungen gekommen. Die in 5 Fällen durchgeführten Belastungsaufnahmen beider Schultereckgelenke mit 10 kp zeigten lediglich in einem Fall ein Höhertreten der Klavikula auf der betroffenen Seite um etwa halbe Schaftbreite.

Fünf handwerklich tätige Patienten und 3 Verwaltungsangestellte konnten in ihren alten Beruf wieder zurückkehren. Ein Überkopfarbeiter ließ sich im Zuge der operativen Versorgung umschulen. Ein 22jähriger aktiver Ringer der Deutschen Bundesliga konnte nach der Resektion des akromialen Klavikulaendes wieder aktiv und mit Erfolg am Ringsport teilnehmen.

90

Diskussion

Die Arthrose im Schultereckgelenk jedweder Genese ist eine Domäne der konservativen Therapie. Cahill [1] konnte aber 1982 an einem größeren Patientengut zeigen, daß die konservative Therapie nur dann zu einer Besserung führt, wenn die auslösende Noxe für die Schultereckgelenkarthrose, in der Regel die entsprechende sportliche Betätigung, entfiel. Demgegenüber zeigten alle Patienten nach Resektion des akromialen Klavikulaendes eine Verringerung der Beschwerden auch unter Fortsetzung der sportlichen Betätigung.

Die Resektion des akromialen Klavikulaendes entspricht pathomechanisch gesehen in ihrem Ergebnis einer Schultereckgelenksprengung Grad II nach Tossy. Die korakoklavikulären Bänder bleiben erhalten, so daß ein Höhertreten der Klavikula höchstens bis zur halben Schaftbreite möglich ist. Offensichtlich kann ohne größere funktionelle Einbuße auf die Verbindung des Schultergürtels im Akromioklavikulargelenk verzichtet werden. Unter diesem Aspekt wurde die Resektion des akromialen Klavikulaendes häufig auch zur Behandlung der frischen Schultereckgelenksprengung empfohlen, um einer eventuell auftretenden späteren Arthrose im Schultereckgelenk vorzubeugen.

Wir haben in der Vergangenheit an einer Reihe von Fällen mit veralteter Schultereckgelenksprengung Grad III einen bandplastischen Eingriff durchgeführt. Die Erfolge waren nicht zuletzt durch die mehr oder weniger persistierende Schmerzhaftigkeit im reponierten Schultereckgelenk getrübt. Wir sind deshalb zuletzt dazu übergegangen, diese veralteten Schultereckgelenksprengungen in der Methode nach Weaver u. Dunn [4] durch Resektion des akromialen Klavikulaendes und Fesselung der Klavikula durch das korakoakromiale Band zu behandeln. Aber auch die Arthrose des Schultereckgelenks ohne Gelenkinstabilität scheint durch die einfache Resektion des akromialen Klavikulaendes bezüglich ihrer subjektiven Symptomatik durchaus positiv beeinflußbar zu sein. Unsere diesbezüglichen Fälle zeigen dies fast durchwegs und stehen damit im Einklang mit den Ergebnissen aus der Literatur.

Unter diesem Aspekt kann bei bestehender Schultereckgelenkarthrose mit und ohne Instabilität die Resektion des akromialen Klavikulaendes als eine im Endergebnis positive Behandlungsweise empfohlen werden, wenn die konservative Therapie versagt.

Literatur

1. Cahill BR (1982) Osteolysis of the distal part of the clavicle in man athletes. J Bone Joint Surg (Am) 64:1053
2. Grud FB (1941) The treatment of complete dislocation of the outer end of the clavicle. Ann Surg 113:1094
3. Mumford EB (1941) Acromioclavicular dislocation: a new operative treatment. J Bone Joint Surg 23:799
4. Weaver JK, Dunn HK (1972) Treatment of acromioclavicular injuries, especially complete acromioclavicular separation. J Bone Joint Surg (Am) 54:1187

Spätschäden am Sternoklavikular- und am Akromioklavikulargelenk

Diskussionsbemerkungen und Empfehlungen aller Teilnehmer
(Leitung: L. Schweiberer)

Zusammengefaßt und redigiert von A. Rüter und C. Burri

Sternoklavikulargelenk

Operationsindikationen

Bei den Luxationen nach vorn und kranial ist eine vorwiegend von der Kosmetik bestimmte Indikation sorgfältig gegen die zu erwartende breite Narbenbildung abzuwägen und diese Problematik mit dem Patienten zu besprechen.

Auch nach Wiederherstellung physiologischer Gelenkverhältnisse findet sich häufig neben der Narbenbildung noch eine deutliche Vorwölbung als Ausdruck eines chronischen Reizzustands im Gelenk bzw. in den paraartikulären Weichteilen. Die zur temporären Fixierung verwendeten Implantate bedingen eine weitere Auftreibung. Zwar läßt sich bei der später notwendigen Metallentfernung ein Teil des hypertrophen Narbengewebes noch entfernen und so die Kontur normalisieren. Zunächst ist jedoch mit breiter Narbenbildung und einer im unterschiedlichen Ausmaß weiterbestehenden Vorwölbung über dem SC-Gelenk zu rechnen. Eine entsprechende sorgfältige Unterrichtung des Patienten gehört zur Indikationsstellung.

Eine klare Indikation zur operativen Stabilisierung ist bei den chronischen hinteren SC-Luxationen gegeben. Bei diesen finden sich fast regelmäßig Beschwerden in Abhängigkeit von der Schulterhaltung, die bis zur Einengung der Trachea mit deutlichem Stridor reichen können.

Operationstechnik

Voraussetzung eines befriedigendes Resultats ist die Wiederherstellung sowohl der sternoklavikulären wie der kostoklavikulären Bänder.

Die kleinen kontrollierten Fallzahlen erlauben keine Aussage, ob die Ergebnisse durch die Art des Transplantats (autolog – homolog – alloplastisch) beeinflußt sind.

Nach Ansicht der meisten Diskussionsteilnehmer bedarf das Transplantat zunächst eines mechanischen Schutzes durch ein Implantat, wobei in den meisten Fällen eine zuggurtungsähnliche Montage mit 2 Kirschner-Drähten und „8"-förmig geführter Drahtschlinge zur Anwendung kam.

Das Einbringen dieser Kirschner-Drähte hat auch bei der Behandlung der chronischen Luxation mit äußerster Vorsicht zu erfolgen, da bei auch nur geringen Fehlern in Bohrrichtung und Bohrtiefe schwerste Komplikationen durch Eröffnung großer Gefäße, des Herzbeutels und des Herzens, z.T. mit tödlichem Verlauf, beschrieben sind. Ein Umbiegen der Drahtenden zur Vermeidung ihres Wanderns in die Tiefe ist obligatorisch.

Als weitere Komplikation dieser Technik wird sehr häufig ein Zurückwandern der Drähte mit drohender Hauptperforation beobachtet. Diese Gefahr läßt sich wesentlich verkleinern bzw. ganz ausschalten, wenn die nun zur Verfügung stehenden Kirschner-Drähte mit Gewindespitze verwendet werden. Die Drähte sind so zu plazieren, daß ihre Spitze die Kortikalis gerade perforiert und somit die Gewindegänge im kortikalen Knochen Halt finden. Insgesamt liegt das Problem darin, daß das SC-Gelenk eine sehr mobile Verbindung darstellt, die bis zur Einheilung der Transplantate ruhiggestellt werden muß.

Nachbehandlung

Ruhigstellung der Schulter im Desault-Verband für 3 Wochen. Danach geführte Übungsbehandlung. Entfernung von Cerclage und Kirschner-Drähten nach 6–8 Wochen, da sonst mit einem Bruch der Kirschner-Drähte gerechnet werden muß.

Resektion des Sternoklavikulargelenks

Im Teilnehmerkreis liegen nur wenig eigene Erfahrungen vor. Die Indikation beschränkt sich auf die wenigen Fälle, bei denen erhebliche degenerative Veränderungen des proximalen Klavikulaendes bestehen und eine anatomiegerechte Einstellung der chronischen Luxation nicht gelingt.

In jedem Fall muß auch nach Resektion das kostoklavikuläre Band wieder hergestellt werden, da sonst eine nach ventrokranial gerichtete Fehlstellung der proximalen Klavikula bestehen bleibt.

Akromioklavikulargelenk

Auch bei der Indikationsstellung zur plastischen Versorgung chronischer Luxationen dieses Gelenks muß streng zwischen rein kosmetischem Bedürfnis und tatsächlichen Beschwerden unterschieden werden. Nach Ansicht aller Teilnehmer ist der Eingriff nur bei Beschwerden gerechtfertigt, die die berufliche oder private Lebensführung beeinträchtigen.

Nach ehemaligen Verletzungen vom Schweregrad II nach Tossy, bei denen das AC-Gelenk ja in Subluxation noch Kontakt hat, werden häufig röntgenologisch schwerere degenerative Veränderungen der distalen Gelenkfläche der Klavikula beschrieben, während nach Tossy-III-Verletzungen – also fehlendem Kontakt – solche Veränderungen röntgenologisch kaum in Erscheinung treten.

Bei der Indikationsstellung nach Tossy-II-Verletzungen ist daran zu denken, daß nicht nur das Höhertreten der Klavikula, sondern auch die Instabilität in der Horizontalebene Beschwerden auslösen kann.

Bei Gelenkrekonstruktionen nach kompletter Luxation finden sich auf Verlaufskontrollen nach wenigen Monaten häufig Arthrosen des AC-Gelenks. Diese gehen jedoch nur selten mit entsprechenden klinischen Beschwerden einher.

Dies ist wohl darauf zurückzuführen, daß das Schultereckgelenk kein eigentliches synoviales Gelenk darstellt, sondern einer straffen Verbindung mit zwischengeschaltetem Diskus, ähnlich den Wirbelgelenken, entspricht. Aufgrund dieser Besonderheiten kann man von röntgenologisch sichtbaren Arthrosezeichen nicht auf entsprechende Schmerzauslösung schließen.

Operationstechnik

Die in der Literatur veröffentlichten zahlreichen Operationsmethoden sind weiter vorne ausführlich dargestellt. Im Teilnehmerkreis wird bei Verwendung verschiedenster Transplantate als Bandersatz meist die temporäre Fixierung des Gelenks durch Kirschner-Drähte und Zuggurtung, seltener durch Bothworth-Schraube angewendet.

Inwieweit der theoretische Vorteil, durch Einbringen nur eines Kirschner-Drahtes eine gewisse Rotationsmöglichkeit in diesem Gelenk zu erhalten, tatsächlich von praktischer Bedeutung ist, läßt sich nicht sicher beurteilen. Bei Verwendung dieser Technik sollte jedoch zusätzlich eine korakoklavikuläre Drahtschlinge angelegt werden.

Resektion des Sternoklavikulargelenks

Die Resektion der distalen Gelenkfläche der Klavikula führt zu keiner Gelenkinstabilität, wenn der korakoklavikuläre Bandapparat erhalten ist oder wiederhergestellt wurde. Der Eingriff entspricht zwar nicht einer anatomischen Rekonstruktion. Durch Beseitigung des Gelenkflächenkontakts wird jedoch eine mögliche Beschwerdeursache ausgeschaltet. Dieser Eingriff ist also v.a. bei erheblichen Veränderungen des distalen Klavikulaendes in Erwägung zu ziehen, wobei — wie bereits angeführt — die korakoklavikulären Bänder geprüft und ggf. wiederhergestellt werden müssen.

2) Schultergelenk

Die posttraumatische Arthrose des Schultergelenks

H. Cotta und F.U. Niethard

Etwa 5% aller Frakturen ereignen sich am proximalen Oberarm [28]. Etwa die Häfte aller Luxationen findet im Schultergelenk statt [2]. – Und dennoch ist die posttraumatische Arthrose des Schultergelenks als deformierende Gelenkerkrankung eine Seltenheit. Diese Komplikation von Schultergelenkverletzungen wird in der unfallchirurgischen Literatur kaum erwähnt. Eine Erklärung hierfür mag sein, daß der Altersgipfel der meisten Verletzungen, v.a. der Frakturen, im 7. und 8. Lebensjahrzehnt liegt. Die Mehrzahl der Patienten erlebt daher ihre Arthrose nicht [9]. Aber auch im jugendlichen Alter gibt es eine Vielzahl von Verletzungen am Schultergelenk, die kaum von einer Arthrose gefolgt werden. Vielmehr als der Begriff der posttraumatischen Arthrose ist derjenige der posttraumatischen Schultersteife bekannt. Die „frozen shoulder" ist mittlerweile zu einem Schlagwort für die posttraumatischen Probleme am Weichteilmantel des Schultergelenks geworden. Nach Lundberg [18] werden ca. 30% der Schultersteifen auf Traumen zurückgeführt.

Die besondere Disposition des Schultergelenks für Weichteilprobleme ergibt sich aus der speziellen Anatomie und Biomechanik dieses Gelenks, die es von dem entwicklungsgeschichtlich vergleichbaren Hüftgelenk deutlich unterscheiden. Am Hüftgelenk steht die posttraumatische Koxarthrose als Arthrosis deformans ganz im Vordergrund. Von einer posttraumatischen Periarthrosis coxae ist dagegen kaum die Rede. Umgekehrt am Schultergelenk, wo die posttraumatische Periarthrosis humeroscapularis die posttraumatische Schultergelenksarthrose in ihrer Häufigkeit weit überwiegt oder als Teil des das Gelenk ergreifenden degenerativen Prozesses angesehen werden muß.

Als Erklärung können 3 Ursachen genannt werden:

1) Die *Belastung der Gelenkflächen* des Schultergelenks ist deutlich geringer als im Hüftgelenk. Für das Schultergelenk steht die Mobilität ganz im Vordergrund. Das Gelenk wird überwiegend muskulär, nicht aber knöchern und ligamentär stabilisiert. Der extreme Bewegungsumfang des Schultergelenks bedingt daher Belastungen der Weichteilstrukturen, wie sie am Hüftgelenk nicht bekannt sind. Dabei stellt die Integrität des periartikulären Gleitgewebes einschließlich der Bursen eine Vorbedingung für die komplexe muskuläre Führung des Gelenks dar [5]. Die Schrumpfungstendenz des Kapsel- und periartikulären Gewebes ist nicht nur nach Traumen außergewöhnlich groß. Pathologisch-anatomisch liegt dem eine „retraktive Kapsulitis" [14] zugrunde, wie sie an anderen Gelenken nicht bekannt ist. Am Hüftgelenk ist das periartikuläre Gleitgewebe dagegen eher von einer untergeordneten Bedeutung.

2) Die funktionelle Beanspruchung des Schultergelenks ist insgesamt geringer als diejenige des Hüftgelenks, weil Störungen der Gelenkmechanik in 3 weiteren Gelenken kompensiert werden können. Bewegungseinschränkungen des Schultergelenks oder auch Achsenfehl-

stellungen können also stets in einer ganzen Gelenkkette ausgeglichen werden. Selbst bei extremer Bewegungseinschränkung wird das Gelenk kaum jemals bis zum Anschlag mechanisch beansprucht. Stärkste Funktionsbehinderungen werden im klinischen Alltag nicht einmal als störend empfunden. Schon normalerweise kommt es im Verlauf des Lebens zu einer zunehmenden Einschränkung des Bewegungsumfangs bis zu 50% der Normalbeweglichkeit, die klinisch ohne jede Relevanz bleibt [21] (Abb. 1).

3) *Besondere anatomische Verhältnisse* des Schultergelenks bedingen eine verminderte Widerstandsfähigkeit gegenüber Weichteilveränderungen. Jede posttraumatische Arthrose wird sich am Hüftgelenk überwiegend an dem mechanisch besonders stark belasteten Gelenkareal, dem „Pfannendach" auswirken. Dem entspricht am Schultergelenk der subakromiale Raum. In dieser Region sind nicht nur Bizeps- und Supraspinatussehne als Teil der Rotatorenmanschette, sondern auch die subakromiale Bursa gelegen. Viele Autoren betonen die Ausnahmestellung dieser Bursa im Zusammenhang mit der Mechanik des Gelenks. Pfuhl (zit. nach 21) hat die Bursa daher als das „subakromiale Nebengelenk" bezeichnet. Bursa und Teile der Rotatorenmanschette werden im subakromialen Raum erheblichen mechanischen Beanspruchungen ausgesetzt. Dies liegt nicht nur an der rechtwinkleigen Zugrichtung der Sehnen, sondern auch an der Enge des subakromialen Raums, der Kompressionssyndrome als Folge von Gelenkläsionen möglich macht [20]. Die der Supraspinatussehne vergleichbare Hüftabspreizmuskulatur und die der Bizepssehne vergleichbare Rektussehne liegen am Hüftgelenk dagegen weit extraartikulär. Kompressionssyndrome sind hier nicht möglich. Diese anatomischen Besonderheiten sind Ursache dafür, daß bereits im 4. und 5. Lebensjahrzehnt ausgedehnte Weichteildegenerationen an diesen Strukturen des Schultergelenks beobachtet werden [6, 21]. Sie stehen fast immer in krassem Gegensatz zu den ausgesprochen guten knorpeligen Verhältnissen der Gelenkflächen [6].

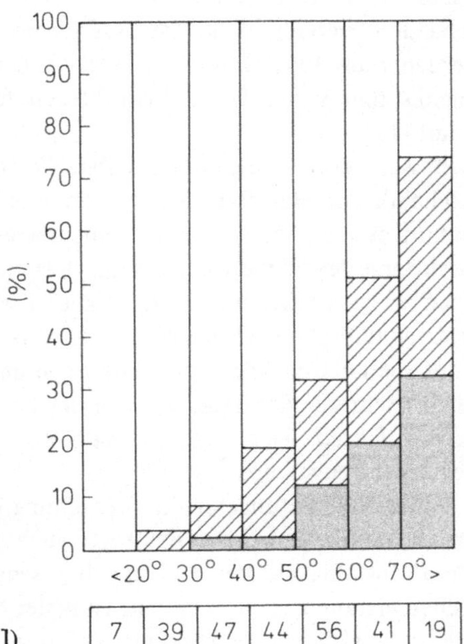

Abb. 1. Einschränkung der Gelenkbeweglichkeit bei schultergelenkgesunden Männern in % des normalen Bewegungsausmaßes (*schwarz:* erheblich verschlechterte Beweglichkeit, *schraffiert:* mäßig verschlechterte Beweglichkeit). (Nach [21])

Auch Besonderheiten der Gefäßanatomie können die unterschiedliche Disposition des Schultergelenks für Arthrose bzw. Periarthrose erklären. Die Durchblutung der Rotatorenmanschette ist primär kritisch. Rothman u. Parke [23] haben festgestellt, daß diese Minderdurchblutung der Rotatorenmanschette eine Prädisposition für Spontanrupturen darstellt. Die Durchblutung des Humeruskopfs dagegen ist im Vergleich zu derjenigen des Hüftkopfs ausgesprochen gut. Am Oberarmkopf gibt es keinen ausgedehnten transartikulären Gefäßverlauf. Die Frakturen ereignen sich am proximalen Oberarm meist im Collum chirurgicum und beeinträchtigen die Humeruskopfdurchblutung nicht. Für die am koxalen Femurende gefürchtete Femurkopfnekrose gibt es daher am Schultergelenk nur selten ein Äquivalent.

Diese Faktoren zeigen auf, daß sich posttraumatische Veränderungen am Schultergelenk in erster Linie an den Weichteilstrukturen abspielen und die posttraumatische Arthrose eher eine Degeneration des Weichteilmantels, nicht aber der Gelenkflächenstrukturen darstellt. Die Mehrzahl der posttraumatischen Veränderungen an der Weichteilmanschette des Schultergelenks bleibt offenbar ohne klinische Auswirkungen. Bedeutend sind diejenigen Verläufe, die durch Schmerz oder durch Funktionsminderung im Sinne der posttraumatischen Schultersteife kompliziert werden.

Im allgemeinen lassen sich die Mechanismen der Arthroseentstehung stets auf Störungen der Biomechanik zurückführen. Aus den besonderen anatomischen Gegebenheiten des Schultergelenks geht hervor, daß die rein *mechanischen Ursachen der Arthroseentstehung* am Schultergelenk nicht die Rolle spielen, wie sie bei Störungen der Gelenkmechanik an der unteren Extremität zu beobachten ist. *Extraartikuläre* Störungen der Gelenkmechanik sind im Hinblick auf die Arthroseentstehung am Schultergelenk kaum untersucht. Bis heute ist nicht bekannt, welche Bedeutung Achsenfehler nach Frakturen am proximalen Oberarm für die Entstehung posttraumatischer Veränderungen spielen. Bandi [1] gibt an, daß Adduktionsfehler bis 30° tolerabel sind, wobei jedoch in erster Linie auf die Funktionsbehinderung hingewiesen wird. Posttraumatische Arthrosen nach Achsenfehlern sind bisher nicht beschrieben, so daß 90–95% aller proximalen Humerusfrakturen konservativ behandelt werden, ohne daß auf ein exaktes Repositionsergebnis Rücksicht genommen werden muß [24]. Inwieweit Torsionsfehler zu einer Überbeanspruchung des Schultergelenks und seiner Weichteilstrukturen führen können, ist ebenfalls bis heute nicht bekannt [11].

Bessere Vorstellungen liegen über die Bedeutung *intraartikulärer Störungen* der Gelenkmechanik vor. Bei einer Ruptur der Rotatorenmanschette im subakromialen Raum z.B. kommt es nicht nur zu einem entsprechenden Funktionsverlust, sondern auch zu einem Hochstand des Humeruskopfes mangels muskulärer Führung durch die Supraspinatussehne. Auch wenn die Gelenkflächen in allen diesen Fällen kaum Veränderungen im Sinne einer posttraumatischen Arthrose aufweisen, ist die mangelnde muskuläre Führung des Gelenks unter diesen Umständen für eine Enge im subakromialen Raum verantwortlich und kann zur fortschreitenden Degeneration der bereits geschädigten Rotatorenmanschette in dieser Region führen. Derartige Läsionen werden daher zunehmend der primären operativen Versorgung zugeführt.

Größte Bedeutung für die Entstehung posttraumatischer Arthrosen hat die Verletzung der Gelenkfläche selbst. Dies trifft auch für das Schultergelenk zu, wenn auch die Kompensationsfähigkeit des Gelenks bei schwersten Zerstörungen der Gelenkfläche immer wieder erstaunlich ist. Erst mit stärkster Stufenbildung verheilte Schultergelenkspfannenbrüche bewirken offenbar eine Arthrose [27]. Selbst deutliche Stufenbildungen werden vom Gelenk noch gut kompensiert (Abb. 2). Die Bedeutung des Limbusabrisses, der sog. Bankart-Läsion für die Entstehung einer posttraumatischen Arthrose ist bis heute nicht geklärt.

Auch die Zerstörung der Gelenkfläche am Humeruskopf stellt eine schwerwiegende Verletzung dar, die in vielen Fällen zu unbefriedigenden Resultaten am Schultergelenk führt [8]. Allerdings werden selbst bei ausgedehnten Humeruskopfzertrümmerungen befriedigende funktionelle Resultate mit einer entsprechenden Anpassung des Gelenks ohne die deutlichen Zeichen einer Arthrose beobachtet, wie wir sie an entsprechend statisch belasteten Gelenken vorfinden (Abb. 3). Kleine Verletzungen der Humeruskopfgelenkfläche, wie sie z.B. als Hill-Sachs-Läsion bei der Schultergelenksluxation auftreten, bleiben für die Entstehung einer posttraumatischen Arthrose als deformierende Gelenkerkrankung offenbar ohne Bedeutung. Die Auswirkungen dieser bei 80% der Schultergelenksluxationen auftretenden Läsion [30] sind allerdings im Detail nicht untersucht, weil sie sich häufig dem röntgenologischen Nachweis entziehen.

Gerade die im Zusammenhang mit der traumatischen Schultergelenkluxation auftretenden Fragestellungen deuten auf die Eigenständigkeit des Schultergelenks hin. Das Problem der traumatischen Schultergelenkluxation ist das Rezidiv, nicht aber die posttraumatische Arthrose. Es sind höchstens die veralteten Schultergelenkluxationen, die mit schweren Knorpelschäden einhergehen und allgemein eine ungünstige Prognose haben [33].

Den mechanischen Ursachen der Arthroseentstehung stehen am Schultergelenk zahlreiche *biologische Störfaktoren* gegenüber, die die Disposition des Schultergelenks für Weichteilveränderungen kennzeichnen. Ganz im Vordergrund steht die besondere Neigung der Schultergelenkskapsel, auf jede Weichteilirritation mit einer entsprechenden Kapsel-

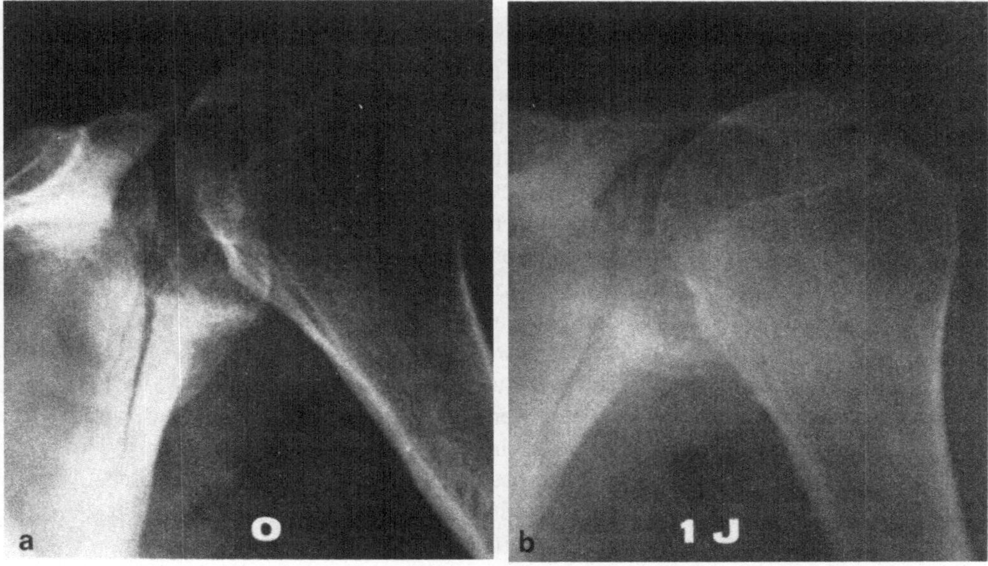

Abb. 2a, b. Schultergelenkpfannenbruch (a) ohne auffallende Veränderungen einer posttraumatischen Arthrose 1 Jahr nach Unfall (b)

98

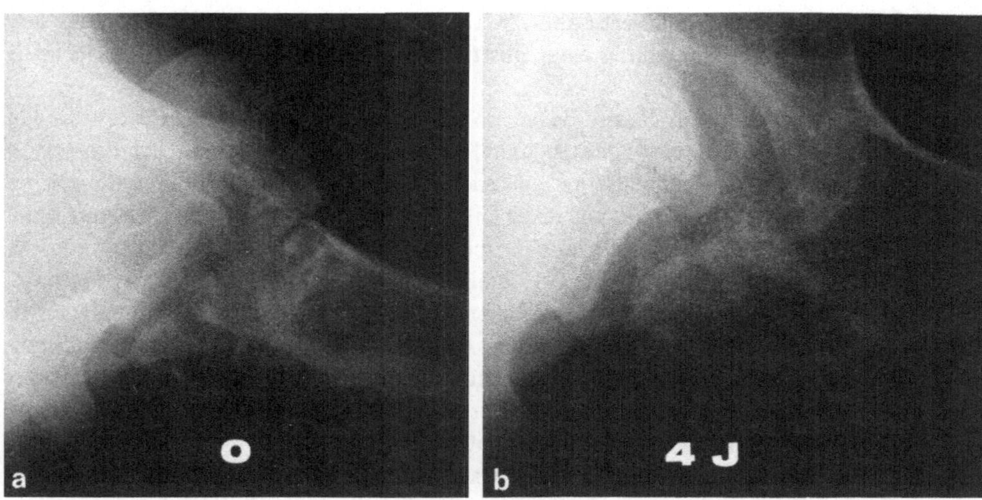

Abb. 3. a Humeruskopftrümmer- und -luxationsfraktur. **b** 4 Jahre nach Unfall ausreichende Schultergelenkfunktion bei unverändert luxiertem Kopfanteil. Keine auffallenden Formveränderungen an der Schultergelenkpfanne

entzündung zu reagieren und sich zu retrahieren. Diese retraktive Kapsulitis [14] kann bereits nach Bagatelltraumen beobachtet werden und macht den großen Komplex der posttraumatischen Schultergelenksteife aus.

Über die retraktive Kapsulitis hinaus spielt jedoch auch die *Durchblutung der Schultergelenkstrukturen* eine wesentliche Rolle für die Entstehung posttraumatischer Veränderungen. Die Durchblutung des Humeruskopfs ist kaum so kritisch wie diejenige des Femurkopfs. Nekrosen am Humeruskopf gehören als posttraumatische Veränderungen daher zu den Seltenheiten [10]. Die Eintrittsstellen für die den Humeruskopf versorgenden Gefäße liegen im Collum anatomicum. Die Gefahr einer Humeruskopfnekrose ist daher nach operativer Versorgung größer als nach konservativer Behandlung der zumeist im chirurgischen Halsgebiet gelegenen Frakturen des proximalen Humerus [12]. Aber selbst eine ausgedehnte Humeruskopfnekrose führt kaum zu entsprechendem Funktionsverlust des gesamten Schultergelenks, wie er am Hüftgelenk vergleichsweise eintritt. Eine Humeruskopfnekrose entwickelt sich in den meisten Fällen langsam und macht im Gegensatz zum Hüftgelenk anpassende Reaktionen der Gelenkpfanne möglich (Abb. 4). Das Schultergelenk bleibt daher lange leistungsfähig und bedarf nur in wenigen Fällen weitergehender Interventionen.

Aus den Untersuchungen von Rothman u. Parke [23] ist bekannt, daß die Weichteilmanschette des Schultergelenks eine besonders spärliche arterielle Versorgung aufweist, die darüber hinaus altersabhängig eine zusätzliche Einschränkung erfährt (Wilson u. Duff zit. nach 21). Es ist vorstellbar, daß Traumen des Schultergelenks die primär kritische Durchblutung der Rotatorenmanschette beeinträchtigen. Inwieweit diese Faktoren für die Entstehung posttraumatisch degenerativer Veränderungen am Weichteilmantel des Schultergelenks verantwortlich gemacht werden können, ist bis heute nicht untersucht.

Als eine wesentliche Ursache von posttraumatischen Schultergelenkveränderungen müssen *begleitende neurologische Läsionen* angesehen werden. Idelberger [15] hat ausge-

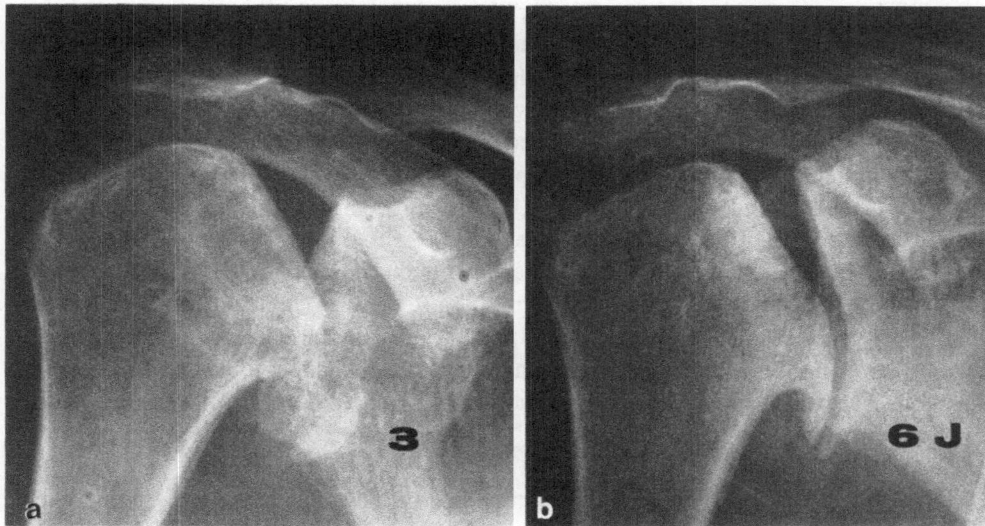

Abb. 4. a Humeruskopfnekrose 3 Jahre nach Humeruskopfimpressionsfraktur. **b** Gute Formanpassung des Gelenks und ausreichende Schultergelenkfunktion 6 Jahre nach Unfall

dehnte atrophische oder hypertrophische Arthropathien des Schultergelenks bei zervikalen Myelopathien beschrieben. Entsprechende Veränderungen sind in diesen Fällen die hochgradige Atrophie des Knochens, der Knorpelschwund und die verhältnismäßig früh ausgeprägte röntgenologisch erkennbare Arthrose, wie sie sonst selbst nach Gelenkflächenzerstörungen kaum zu beoachten ist. Ähnliche Verläufe sind auch nach schwerwiegenden Algodystrophien zu beobachten, die mit einem ausgeprägten entzündlichen Charakter einhergehen. De Sezé et al. [7] haben 1960 auf die prognostisch ungünstigen dystrophischen Verläufe am Schultergelenk hingewiesen, die ein Äquivalent des Sudeck-Syndroms darstellen.

Bei neurologischen Begleitläsionen ist nach allen Schultergelenktraumen auch mit paraartikulären Ossifikationen zu rechnen. Diese Ossifikationstendenz betrifft ebenfalls ausschließlich die Weichteilmanschette des Gelenks, während der Gelenkraum selbst in den allermeisten Fällen kaum degenerative Veränderungen aufweist. Die Funktionen eines derartigen Gelenks sind natürlich erheblich behindert, wenn nicht völlig aufgehoben.

Die posttraumatische Schultergelenkarthrose ist also ein seltenes Ereignis, wenn damit ausschließlich die deformierenden Veränderungen an den Gelenkkörpern gemeint sind. Sie ist ein häufiges Ereignis, wenn darunter sämtliche posttraumatisch ablaufenden Veränderungen der Weichteilstrukturen angesprochen werden. Die Unterscheidung zwischen Arthrose und Periarthrose ist bei der Diagnose und für die sich daraus ergebende Therapie von wesentlicher Bedeutung. Wichtige Informationen können bereits aus der Schmerzanamnese gewonnen werden. Handelt es sich um eine generalisierte Arthrose des Gelenks, so können die Patienten den Schmerz in der Regel nicht lokalisieren. Er wird diffus um das gesamte Schultergelenk herum angegeben (Kapselmuster). Bei degenerativen Veränderungen in der Rotatorenmanschette dagegen wird der Schmerz eher lokal empfunden; die Patienten zeigen mit dem Finger auf die befallenen Strukturen. Bei der Anamneseerhebung ist auf Schmerzausstrahlungen wesentlicher Wert zu legen, da nicht selten das sog. Schultersyndrom von einem begleitenden HWS-Syndrom überdeckt oder akzentuiert wird. Auf die auch statistisch auffälligen Zusammenhänge zwischen Schultersyndrom und Halswirbelsäulenveränderungen ist ganz besonders von Brügger [4] hingewiesen worden. Darüber hinaus ist bei der Anamneseerhebung zu bedenken, daß auch interne Leiden, in erster Linie Herzerkrankungen, für Schulterschmerzen prädisponieren [21].

Die Palpations- und Funktionsprüfung des Schultergelenks soll zur Lokalisation der schmerzhaft irritierten Strukturen beitragen. Die Arthrose des Gelenks kann an der konzentrischen Bewegungseinschränkung und am endgradigen Schmerz bei passiver Bewegung erkannt werden. Für Periarthrosen ist der aktive Bewegungsschmerz typisch, der in Abhängigkeit von der Lokalisation der zugrundeliegenden degenerativen Veränderungen bei verschiedenen funktionellen Beanspruchungen auftreten kann. Entsprechend wurde von Kessel u. Watson [17] das „painful arc syndrome" beschrieben, das degenerative Veränderungen im Bereich des vorderen, hinteren und oberen Rotatorenmanschettengebiets voneinander abgrenzt.

Der *röntgenologische Befund* weist häufig eine auffallende Diskrepanz zur klinischen Problematik auf. Auch hierbei ist zu bedenken, daß sich die degenerativen Veränderungen in erster Linie an den röntgenologisch nicht darstellbaren Weichteilstrukturen abspielen. Zu achten ist daher auf einen Humeruskopfhochstand [31], der auf eine Ruptur im oberen Bereich der Rotatorenmanschette hinweisen kann. Verkalkungen der Rotatorenmanschette sind nicht pathognomisch für posttraumatische Schmerzzustände [25], da sie sich auch spontan wieder zurückbilden können [16]. Bei der Frage nach degenerativen Veränderungen im Bereich von Sehneninsertionen sind Spezialaufnahmen des Humeruskopfs in Innen- und Außenrotation sinnvoll [21]. Von wesentlicher Bedeutung bei der Schultergelenkdiagnostik ist die Arthrographie, die eine Aussage über die Beschaffenheit des Weichteilmantels erlaubt. Kontrastmittelaustritt im subakromialen Raum deutet auf stattgehabte Rotatorenmanschettenrupturen hin. Eine retraktive Kapsulitis ist durch Volumenminderung des Gelenkraums und durch entsprechende Verklebungen, vor allen Dingen im Bereich des unteren Rezessus, gekennzeichnet. Unter der Fragestellung einer beginnenden Humeruskopfnekrose kann die Szintigraphie wichtigen Aufschluß über die Umbauten im Humeruskopf geben.

Von wesentlicher Bedeutung für die Differentialdiagnose ist die Untersuchung einiger Laborparameter, da das Schultergelenk auch im Zusammenhang mit zahlreichen Grunderkrankungen betroffen wird. Zu erwähnen sind die Gicht, die Kalkgicht, die Tuberkulose und die rheumatoide Arthritis, die in der Differentialdiagnose nicht selten Probleme bereiten.

Die *konservative Therapie* der posttraumatischen Schultergelenkarthrose wird wie an anderen Gelenken von der Frage beherrscht, welche Strukturen betroffen und welcher Art die zugrundeliegenden Veränderungen sind. Handelt es sich überwiegend um degenerative Veränderungen des Gelenks ohne auffallend entzündliche Begleitkomponente, so sind Wärmeanwendungen und krankengymnastische Behandlung die Therapie der Wahl. Besteht dagegen ein akuter Krankheitsschub im Sinne einer aktivierten Arthrose, sollte gerade am gut zugänglichen Schultergelenk die Eisbehandlung ganz im Vordergrund stehen. Unter diesen Umständen ist auch eine vorübergehende, allerdings kurzzeitige Ruhigstellung angezeigt.

Bei der Ruhigstellung ist stets darauf zu achten, daß sie in bestmöglicher Funktionsstellung auf entsprechenden Schienen stattzufinden hat, um den Auswirkungen einer retraktiven Kapsulitis vorzubeugen. Hierfür sind spezielle Lagerungsschienen auf dem Markt, die die beschwerliche Versorgung mit einem Thorax-Arm-Abduktionsgips erübrigen. Die Ruhigstellung in einer Mitella, dem „Leichentuch der Schulter" [19] ist obsolet. Ist die aktivierte Arthrose abgeklungen, ist ebenfalls eine krankengymnastische Behandlung sinnvoll, sofern nicht die Gelenkdeformität eine Besserung der Gelenkbeweglichkeit völlig ausschließt. Hierfür bietet sich am Schultergelenk insbesondere die propriozeptive neuro-muskuläre Faszilitation an, die für die Stabilisierung der muskulären Strukturen hervor-ragend geeignet ist.

Für die therapeutischen Ansätze muß darüber hinaus unterschieden werden, ob Sehnen oder Sehneninsertionen bei dem Schmerzgeschehen und den degenerativen Veränderungen eine wesentliche Rolle spielen. Sehnen sind kaum durchblutet. Die von Sehnen ausgehen-den Schmerzzustände sind daher in der Regel auch nicht mit einer systemischen antiphlo-gistischen Behandlung anzugehen, sondern müssen bevorzugt analgetisch behandelt werden. Als physikalische Behandlungsmaßnahme hat sich bei degenerativen Veränderungen der Sehnenstrukturen die Ultraschallanwendung bewährt, die zur einer Auflockerung der ver-quollenen Strukturen beitragen kann. Handelt es sich um ausgedehnte entzündliche Ver-änderungen an der Gelenkkapsel im Sinne einer aktivierten Arthrose oder retraktiven Kapsulitis, so sind antiphlogistische Maßnahmen, u.U. auch intraartikulär, von großem Wert. Allerdings sollte in diesen Fällen Zurückhaltung bei der Anwendung von Kortikoiden geübt werden, da nach wiederholten Injektionen in das Sehnengewebe ausgedehnte Nekrosen beobachtet werden.

Bei einer der Schultergelenkarthrose aufgepropften Schultergelenksteife ist die Mobili-sation in Narkose mit gleichzeitiger intraartikulärer Verabreichung antiphlogistischer Sub-stanzen die Methode der Wahl [26]. Nach Baumgartner u. Wagenhäuser [3] ist bei 57% der Fälle durch eine einmalige Mobilisation mit dieser Technik ein guter Erfolg zu erreichen.

Die Bedeutung der Mobilisation am Schultergelenk weist nachdrücklich darauf hin, daß für das Schultergelenk ausschließlich die Funktion und nicht der röntgenanatomische Befund ausschlaggebend sein kann. De Palma [6] und Wagenhäuser [29] haben in umfassen-den Untersuchungen festgestellt, daß bereits zwischen spontan eintretenden degenerativen Veränderungen am Schultergelenk und den geklagten Beschwerden nur ein geringer Zusam-menhang besteht: Degenerative Veränderungen des Schultergelenks — so schwer sie auch sein mögen — müssen nicht zum Funktionsverlust führen. Die Tatsache, daß die Zusammen-hänge zwischen Trauma und posttraumatischer Arthrose am Schultergelenk noch lange nicht geklärt sind und die Arthrose des Schultergelenks nicht einmal gesetzmäßig zu Schmerzen und Funktionsverlust führt, zeigt eindeutig, daß wir es beim Schultergelenk immer noch mit einem unbekannten Gelenk zu tun haben [13].

Literatur

1. Bandi W (1976) Zur operativen Therapie der Humeruskopf und -halsfrakturen. Hefte Unfallheilkd 126:38
2. Baumgartl F (1976) Schulter und Schultergürtel. In: Baumgartl F, Kremer K, Schreiber HW (Hrsg) Spezielle Chirurgie für die Praxis, Bd III, Teil 1. Thieme, Stuttgart
3. Baumgartner H, Wagenhäuser FJ (1981) Ergebnisse der Mobilisation in Narkose. Orthopäde 10:238

4. Brügger A (1977) Die Erkrankungen des Bewegungsapparates und seines Nervensystems. Fischer, Stuttgart New York
5. Codman EA (1934) The shoulder. Todd, Boston
6. De Palma AF (1973) Surgery of the shoulder. Lippincott, Philadelphia Toronto
7. De Sèze S, Renier JC, Caro H (1960) Les algodystrophics du genou. Rev Rheum Mal Osteoartic 27:9
8. Eberle H, Glinz W (1976) Zur konservativen Behandlung von Humerushals- und -kopffrakturen. Hefte Unfallheilkd 126:26
9. Fink D, Grabherr H, Rettenbacher J (1976) Der subcapitale Oberarmbruch des alten Menschen. Hefte Unfallheilkd 126:29
10. Galle P, Munk P, Passl R, Strickner M, Eschberger J (1976) Zur Gefäßversorgung des Oberarmkopfes. Hefte Unfallheilkd 126:19
11. Giebel H (1981) Diskussionsbemerkung. Ber Unfallmed Tagung 43:116
12. Glinz W (1976) Luxationsfrakturen des Humerus. Hefte Unfallheilkd 126:76
13. Golding FC (1962) The shoulder – the forgotten joint. Br J Radiol 35:149
14. Hubault A (1965) Les retractions capsulaires et leurs expressions cliniques. In: Problemes actuels de rheumatologie. Zollitsfer, St. Gallen
15. Idelberger K (1959) Zur Frage der Osteolyse bei neuropathischen Gelenkerkrankungen. Verh Dtsch Orthop Ges 44:256
16. Kamm P (1967) Beitrag zum Verlauf der Periarthritis humeroscapularis. Dissertation, Universität Zürich
17. Kessel L, Watson M (1977) The painful arc syndrome. J Bone Joint Surg (Br) 59:166
18. Lundberg J (1969) The frozen shoulder. Acta Orthop Scand 119:1
19. Mau M (1951) Zur Pathologie und Klinik der Schulter. Verh Dtsch Orthop Ges 38:59
20. Neer C (1972) Anterior acromioplasty for the chronic impingement syndrome in the shoulder. J Bone Joint Surg (Am) 54:41
21. Olsson O (1953) Degenerative changes of the shoulder joint and their connection with shoulder pain. Acta Chir Scand (Suppl) 181
22. Gestrichen
23. Rothman RH, Parke WW (1965) The vascular anatomy of the rotator cuff. Clin Orthop 41:176
24. Rudolph H, Dölle H (1981) Chancen und Risiken der Behandlung der proximalen Humerusfrakturen. Hefte Unfallheilkd 153:165
25. Rüttimann G (1959) Über die Häufigkeit röntgenologischer Veränderungen bei Patienten mit typischer Periarthritis humeriscapularis und bei Schultergesunden. Dissertation, Universität Zürich
26. Thomas D, Williams RA, Smith DS (1980) The frozen shoulder: a review of manipulative treatment. Rheumatol Rehabil 19:173
27. Tscherne H, Christ M (1976) Konservative und operative Therapie der Schulterblattbrücke. Hefte Unfallheilkd 126:52
28. Tscherne H, Muhr G, Trentz O (1976) Oberarm: In: Baumgartl F, Kremer K, Schreiber HW (Hrsg) Spezielle Chirurgie für die Praxis, Bd III, Teil 1. Thieme, Stuttgart
29. Wagenhäuser FJ (1969) Die Rheumamorbidität. Huber, Bern
30. Weber BG (1976) Indikation, Technik und Ergebnisse verschiedener Operationsverfahren bei habitueller Schultergelenksluxation. Hefte Unfallheilkd 126:104
31. Weiner DS, MacNab J (1970) Superior migration of the humeral head. J Bone Joint Surg (Br) 52:524
32. Gestrichen
33. Witt AN (1976) Therapie der frischen und veralteten Schultergelenksluxationen (einschl. der Luxationsfrakturen). Hefte Unfallheilkd 126:66

Rekonstruktive Maßnahmen bei schweren posttraumatischen Funktionsstörungen am Schultergelenk

M. Jäger, C.J. Wirth und W. Zink

Bei schweren posttraumatischen Funktionsstörungen des Schultergelenks bieten sich verschiedene rekonstruktive Maßnahmen in Abhängigkeit von der Verletzung an. Unter der Vielzahl von operativen Möglichkeiten wird berichtet über:
1) Resektions- bzw. Resektions-Interpositions-Plastik,
2) autologe Kopffragmentplastik und Refixation der Rotatorenmanschette,
3) Schulterarthrodese und Muskeltransposition bei oberer Plexusschädigung.

Von 1966–1982 wurde bei 11 Patienten der Orthopädischen Klinik der Ludwig-Maximilians-Universität München wegen Luxationstrümmerfrakturen und auch wegen Pseudarthrosenentstehung am Humeruskopf die Resektions- bzw. Resektions-Interpositions-Plastik ausgeführt.

Das Durchschnittsalter zum Unfallzeitpunkt lag bei 63 Jahren, der jüngste Patient war 20 Jahre alt, der älteste 86. Die Patienten wurden im Mittel 4 Jahre postoperativ (mindestens 6 Monate, maximal 10 Jahre) nachuntersucht (Tabelle 1). Die subjektive Beurteilung des Behandlungserfolges ergab in 7 Fällen die Bewertung „gut", 3 Patienten bezeichneten das Ergebnis als „befriedigend", und 1 Patientin gab das Urteil „schlecht" ab (Tabelle 2). Sie klagte insbesondere über Narbenschmerz, Ruheschmerz und Bewegungsschmerzen. Weiterhin hatte sie Einschränkungen des Bewegungsumfangs und Schmerzen bei axialer Belastung des Humerus. Bewegungsschmerzen wurden noch von einem weiteren Patienten angegeben (Tabelle 3). Alle Patienten berichteten über Selbständigkeit im Haushalt, Selbständigkeit bei der Körperhygiene. Zumindest das Tragen von leichten Lasten war allen Befragten möglich.

Tabelle 1. Nachuntersuchung von Patienten mit Resektions- bzw. Resektions-Interpositions-Plastik (n = 11)

	mindestens (Jahre)	maximal (Jahre)	Mittelwert (Jahre)
Nachuntersuchungszeitraum	0,5	10	4
Alter der Patienten beim Unfall	20	86	63

Tabelle 2. Subjektive Beurteilung des Behandlungserfolgs (n = 11)

Bewertung	n
Sehr gut	0
Gut	7
Befriedigend	3
Schlecht(er)	1
Sehr schlecht	0

Tabelle 3. Angaben zu Beschwerden (n = 11)

Schmerzart	Ja	Nein
Bewegungsschmerz	2	9
Ruheschmerz	1	10
Narbenschmerz	1	10

Zur objektiven Beurteilung des Behandlungsergebnisses wurden Röntgenaufnahmen angefertigt (Standard, maximale Abduktion) und der Bewegungsumfang im Schultergelenk gemessen. Bei nicht fixiertem Schulterblatt ergaben sich folgende Mittelwerte: Vorheben 70°, Rückführen 20°, Seitheben 60° und Innenrotation 20°. Eine Außenrotation war lediglich in 2 Fällen (maximal 10°) meßbar. Sechs Patienten konnten den Nackengriff ausführen, der Schürzengriff war allen Patienten möglich (Tabelle 4).

Die autologe Kopffragmentplastik und die Refixation der Rotatorenmanschette kam im Zeitraum zwischen 1076 und 1982 in 13 Fällen zur Anwendung. Indikation für letztgenanntes Vorgehen war bei Luxationstrümmerfrakturen mit erhaltenem größeren Kopffragment und bei Humeruspseudarthrose gegeben.

Als Zugang hat sich besonders die von Lexer angegebene Schnittführung bewährt. Hierbei wird der Deltamuskel an seinem klavikulären Ende gelöst und mit seinem Ansatz am Akromion mit einer Knochenscheibe abgetrennt. Anschließend wird gerollte, homologe lyophilisierte Dura durch Bohrkanäle gezogen, die in ähnlicher Weise wie beim Verfahren nach Jones mit den einzelnen Muskeln der Rotatorenmanschette verbunden wird. Die Kopfkalotte wird darauf auf den nach medial abgeschrägten Humerusrest aufgesetzt und stabil fixiert.

Die Patienten waren am Unfalltag 14–71 Jahre alt, das mittlere Alter ließ sich mit etwa 43 Jahren bestimmen. Der Zeitraum zwischen Operation und Nachuntersuchung lag im Durchschnitt bei 2 Jahren (Tabelle 5).

Tabelle 4. Beweglichkeit im Schultergelenk bei nicht fixiertem Schulterblatt (n = 11)

Patienten-nummer	Vor-heben	Rück-führen	Seit-heben	Innen-rotation	Außen-rotation	Nacken-griff	Schürzen-griff
1	80	30	60	20	–	+	+
2	80	20	80	40	10	+	+
3	60	20	40	10	–	–	+
4	60	10	50	10	–	–	+
5	80	30	90	30	–	+	+
6	60	20	40	10	–	–	+
7	70	30	70	10	5	+	+
8	80	25	80	30	–	+	+
9	60	10	50	20	–	–	(+)
10	60	10	40	20	–	–	(+)
11	70	15	80	60	–	+	+
Mittelwerte	70°	20°	60°	20°	–	6	11

In 6 Fällen wurde das Behandlungsergebnis als „gut" bezeichnet, für weitere 6 Patienten war der Operationserfolg „befriedigend" und in 1 Fall wurde ein subjektiv „schlechtes" Ergebnis erreicht (Tabelle 6). Grund für die Beurteilung „schlecht" war die beklagte Einschränkung der Schulterbeweglichkeit, Ruheschmerz und Schmerzen bei Seitenlage. Das Tragen auch leichter Lasten war dem Patienten nicht möglich (Tabelle 7).

Aus diesem Kollektiv gaben 5 weitere Patienten Bewegungsschmerzen an, 3 Patienten wurden wieder sportlich aktiv (ohne ausgesprochene Belastung der operierten Schulter), und 2 Patienten berichteten, daß leichtere und kurz dauernde Überkopfarbeiten ausgeführt werden können (Tabelle 8).

Allen Patienten war der Nackengriff möglich, wogegen der Schürzengriff in einem Fall nicht durchgeführt werden konnte. Die mittleren Bewegungsausmaße betrugen für Vorheben 90°, Rückführen 20°, Seitheben 90°, Innenrotation 30° und Außenrotation 15° (Tabelle 9).

Im Rahmen der postoperativen Röntgenkontrollen war in 12 Fällen zumindest eine partielle Humeruskopfnekrose zu erkennen (Tabelle 10).

Mit *Schulterarthrodese und Muskeltransposition* wurden 5 Motorradfahrer mit oberer Armplexusschädigung versorgt (Tabelle 11).

In typischer Weise liegt eine Schädigung der Wurzeln C_5/C_6 mit Lähmung oder Schwächung der Schulter- und Oberarmmuskulatur und eine Sensibilitätsstörung an der Lateralseite

Tabelle 5. Nachuntersuchung von Patienten nach Behandlung durch autologe Kopffragmentplastik und Refixation der Rotatorenmanschette (n = 13)

	Mindestens (Jahre)	Maximal (Jahre)	Mittelwert (Jahre)
Nachuntersuchungszeitraum	1,0	3,0	2
Alter der Patienten beim Unfall	14	71	42,8

Tabelle 6. Subjektive Beurteilung des Behandlungserfolgs (n = 13)

Bewertung	n
Sehr gut	0
Gut	6
Befriedigend	6
Schlecht(er)	1
Sehr schlecht	0

Tabelle 7. Angaben zu Beschwerden (n = 13)

Schmerzart	Ja	Nein
Bewegungsschmerz	6	7
Ruheschmerz	1	12
Narbenschmerz	1	12

Tabelle 8. Subjektive Daten (n = 13)

	Ja	Nein
Sportliche Betätigung	3	10
Selbständigkeit im Haushalt	13	
Selbständige Körperhygiene	13	
Überkopfarbeiten möglich	2	11
Zumindest Tragen von leichten		
Lasten möglich	12	1

Tabelle 9. Beweglichkeit im Schultergelenk bei nicht fixiertem Schulterblatt (aktiv) (n = 13)

Patienten-nummer	Vor-heben	Rück-führen	Seit-heben	Innen-rotation	Außen-rotation	Nacken-griff	Schürzen-griff
1	100	30	100	40	25	+	+
2	100	30	100	40	20	+	+
3	80	20	90	10	−	+	−
4	80	20	90	20	−	+	+
5	90	30	80	30	20	+	+
6	100	5	70	10	−	+	+
7	90	20	90	20	−	+	+
8	80	10	90	45	45	+	+
9	90	25	90	30	20	+	+
10	80	20	100	40	10	+	+
11	80	10	80	10	10	+	+
12	85	15	90	65	10	+	+
13	90	20	90	30	10	+	+
Mittelwerte	90°	20°	90°	30°	15°	13	12

Tabelle 10. Auftreten von postoperativen Humeruskopfnekrosen (n = 13)

Kopfnekrosen	n
Postoperativ aufgetretene (auch partiell)	12
Ohne Kopfnekrose	1

Tabelle 11. Nachuntersuchung von Patienten nach Schulterarthrodese und Muskeltransposition (n = 5)

	Mindestens (Jahre)	Maximal (Jahre)	Mittelwert (Jahre)
Nachuntersuchungszeitraum	0,6	7,5	2,3
Alter der Patienten beim Unfall	17	26,5	20,1

Tabelle 12. Muskelausfälle bei oberer Plexus-brachialis-Schädigung

Lähmung von	Schwächung von
M. deltoideus (C_5/C_6)	M. serratus anterior ($C_5/C_6/C_7$)
M. supraspinatus (C_5)	M. teres major (C_6/C_7)
M. infraspinatus (C_5/C_6)	M. triceps brachii ($C_6/C_7/C_8$)
M. suprascapularis (C_5/C_6)	M. extensor carpi radialis ($C_6/C_7/C_8$)
M. brachioradialis (C_5/C_6)	M. flexor capi radialis (C_6/C_7)

der oberen Extremität vor (Tabelle 12). Aufgrund der Muskelausfälle ist der Arm für alltägliche Verrichtungen wenn nicht unbrauchbar, so doch hochgradig eingeschränkt. Ziel der operativen Eingriffe war es, durch die Kombination einer versteifenden Operation des Schultergelenks mit Muskeltransposition im Bereich des Ellenbogens eine Verbesserung der Gebrauchsfähigkeit und weitgehende Selbständigkeit bei Alltagsverrichtungen zu erreichen.

Nach fachneurologischer Abklärung und Dokumentation wurde in 4 Fällen eine Schulterarthrodese in Kombination mit einer Versetzung der Unterarmbeuger bzw. -strecker auf den Humerusschaft in 2 Sitzungen vorgenommen. In einem Fall erfolgte die alleinige Schulterarthrodese (s. folgende Übersicht).

Angaben zur Therapieform

Fall 1: Arthrodese + Verlagerung der Unterarmbeuger
Fall 2: Arthrodese
Fall 3: Arthrodese + Verlagerung der Unterarmbeuger
Fall 4: Arthrodese + Verlagerung der Unterarmbeuger
Fall 5: Arthrodese + Verlagerung der Unterarmstrecker

Es wurde die Technik der Kompressionsarthrodese gewählt, wobei eine Abduktion von 80°, gemessen als Winkel zwischen Humerusschaft und lateralem Skapularand sowie eine Außenrotation von 10° bei Vorhalte von 25° einzuhalten war. Bei der Muskeltransposition wurde der Ursprung der Handstrecker bzw. Handbeuger knöchern vom jeweiligen Epikondylus abgetragen, und nach Mobilisierung der Muskelmasse die Knochenspange am ventralen distalen Humerus auf eine durch knöcherne Anfrischung vorbereitete Stelle gesetzt und dort mit einer Kortikalisschraube des Kleinfragmentinstrumantariums fixiert.

Beim nachuntersuchten Patientengut handelte es sich um durchwegs junge Männer mit einem Durchschnittsalter von 20 Jahren am Unfalltag (mindestens 17 Jahre, maximal 26,5 Jahre). Der Nachuntersuchungszeitraum lag zwischen 7 Monaten und 7,5 Jahren. Der errechnete mittlere Nachuntersuchungszeitraum lag bei 2,3 Jahren.

Alle Patienten konnten durch Umschulung wieder in den Arbeitsprozeß integriert werden. Subjektiv wurde der Behandlungserfolg im Vergleich zur vorher bestehenden Situation in 4 Fällen als „gut", in 1 Fall als „befriedigend" bezeichnet (Tabelle 13).

Alle Patienten waren selbständig in der Haushaltsführung und bei der Körperhygiene, und allen Patienten war zumindest das Tragen von leichten Lasten möglich (Tabelle 14).

Tabelle 13. Subjektive Beurteilung des Behandlungserfolgs (n = 5)

Bewertung	n
Sehr gut	0
Gut	4
Befriedigend	1
Schlecht(er)	0
Sehr schlecht	0

Tabelle 14. Subjektive Daten (n = 5)

	Ja	Nein
Sportliche Betätigung	0	5
Selbständigkeit im Haushalt	5	0
Selbständige Körperhygiene	5	0
Überkopfarbeiten möglich	0	5
Zumindest Tragen von leichten Lasten möglich	5	0

Tabelle 15. Angaben zu Beschwerden (n = 5)

Schmerzart	Ja	Nein
Bewegungsschmerz	2	3
Ruheschmerz	–	5
Narbenschmerzen	1	4

Über Ruheschmerzen klagte keiner der Patienten, Bewegungsschmerzen am Ellenbogen gaben 2 Patienten an, und in einem Fall bestanden Narbenschmerzen (Tabelle 15).

Im günstigsten Fall war am Ellenbogen ein aktiv auszuführendes Bewegungsausmaß von 125° zu messen, im ungünstigsten Fall lag das maximale Bewegungsausmaß bei 50° (6 Monate postoperativ). In 2 Fällen war ein Streckdefizit von 10° bzw. 15° meßbar (Tabelle 16). Nacken- und Schürzengriff waren zumindest mit Unterstützung der Gegenseite auszuführen.

Bei freiem Schulterblatt betrug die aktive Beweglichkeit der Schulter im Mittel für Vorheben 65°, Rückführen 0° und Seitheben 65° (Tabelle 17).

Zusammenfassung

Die irreponible Luxationstrümmerfraktur des Humeruskopfs und die Humeruskopfpseudarthrose bereiten therapeutische Probleme. Eine übungsstabile Osteosynthese unter Erhaltung sämtlicher Frakturanteile kann oft nicht erreicht werden. Zudem droht durch das Luxationsereignis selbst die Kopfnekrose. Laut Poigenfürst ist nach eingestauchten Brüchen bei der Hälfte und bei gelösten Brüchen in fast allen Fällen mit einer Kopfnekrose zu rechnen.

Tabelle 16. Beweglichkeit im Ellbogengelenk (n = 5)

Patientennummer	1	2	3	4	5
Streckung/ Beugung ($^{\circ}$)	0–10–110	0–0–90	0–15–140	0–70–120[a]	0–0–130[b]

[a] Kürzester Nachuntersuchungszeitraum
[b] Passiv

Tabelle 17. Beweglichkeit im Schultergelenk bei nicht fixiertem Schulterblatt (aktiv) (n = 5)

Funktion	Patientennummer				
	1	2	3	4	5
Vorheben	60°	80°	90°	40°	60°
Rückführen	0°	0°	0°	0°	0°
Seitheben	70°	70°	90°	40°	65°
Innenrotation	–	–	–	–	–
Außenrotation	–	–	–	–	–
Nackengriff	eben +	eben +	eben +	eben +	eben +
Schürzengriff	eben +	eben +	eben +	eben +	eben +

Als „physiologischste" Maßnahme wird die Teilerhaltung des Humeruskopfs angesehen. Subjektiv führte die Refixation des größten Kopffragments im Vergleich zur Resektions- bzw. Resektions-Interpositions-Plastik zu einer zahlenmäßig vermehrten Schmerzhaftigkeit am Schultergelenk. Lediglich ein Patient mit autologer Kopffragmentplastik berichtete, daß ihm auch das Tragen von leichten Lasten nicht möglich sei. Sämtliche Patienten beider Gruppen waren selbständig in der Haushaltsführung und in der Körperhygiene. Bei Kopffragmentrefixation war in 2 Fällen auch kurzzeitiges Überkopfarbeiten möglich, und 3 Patienten aus der Gruppe der Kopffragmentplastiken übten eine sportliche Betätigung aus, bei der das operierte Schultergelenk allerdings nicht über Gebühr belastet wird. Die Schulterbeweglichkeit nach Refixation des größten Kopffragments und der Rotatorenmanschette war praktisch in allen Ebenen besser als nach Humeruskopfresektion, obwohl mit Ausnahme eines Falls immer eine partielle oder totale Kopffragmentnekrose auftrat. Die Ursache hierfür ist darin zu sehen, daß auch der nekrotische Kopffragmentrest weiterhin mit der Schulterpfanne artikuliert, während der Humerusschaft bei Resektion des Kopfs bei Abduktion höher rückt und sich am Akromion als Hypomochlion einstemmt. Zum anderen schafft die zusätzliche Fixierung der Rotatorenmanschette am Humerusschaft eine gewisse Rotationsmöglichkeit.

Der vermehrte operative Aufwand mit Refixation des größten Kopffragments an den angeschrägten Humerusschaft und Readaptation der Rotatorenmanschette erscheint trotz auftretender Kopfnekrose gerechtfertigt im Vergleich zur üblichen Humeruskopfresektion. Auf die günstigen Ergebnisse bezüglich Schmerzfreiheit bei letztgenanntem Vorgehen wird hingewiesen.

Die bei oberer Plexusschädigung vorliegende Lähmung der Schulter- und Oberarmmuskulatur schränkt die Gebrauchsfähigkeit der betroffenen Extremität weitgehend ein. Eine Verbesserung ist durch die Kombination von Schultergelenkarthrodese und Muskeltransposition am Unterarm zu erzielen. Die Schulter wird in funktionsgünstiger Stellung arthrodesiert und in einer 2. Sitzung die Verlagerung der Unterarmbeuger bzw. -strecker auf den Humerusschaft vorgenommen. Hierdurch gelingt es, den Patienten wieder zu Selbständigkeit bei Alltagsverrichtungen zu verhelfen und sie wieder in das Berufsleben zu integrieren.

Am Ellenbogengelenk wurden Bewegungsumfänge von $50-125°$ erreicht, in 2 Fällen war ein Streckdefizit zu registrieren.

Arthrodese des Schultergelenks

K.P. Schmit-Neuerburg

Die Arthrodese des Schultergelenks ist ein vergleichsweise seltener Eingriff. In früheren Jahren waren Gelenktuberkulose und poliomyelitische Lähmungen der Gelenkmuskeln Hauptindikationen, während die Arthrodese des Schultergelenks heute v.a. für posttraumatische Arthrosen und Verletzungen des Plexus brachialis häufig angezeigt wäre, aber trotz unbestreitbarer Vorteile in der Konkurrenz mit den Teil- und Totalprothesen des Schultergelenks kaum erwogen wird. In der Literatur der letzten 10 Jahre finden sich daher auch nur 12 Publikationen über 252 Schulterarthrodesen, von denen allerdings 226 durchschnittlich 11 Jahre später nachuntersucht wurden:

83% der nachuntersuchten Patienten waren voll zufrieden, subjektiv beschwerdefrei und wurden objektiv als sehr gutes oder gutes Ergebnis beurteilt (Tabelle 1).

Funktionelle Anatomie des Schultergürtels

Diese günstigen Spätergebnisse sind v.a. in der funktionellen Anatomie des Schultergürtels begründet. Der große Bewegungsumfang des Arms im Schultergürtel wird durch 4 gelenkige Verbindungen zwischen Rumpf und Arm gewährleistet [14]:
1) Glenohumerualgelenk,
2) Akromioklavikulargelenk,
3) Sternoklavikulargelenk,
4) Thorakoskapulargelenk, das als Pseudogelenk Bewegungen der Skapula
   gegen den Thorax um 2 Achsen zuläßt.

Die Ausschaltung des Glenohumeralgelenks ist daher im Gegensatz zu anderen Arthrodesen kein totaler Funktionsverlust, sondern vielmehr geeignet, Funktion und Bewegungsumfang des Arms im Schultergürtel zu erhalten oder sogar zu verbessern, indem der Bewegungsumfang der Skapula — 60° Abduktion und 45° Rotation — um eine sagittale und eine senkrechte Achse durch das Glenoid zusammen mit den Bewegungsumfängen der Schlüsselbeingelenke dem Arm als Bewegungsreserven zur Verfügung gestellt werden.

Die wichtigsten Muskeln für die Bewegung der Skapula im Schultergürtel sind die 3 Anteile des M. trapezius und des M. pectoralis major. Synergistisch wirken außerdem M. serratus anterior, M. latissimus dorsi und die Mm. rhomboidei.

Wichtige Voraussetzungen für die Schulterarthrodese [2, 7]

1) *Funktionstüchtige Schultermuskulatur,* v.a. die intakte Funktion des M. trapezius und M. pectoralis major.
2) *Funktionstüchtigkeit oder Gebrauchsfähigkeit der Hand* mit erhaltener Hautsensibilität und aktiver Beugung im Ellenbogengelenk. Es ist daher sinnvoll, Eingriffe zur Wieder-

Tabelle 1. Ergebnisse der Schulterarthrodese (n = 252)

Autoren	Jahr	Fallzahl	Operationstechnik	Nachuntersuchung		Ergebnisse	
				n	Jahre postoperativ	Sehr gut/gut	Befriedigend
Barton	1972	10	Kompressions-				
Becker	1974	47	arthrodese (KA)	47	25	44	3
Beltran	1976	11	KA	11	4	8	3
Brückner	1978	27	KA	27	20	17	10
Dürrigl	1974	25	paraartikulärer autologer Span	25	20	25	–
Engelhardt	1979	8	KA	8	10	6	2
Hepp	1975	6	KA	–	–	–	–
Kalamchi	1978	10	paraartikulärer autologer Span	10	7	10	–
Knöfler	1978	10	KA	9	8–10	9	–
Makin	1977	7 Kinder	Rush-pins		7	4	3
Raunio	1981	50	KA	41	6	37	4
Rybka	1979	41	KA	41	6	28	13
Gesamt		252		226	~11*	188 83%*	38 17%*

* Durchschnitt

herstellung oder Verbesserung der Handfunktion an den Anfang zu stellen und erst dann die Schultergelenkarthrodese vorzunehmen.

3) *Freie Beweglichkeit* der Skapula und der Schlüsselbeingelenke.

Indikationsstellung

Gute Indikationen zur Schulterarthrodese sind Jugendliche und Menschen im erwerbsfähigen Alter zwischen 12 und 50 Jahren, bei denen eine posttraumatische Omarthrose oder eine entzündliche Gelenkzerstörung mit Schmerzen, Funktionsverlust, Gelenksteife oder Instabilität vorliegt und die v.a. ein schmerzfreies, stabiles und belastbares Schultergelenk benötigen. Bei optimaler Armstellung ist die unbehinderte Funktion und Gebrauchsfähigkeit daher auch rausch wiederhergestellt [2, 3, 6, 10].

Die 2. Gruppe bilden Verletzungen des N. axillaris mit Ausfall des M. deltoideus und Lähmungen des Plexus brachialis, meist im Bereich der Wurzeln C_4-C_6, die ebenso wie jede andere Lähmung nur bei erhaltener Hautsensibilität und Reinervation unter regelmäßiger 8wöchentlicher Emg-Kontrolle frühestens 1–2 Jahre nach dem Unfallereignis operiert werden können [2, 13, 18].

Eine 3. Gruppe bilden pcP-Patienten, deren Schultergelenke bis zu 58% betroffen sind und bei rasch fortschreitender Destruktion, Instabilität oder Einsteifung mit Adduktionskontraktur auf einer Seite arthrodesiert werden können, wodurch die Gegenseite entlastet wird [17, 19].

Kontraindikationen

Kontraindiziert ist die Arthrodese bei
– Atrophie der Schultergelenksmuskulatur,
– fehlender Skapulabeweglichkeit oder eingeschränkter Beweglichkeit und
  Arthrose in den Schlüsselbeingelenken,
– schlechten Weichteilverhältnissen, Narbenkontrakturen und floridem Infekt,
– älteren Menschen über 60 Jahren,
– ausgeprägter Osteoporose,
– neurogenen Arthropathien wie Tabes oder Syringomyelie.

Optimale Armstellung (Abb. 1)

Als günstigste Armstellung für die Schulterarthrodese gelten:
– 50° Abduktion,
– 20° Flexion,
– 25–30° Innenrotation.

Obwohl im Einzelfall der individuelle Bewegungsraum der Hilfsgelenke des Schultergürtels berücksichtigt werden kann, ist die Innenrotation von 25–30° wichtiger als die Abduktion, weil die Ausweichmöglichkeiten für die Rotation am geringsten sind [7, 10]. 25° Innenrotation erlaubt dem Patienten, die Rotationsmöglichkeiten der Skapula um

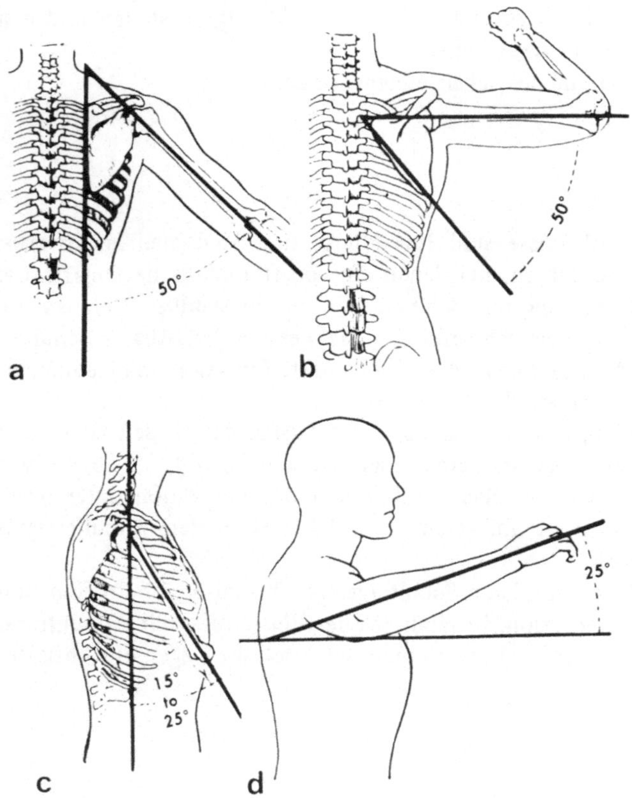

Abb. 1a—d. Optimale Armstellung bei Schulterarthrodese. **a, b** Abduktion, **c** Flexion, **d** Innenrotation

45° voll auszunutzen, so daß Gesicht, Kopf und die Vorderseite der Kleidung zwanglos erreicht werden können. Die Einstellung der Innenrotation erfolgt aus der Neutral-Null-Position, die beim liegenden Patienten durch den rechtwinklig gebeugten, senkrecht stehenden Unterarm bezeichnet wird. 0—10° Außenrotation, wie sie auch von der AO empfohlen wird, ist eine erhebliche Behinderung für den Patienten. Das hat sich auch bei Nachuntersuchungen der Autoren gezeigt, die verschiedene Winkelstellungen verwendeten. Ebenso ergibt eine Abduktion > 50° nach Becker [2] keine bessere Abduktionsmöglichkeit für die versteifte Schulter über die Horizontale hinaus, während das Abstehen des Arms in Neutral-Position außerordentlich stört (Tabelle 2).

Präoperative Lagerung

Die präoperative Winkeleinstellung geling am besten bei der Lagerung in fast sitzender Stellung, die wir für die Operation bevorzugen. Die definitive Armposition in den 3 Ebenen kann dann ausgemessen und durch Fixation des Unterarms erhalten werden. Da die Abduk-

Tabelle 2. Armstellungen der Schulterarthrodese

Autoren	Abduktion (von der Vertikalen)	Flexion (Anteversion)	Rotation
Becker	45°	30°	10° IR
Beltran	50°	20°	25° IR
Brückner	60°	30°	0°
Charnley	45°	45°	45° IR
Engelhardt	50°	25°	25° IR
Knöfler	60°	30°	10° AR
Makin	80°	25°	25° AR
Raunio	55°	25°	20° IR
Rybka	55°	25°	25° IR
Russe/AO	50°	25°	10° AR

IR, Innenrotation; *AR*, Außenrotation

tion zwischen Oberarm und medialem oder lateralem Skapularand gemessen werden muß, die sich im Bildverstärker schlecht darstellen, wird besser die Spina scapulae als Bezugspunkt gewählt, die fast senkrecht auf der medialen Skapulakante steht und dann mit dem Schaft einen Winkel von 140° bildet [7].

Operationsverfahren

Die paraartikuläre Spanarthrose, evtl. mit Cerclagedrähten (Watson-Jones, Putti, Dürrigl) kann heute nur noch historisches Interesse beanspruchen [7, 9].

Wenn Knochenspäne verwendet werden, dann nur als Spongiosaanlagerung oder als muskular gestielter Knochenspan, der aus dem Akromion oder dem Tuberculum majus entnommen wird. Bei großen Knochendefekten muß dagegen die Verriegelung nach Baumgartl erfolgen, mit 2 Fibula- oder Tibiaspänen zur Defektüberbrückung, die sich zwecks besserer Stabilität am Akromion und Korakoid dreieckförmig abstützen [2].

Wir haben bisher nur in einem Fall eine Verriegelungsarthrodese bei großem Knochendefekt durchgeführt, allerdings mit zusätzlicher Plattenosteosynthese, 2facher Spongiosaplastik und 6monatiger Ruhigstellung auf einer Kunststoffschiene.

Die intraartikuläre Arthrodese nach Gill hat weite Verbreitung gefunden. Das Kernproblem der verschiedenen Operationsverfahren ist die geringe Kontaktfläche zwischen Glenoid und Oberarmkopf, so daß Stabilität nur durch Kranial- und Dorsalverschiebung des Kopfs gegen das Akromion erzielt werden kann. Das Verfahren nach Gill verankert das angespitzte Akromion in einer Kerbe des Humeruskopfs, wobei dann zusätzlich noch Zugschrauben verwendet werden können [2, 7].

Die Arthrodese nach Gill kann durch den kleinen Zugang nach Bunnell vorgenommen werden.

Die modifizierte intraartikuläre Arthrodese mit 3–4 Zugschrauben, von denen die erste durch das Akromion eingesetzt wird (Davis-Cotterell) [4, 7], wird jetzt jedoch häufiger angewandt.

Die Zuggurtungsarthrodese nach Blauth-Hepp [5] wird speziell für osteoporotoischen Knochen und zur Arthrodese bei Jugendlichen empfohlen. Auch hier ist, wie bei allen anderen Verfahren, eine zusätzliche Immobilisation im Brust-Arm-Gips für 8–16 Wochen je nach Alter des Patienten erforderlich.

Die Fixateur-externe-Arthrodese des Schultergelenks wurde bisher nur von einem Mitarbeiter von Vidall für das Hoffmann-Instrumentatrium mitgeteilt. Man erreicht mit dem Rohrspanner am Modell ebenfalls eine erstaunliche Stabilität, allerdings nur dann, wenn diese Dreieckskonstruktion mit 2 Schanz-Schrauben im Skapulahals und 3 Schrauben im Humerus verwendet wird. Es ist denkbar, daß sich bei instabilem Gelenk oder Infekt gelegentlich Indikationen für diesen gelenkübergreifenden Fixateur ergeben (Abb. 2).

Die Kompressionsarthrodese nach Müller, Allgöwer u. Willenegger [16] ist jedoch das bei weitem meistverwendete Verfahren, dessen Ablauf hier in seinen Einzelschritten kurz dargestellt werden soll:

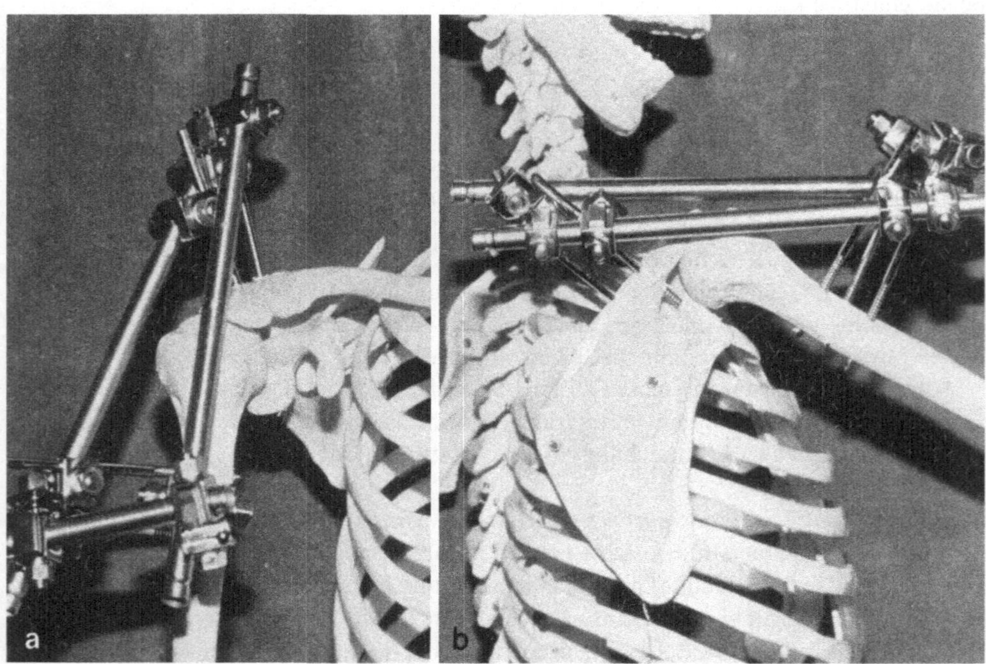

Abb. 2a, b. Arthrodese des Schultergelenks mit dem Fixateur externe. **a** Ventralansicht, **b** Dorsolateralansicht

1) Wir operieren den Patienten in sitzenden Position mit fixiertem Arm und Längsschnitt etwas dorsal von der Schulterhöhe, von der Spina scapulae bis zum Deltoideusansatz am Humerus.

2) Dann folgen Osteotomie der Akromionspitze, Ablösung des Deltoideus, Kapselexzision und Entknorpelung, wobei auch die Ränder des Glenoids entfernt werden müssen.

3) Vor Anlegen der um ca. 130° gebogenen Platte wird die wichtigste Schraube 1 cm medial der Gelenkfläche vom Akromion in den Skapulahals eingesetzt. Vor Anlegen der Platte maximale Dorsal- und Kranialverschiebung des Kopfs gegen Akromion und Skapula.

4) Verschraubung der Platte auf der Spina scapulae und Kompressionsarthrodese mit dem Plattenspanner. Zusätzlich kann noch eine Spongiosazugschraube neben der Platte eingesetzt werden.

5) Plattendeckung mit Deltoideusmuskulatur und Wundverschluß. Bei normaler Knochenstruktur verwenden wir keine weitere Fixation.

Ergebnisse

Von 4 Kompressionsarthrodesen des Schultergelenks, die wir durchgeführt haben, war in 2 Fällen eine Plexus-Brachialis-Lähmung durch Motorradunfall die Indikation zur Arthrodese. In diesem Fall werden vor der Arthrodese ergänzende Maßnahmen, z.B. eine Ersatzplastik zur Wiederherstellung der Ellenbogengelenkbeugung durch den M. pectoralis (Clark), eine Radialisersatzplastik (Perthes, Merle D'Aubigne) oder Tenodesen und Arthrodesen in der Peripherie durchgeführt, wenn Hautsensibilität und eine Restfunktion vorhanden ist [2, 13, 7]. Wenn Hautsensibilität fehlt, wird nach 1jähriger Wartezeit an der Sensibilitätsgrenze amputiert und gleichzeitig mit der Schulterstabilisierung durch die Arthrodese eine Varisationsosteotomie nach Kuhn durchgeführt, die einen kräftigeren und für Prothesenträger besser geeigneten Stumpf schafft.

1. Beispiel
18jähriger Patient, Mofaunfall 1974: Komplette Plexus-Brachialis-Parese mit erhaltener Hautsensibilität und langsamer Reinverierung. *Operation Januar 1977: Wiederherstellung der Gebrauchsfähigkeit der Hand* durch Tenodese des Handgelenks, Fingerstrecksehnenersatzplastik nach Perthes, Arthrodese des Daumengrundgelenks und Verblockung der Metakarapalia I und II in Oppositionsstellung des Daumens (Abb. 3a, b).

Operation im Januar 1978: Kompressionsarthrodese mit komplikationslosem Verlauf (Abb. 3c).

Nachuntersuchung 5 Jahre später: Abduktion 70°, Flexion 30° und Innenrotation 20°. Kräftige Unterarmbeugung, kräftiger Spitz- und Grobgriff (Abb. 3d–h). Der Patient ist selbständiger Landwirt und versorgt Haus und Hof ohne Behinderung bei vollem Arbeitseinsatz. Gelegentliche Rückenschmerzen nach starker Belastung.

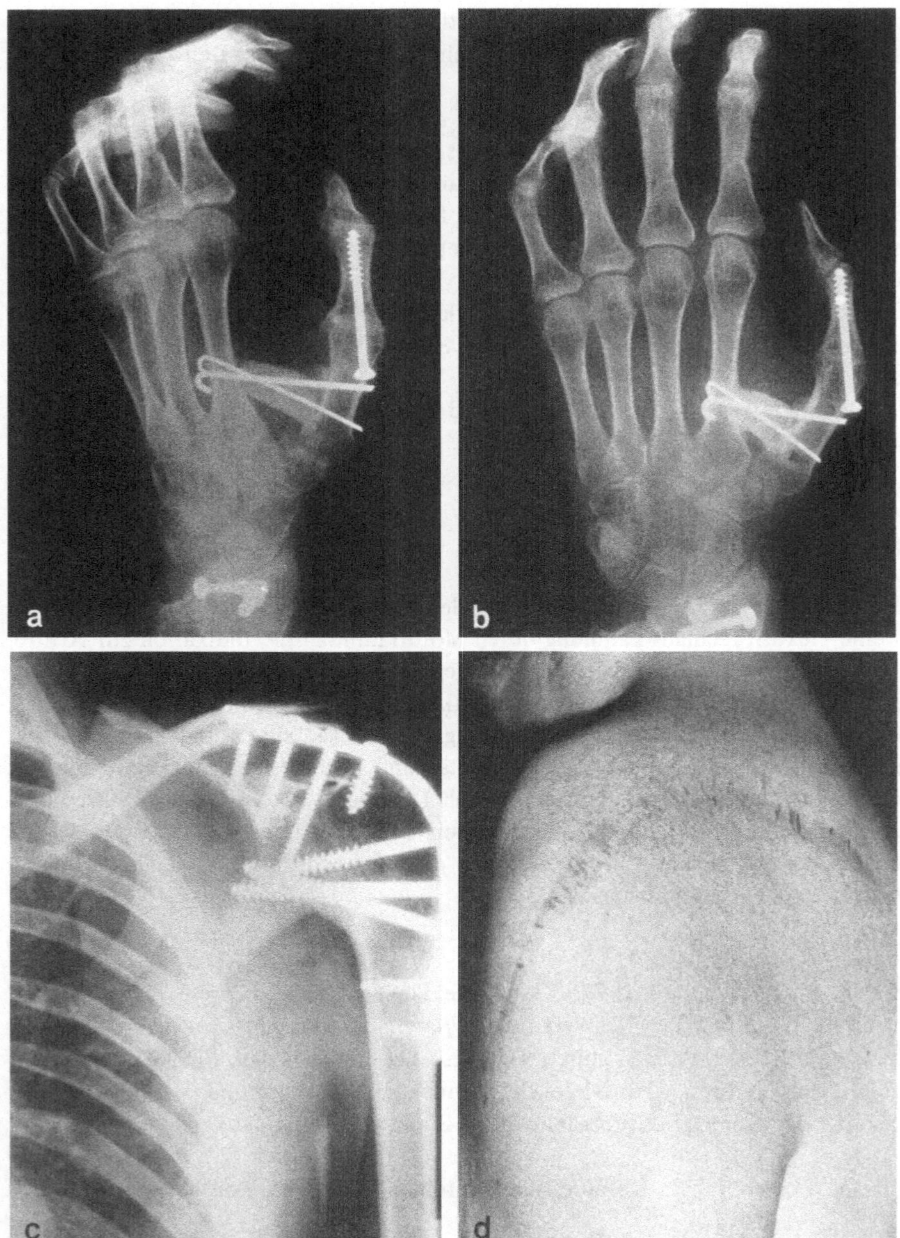

Abb. 3a–d. Zu Beispiel 1 (s. Text). **a** Röntgenkontrolle nach Arthrodese des Daumengrundgelenks und Verblockung der Ossa metacarpalia I und II, **b** Verlaufskontrolle, **c** Kompressionsarthrodese des Schultergelenks, **d** Weichteilaspekt

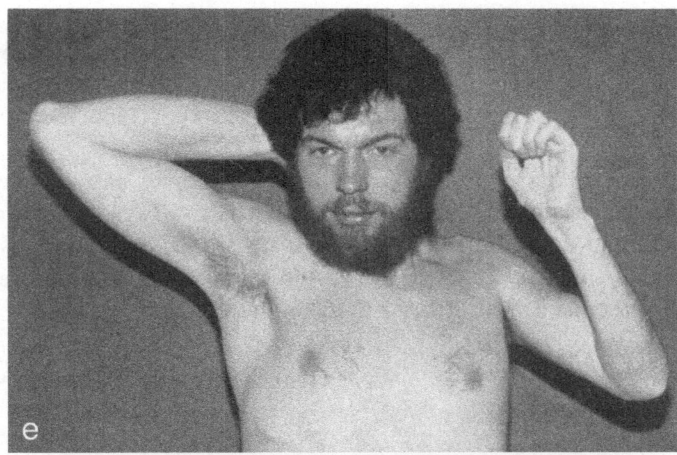

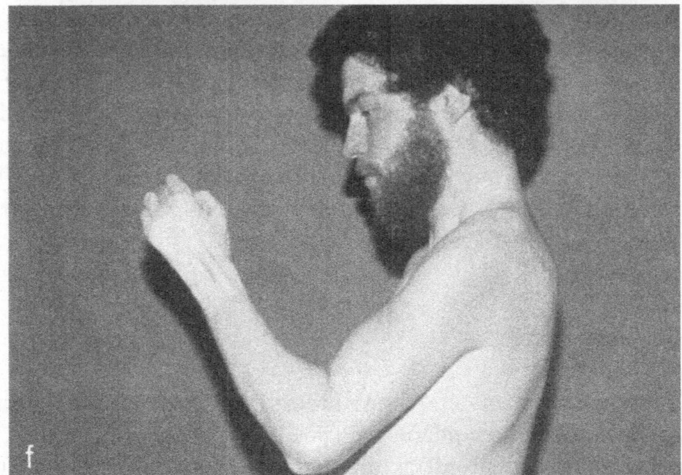

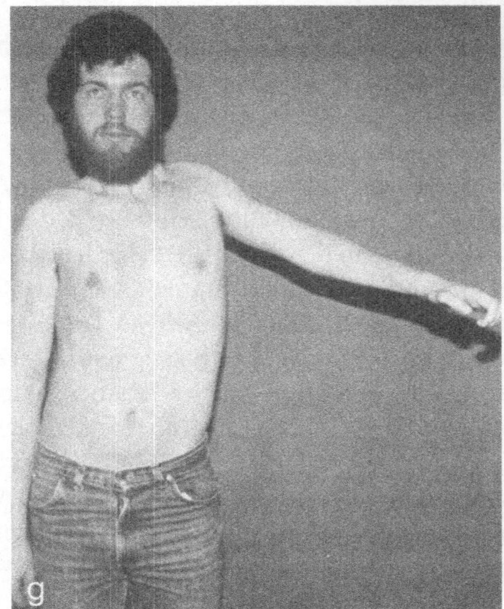

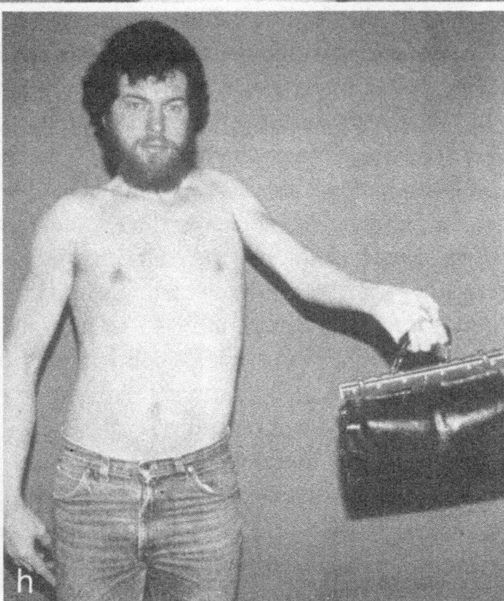

Abb. 3e–h. Nach-
untersuchung nach
5 Jahren, Darstellung
der Armfunktionen

2. Beispiel
Motorradunfall, 23jähriger Mann: offene Schultergelenkverletzung mit Luxationsfraktur und Glasscherbendurchtrennung mehrerer Faszikel des Plexus brachialis. Zunächst nur Plattenosteosynthese der Skapula und Gelenkverschluß, mikrochirurgische Nervennaht.

1 Jahr später: Pektoralisersatzplastik (Clark) für den kompletten Ausfall der Unterarmbeugemuskulatur: Dazu wird das untere Drittel des M. pectoralis major am Thorax abgelöst und unter Erhaltung des Gefäßstiels und der Nervenversorgung von lateral-proximal durch einen subkutanen Tunnel bis in die Ellenbeuge gezogen und dort an den distalen Bizeps- und Brachialisansatz angeschlossen [18].

6 Monate später wurde dann die Kompressionsarthrodese des Schultergelenks durchgeführt. Glatter Heilverlauf.

Nachuntersuchung 4 Jahre später: Irreversibler Plexusausfall. Am linken Arm ist nur die aktive Beugung im Ellenbogengelenk möglich, während die übrigen Muskeln ausgefallen sind. Restfunktion auf der radialisversorgten Streckseite, die ausreicht, das Handgelenk und die Finger zu stabilisieren. Bei voll erhaltener Hautsensibilität kann der Patient seinen Beruf als Bauzeichner unverändert weiter ausüben. Bewegungsumfang im versteiften Schultergelenk: nur geringe Abduktion von ca. 40°, aber 30° Flexion und 30° Innenrotation, so daß die linke Hand an Kopf und Nacken gebracht werden und beim An- und Auskleiden mitwirken kann.

Zusammenfassung

Hauptindikationen für die Arthrodese des Schultergelenks sind schmerzhafte, posttraumatische Gelenkveränderungen (posttraumatische Omarthrose, fibröse Gelenksteife, Kopfnekrose bei Luxationsfrakturen) und traumatische Nerven- und Plexusschäden. Voraussetzung ist die funktionstüchtige, kräftige Schultermuskulatur und freie Beweglichkeit der Skapula und der Akromioklavikular- und Sternoklavikulargelenke sowie eine gebrauchsfähige Hand und Hautsensibilität. Jugendlichen und Menschen im mittleren Lebensalter (12–50 Jahre) gelingt die Anpassung besser, während im höheren Alter mit unbefriedigenden Ergebnissen zu rechnen ist [10].
Methode der Wahl ist die Kompressionsarthrodese nach Müller, Allgöwer u. Willenegger, die bei normaler Knochenstruktur keine zusätzliche Immobilisation erfordert. Mit sehr guten Dauerresultaten und schmerzfreier, voll belastbarer Arthrodese kann langfristig gerechnet werden. Voraussetzung ist jedoch die optimale Einstellung des Arms in 50° Abduktion, 20° Flexion und 25–30° Innenrotation, damit Hand und Arm an den Körper (Hosentasche, Brieftasche, Gesicht) herangebracht werden können. Ungünstig sind dagegen Neutral- oder Außenrotationsstellung und vermehrte Abduktion, weil in Neutralstellung der Arm störend wirkt und v.a. nicht an die Ventralseite zum Körper und zum Gesicht gebracht werden kann.
Alter, Gebrechlichkeit, Muskelatrophie, Osteoporose oder sonstige Faktoren, die voraussichtlich die Anpassung erschweren werden, müssen als Kontraindikation für die Arthrodese des Schultergelenks angesehen werden.

Literatur

1. Barton NY (1972) Arthrodesis of the shoulder for degenerative conditions. J Bone Joint Surg (Am) 54:1789
2. Baumgartl F, Kremer K, Schreiber HW (1976) Spezielle Chirurgie für die Praxis, Bd III, Teil 1, Thieme, Stuttgart
3. Becker W (1975) Arthrodesis of the shoulder joint. In: Chapchal G (ed) The restoration of working ability. Thieme, Stuttgart
4. Beltran JE (1975) Eine vereinfachte Kompressions-Arthrodese beim Schultergelenk. Hefte Unfallheilkd 126:357
5. Blauth W, Hepp WR (1975) Arthrodesis of the shoulder joint bei traction absorbing wiring. In: Chapchal G (ed) The restoration of working ability. Thieme, Stuttgart
6. Brückner L (1978) Der Wert der Schulterarthrodese für den Patienten. Beitr Orthop Traumatol 25:140–145
7. Campbell WC (1980) Operative orthopaedics, 6th edn, vol I. Mosby, London
8. Charnley J (1964) Compression arthrodesis of the shoulder. J Bone Joint Surg (Br) 46:614
9. Dürrigl P, Grospic R (1975) Combined paraarticular arthrosis of the shoulder. In: Chapchal G (ed) The restoration of working ability. Thieme, Stuttgart
10. Engelhardt P (1979) 10-Jahres-Resultate bei Schulterarthrodese. Orthopädie 8:218
11. Hepp WR (1975) Schulterarthrodesen. Indikation und operative Technik. Orthop Praxis 11:338
12. Kalamchi A (1978) Arthrodesis for paralytic shoulder: review of ten patients. Orthopedics 1:204
13. Knöfler EW (1978) Die Böhler-Plastik zur Versorgung der oberen Armlähmung. Beitr Orthop Traumatol 25:137
14. Lanz T v, Wachsmuth W (1959) Praktische Anatomie, 2. Aufl, Bd I, 3. Teil: Arm. Springer, Berlin Göttingen Heidelberg
15. Makin H (1977) Early arthrodesis for a flail shoulder in young children. J Bone Joint Surg (Am) 59:317
16. Müller ME, Allgöwer M, Schneider R, Willenegger H (1977) Manual der Osteosynthese, 2. Aufl. Springer, Berlin Heidelberg New York
17. Raunio P (1981) Arthrodesis of the shoulder in rheumatoid arthritis. Reconstr Surg Traumatol 18:48
18. Russe O (1977) Arthrodese des Schultergelenkes. Aktuel Probl Chir Orthop 1:77
19. Rybka K, Raunio P, Vaino K (1979) Arthrodesis of the shoulder for rheumatoid arthritis. J Bone Joint Surg (Br) 61:255

Isoelastische Schulterprothesen bei posttraumatischen Zuständen

C. Burri

Es besteht heute wohl kein Zweifel mehr, daß adäquat konstruierte Schulterprothesen, wie diejenige aus Polyacetalharz von Mathys, für die Behandlung von Tumoren am proximalen Humerusende, die eine Kontinuitätsresektion verlangen, ihren festen Platz in der Tumorchirurgie erlangt haben. Hier stellt die Implantation einer Tumorprothese eine echte Alternative zur Exartikulation dar, die Anwendung von autologen Transplantaten, z.B. der Fibula, mit oder ohne mikrovascuklärem Anschluß, erscheint zunächst faszinierend, tritt aber mehr und mehr in den Hintergrund, da die Kongruenz des Schultergelenks nicht erreicht werden kann und gerade die isoelastische Prothese aus Polyacetalharz in passenden Größen zur Verfügung steht und günstige Ergebnisse auch im Hinblick auf die Entstehung einer Sekundärarthrose gebracht hat. Wir verfügen über Beobachtungen an Patienten über mehr als 12 Jahre, die außerordentlich zufriedenstellend ausgefallen sind. Bei diesem Prothesentyp scheint die Verankerung im Schaft nach Ablauf von 6–12 Monaten nicht mehr gefährdet, man kann auch unter Anwendung einiger Vorsicht von einer Dauerfestigkeit sprechen, da es zu einem engen Kontakt zwischen Prothesenstiel und Knochen kommt. Eigene Untersuchungen von 2 Präparaten verstorbener Patienten haben eine hohe und zuverlässige Festigkeit der Prothese ergeben; anhand dieser biomechanischen Untersuchungen, die auf verschiedenen Höhen des Prothesenstiels durchgeführt wurden, konnten zusätzliche Verbesserungen angeregt werden.

Wesentlich eingeschränkter erscheint uns die Indikation bei Arthrosen der Schulter, da wir hier nicht die radiologischen Veränderungen, sondern den subjektiven und objektiven Zustand eines Einzelindividuums behandeln. Die Indikation, wie sie bereits 1977 auf der Reisensburg festgehalten wurde, hat unverändert Gültigkeit behalten: Eine gute Anzeigenstellung ist hier der Patient mit einer Polyarthrose, v.a. Rheumatiker, bei denen der Arm wegen allgemeiner Gebrechlichkeit Stützfunktionen in vermehrtem Maße übernehmen muß. Als diskutierbare Indikation sehen wir aber auch alle Fälle mit posttraumatischen Schäden, wie Kopfnekrosen, Arthrose und Pseudarthrosen, die zu einer schmerzhaft stark eingeschränkten Beweglichkeit des Schultergelenks geführt haben.

Für die genannten Indikationen stehen 2 Prothesentypen im Vordergrund, die einfache Kopfprothese mit unterschiedlichen Kopf- und Stieldurchmessern sowie die Kugelprothese bei fehlendem Kopf (Abb. 1, 2 u. 3). Die Anwendung der letzteren ist auf äußerst seltene Fälle mit Fehlen der Rotatorenansätze zu beschränken, sie bietet lediglich Abstützfunktion. Wir haben zudem selbst in lediglich 2 Fällen eine Totalprothese eingesetzt, wobei bei der einen Patientin eine Pfannenlockerung mit Sekundärdislokation aufgetreten ist, die die Entfernung der Pfanne notwendig machte. Wir sind zu der Meinung gekommen, daß Polyacetalharz eine äußerst gewebefreundliche Substanz darstellt und bei Auswahl der richtigen Kopfgröße auch über 10 Jahre hinwege keine schmerzhafte Sekundärarthrose auftritt. Die Tatsache, daß es sich bei der Schulter um ein relativ wenig belastetes Gelenk handelt, unterstützt diese Schlußfolgerung.

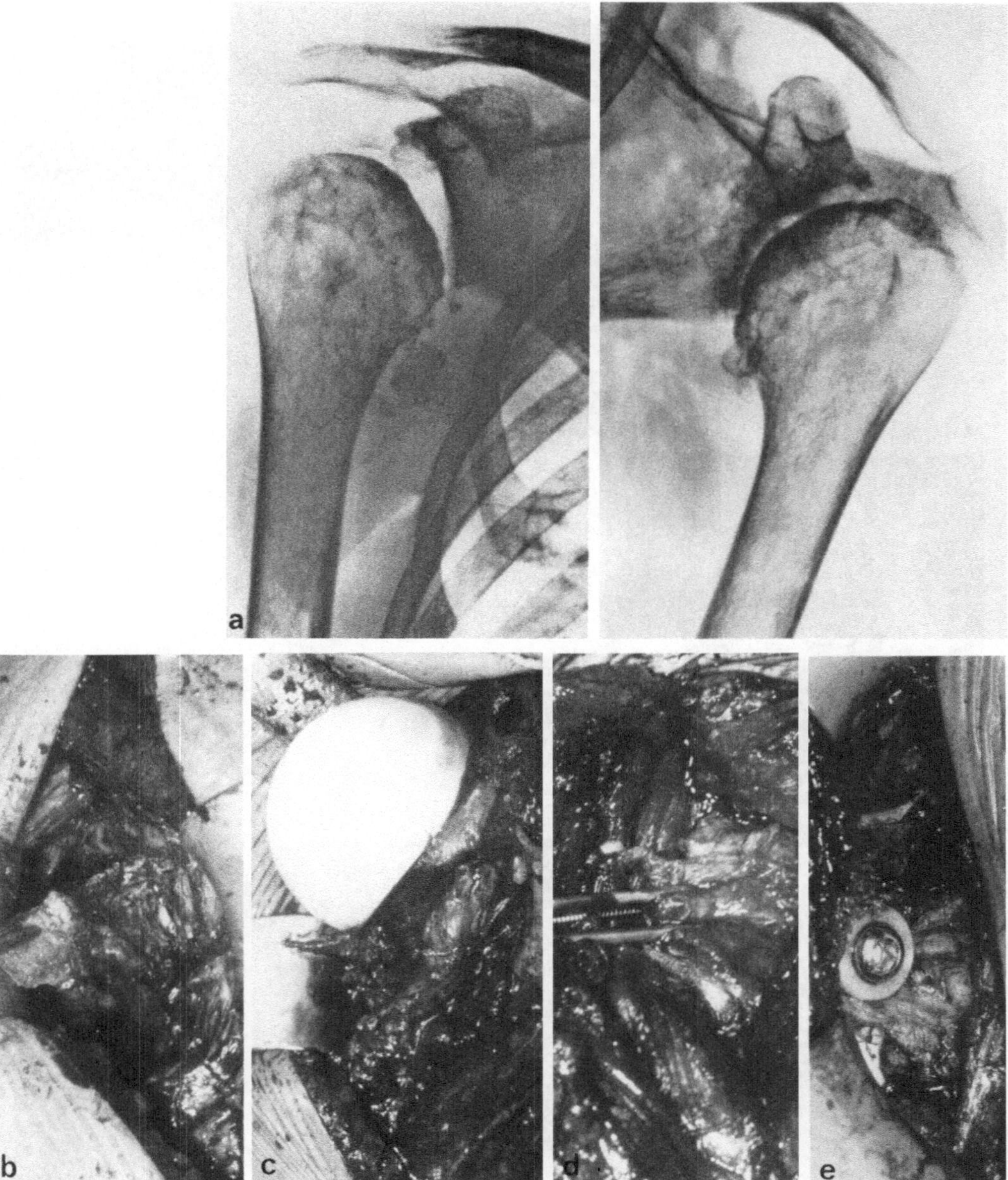

Abb. 1a–e. Doppelseitige Prothese bei Omarthrose beidseits. a Präoperative Röntgenbilder, b Abmeißelung des Subskapularisansatzes, c eingesetzte Kopfprothese, d Adaptation des Subskapularisansatzes, e Verschraubung des Subskapularisansatzes in die Prothese

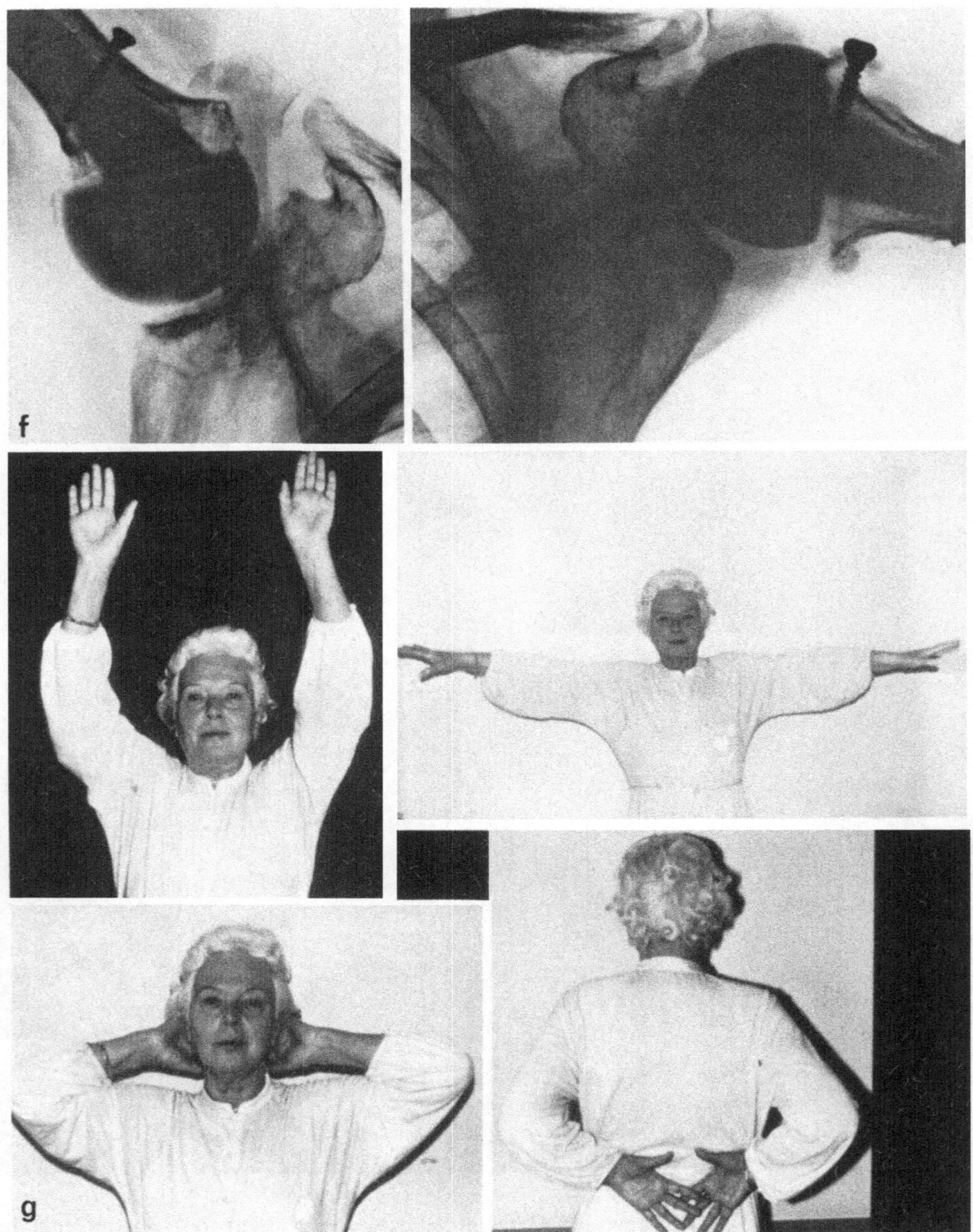

Abb. 1. f Röntgenkontrolle 3 Monate nach Einsetzen der 2. Prothese, **g** funktionelles Ergebnis nach doppelseitigem Schultergelenkersatz mit isoelastischen Kopfprothesen

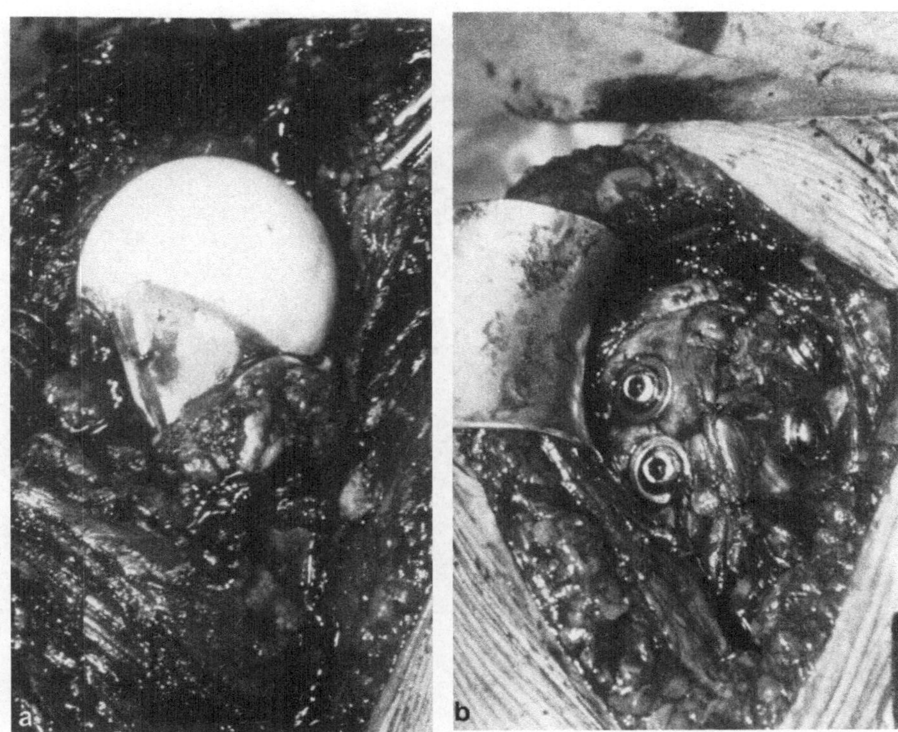

Abb. 2a, b. Operationssitus nach Humeruskopfzentrümmerung mit Luxation. **a** Üblicherweise eingesetzte Prothese, **b** aufgeschraubte Rotatoren unter Erhaltung der Ansätze

Operationstechnik

Die erforderlichen Prothesenkopfdurchmesser sowie die Länge der Schäfte und das Kaliber des Stiels können unter Zuhilfenahme einer Acrylglasschablone auf dem Röntgenbild der betroffenen, ggf. der kontralateralen Schulter bestimmt werden. Der Eingriff erfolgt in Rückenlage des Patienten bei beweglich abgedecktem Arm. Der Hautschnitt beginnt proximal über dem Akromion, verläuft leicht kurvenförmig nach distal über den Sulcus deltoideopectoralis. Das Leitgebilde stellt die V. cephalica dar, an ihrem lateralen Rand wird in die Tiefe eingegangen, falls nötig der vordere Ursprung des M. deltoideus inzidiert und der M. subscapularis dargestellt. Bei Status nach Trümmer- und Luxationsfrakturen kann die anatomische Präparation erschwert sein, in jedem Fall aber sollten die Rotatorenansätze sowie derjenige des M. subscapularis identifiziert und in Zusammenhang mit der entsprechenden Sehnenplatte bzw. Sehne erhalten bleiben. Bei der Arthrose oder beim Rheumatiker wird nach neuestem Vorgehen lediglich der Ansatz des M. subscapularis abgemeißelt, die Kapsel exzidiert. Auch ohne Osteotomie des Korakoids gewinnt man einen guten Überblick über das Schultergelenk. Bei Schulterzertrümmerungen soll immer der Versuch gemacht werden, die Sehnenansätze an ihren ursprünglichen Lokalisationen an der Prothese zu reinserieren. Es erscheint uns von überragender Wichtigkeit, dabei eine

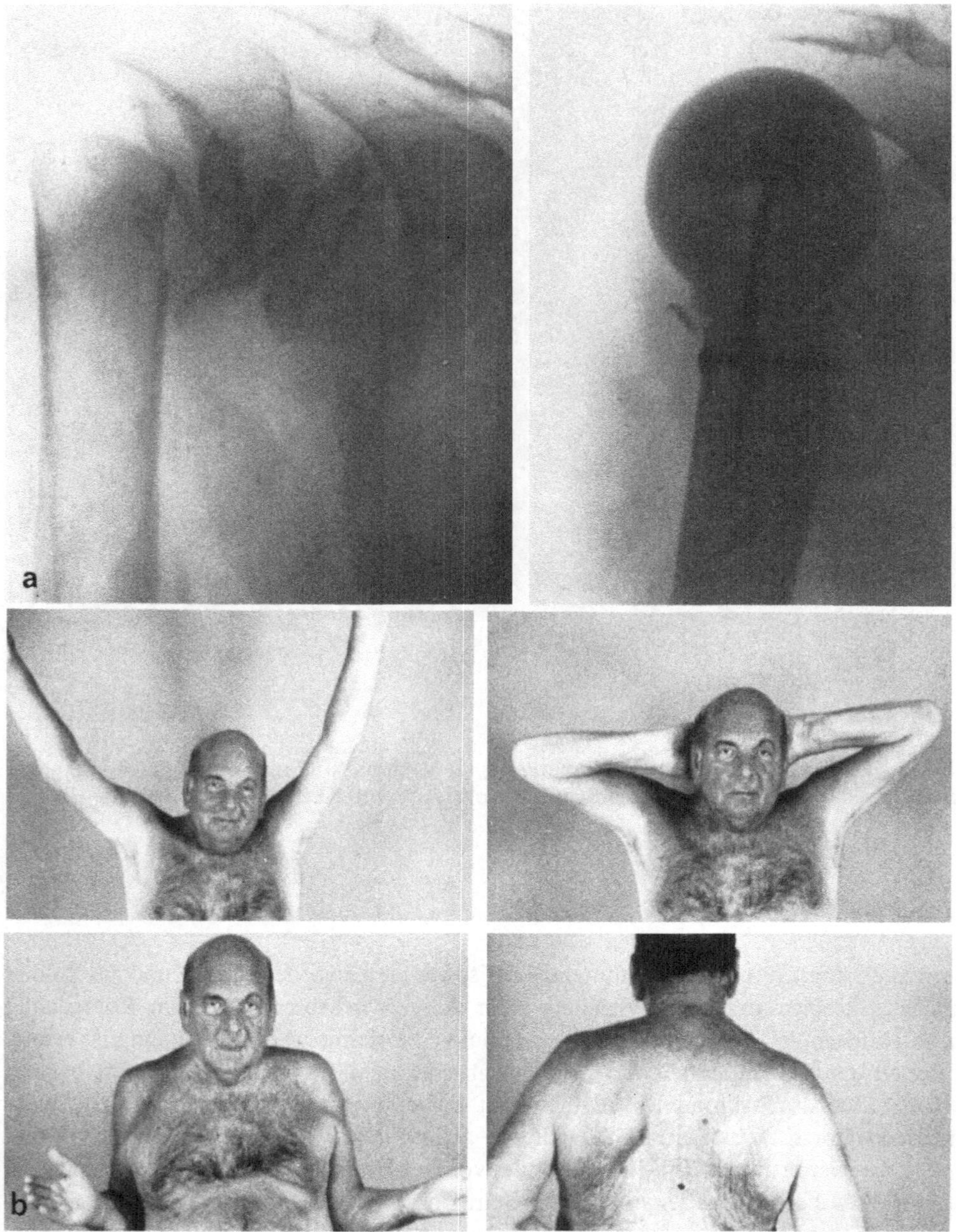

Abb. 3a, b. Schmerzhafte Pseudarthrose des Humeruskopfs mit schwerster Funktionsstörung. **a** Prä- und postoperative Kontrolle mit Kugelkopfprothese, **b** funktionelles Ergebnis

ossäre Verbindung zum Humerusschaft zu gewährleisten, nur durch diese Maßnahme kann eine günstige Beweglichkeit und ein dauerhafter Zustand geschaffen werden.

Nach Entfernung des Kalottenfragments, bzw. nach der Resektion des veränderten Kopfs, erfolgt die Aufbereitung des Humerusschafts für den Prothesenstiel mit dem Markraumbohrer. Hierfür hat sich das übliche Markraumbohrinstrumentarium der AO besser bewährt als die speziellen Handbohrer, da es in 0,5-mm-Schritten zur Verfügung steht. Zwar ist die Gefahr gegeben, daß durch die flexible Welle eine gewisse S-Form des Markraums belassen wird. Diesen kleinen Krümmungen paßt sich der Prothesenstiel jedoch ausreichend an. Die exakte Paßform für den Prothesenersatz wird durch die konische Fräse erreicht. Ist der dem ausgewählten Prothesenstiel angepaßte Raum geschaffen, wird die Kopfprothese in einer etwas verstärkten Retroversion um 40° eingesetzt. Dieser Winkel entspricht demjenigen, der bei der Derotationsosteotomie nach Weber angestrebt wird und weitgehende Luxationssicherheit bedeutet. Durch den schrägen Aufsitz und die leistenförmige Überhöhung des Profils am Prothesenhals ist die Kopfnekrose an sich ausreichend gegen Rotation gesichert. Vorsichtshalber sollte jedoch auch bei diesen Prothesen zusätzlich eine Verankerungsschraube verwendet werden. Wir benützen hierzu eine Kleinfragmentenkortikalisschraube, die 3—5 cm distal der Resektionsfläche durch Humerus und Prothesenstiel eingedreht wird.

Bei der einfachen Arthrose wird nun das osteotomierte Kochenstück des Subskapularisansatzes in den bestehenden Defekt eingepaßt und an die Prothese geschraubt, der Kontakt zwischen den Resektionsrändern muß dabei wiederhergestellt werden, damit ein ossärer Einbau erfolgen kann.

Bei Zertrümmerungen werden die Sehnenansätze an physiologischer Stelle ebenso an die Prothese geschraubt, verbleibende Defekte sollen mit autologem Spongiosamaterial — z.B. aus der Kalotte — aufgefüllt werden, um auch hier wieder einen intakten proximalen Humerusanteil zu schaffen.

Technisch schwieriger wird es, wenn der ganze Humeruskopf wegfällt und die Rotatorenmanschette nicht mehr darstellbar ist (Abb. 3). Hier bleibt uns nichts anderes, als die Kugelprothese fest im Schaft zu verankern, die Schulter zu reponieren und die Wunde schichtweise über einer tiefen und einer oberflächlichen Saugdrainage zu verschließen.

Postoperativ wird der Arm auf eine Abduktionsschiene gebracht, sobald der Patient sich in der Lage sieht, ohne Schmerzen aktiv unterstützte Bewegungsübungen von der Schiene aus durchzuführen, werden diese aufgenommen. Vermag der Patient selbständig den Arm über die Horizontale zu heben, kann auf die Abduktionsschiene verzichtet werden.

Das Verfahren mit der Reinsertion durchtrennter oder traumatisch abgerissener Sehnenansätze hat gegenüber einer multizentrischen Studie, die 1975 abgeschlossen wurde, eine deutliche Verbesserung der Ergebnisse gebracht.

In der Folge sollen die Gesamtergebnisse von 60 nachkontrollierten Patienten, bei denen eine isoelastische Schulterprothese aus den genannten Indikationen eingesetzt wurde, dargestellt werden.

Ergebnisse

Zu der Gemeinschaftsstudie aus 30 Kliniken haben wir unsere eigenen neueren Fälle addiert und kommen heute auf 166 implantierte Schulterprothesen, 35 bei frischem Trauma, 63 bei Arthrose und posttraumatischen Zuständen und 68 bei Tumoren.

60 Patienten mit einem mittleren Alter von 52,4 Jahren (32–78) konnten im Durchschnitt 37 Monate nach der Implantation nachkontrolliert werden. Es handelte sich um 26 Männer und 34 Frauen.

Das operative Vorgehen ist aus Tabelle 1 ersichtlich: Der Zugang erfolgte in der überwiegenden Mehrzahl der Fälle, nämlich 53mal, im Sulcus deltoideopectoralis. Die früher gelegentlich gewählte Akromionosteotomie (7 Patienten) wurde vollständig aufgegeben. An Prothesenmodellen kamen 47mal die übliche Kopfprothese, 10mal eine Rundkopfprothese, 1mal eine Tumorprothese sowie 2mal eine Totalprothese zur Anwendung. Heute sind wir der Ansicht, daß man sich wenn immer möglich auf die Kopfprothese mit dem Resektionswinkel von 45° beschränken sollte.

Die Verankerung geschah in 3 Fällen ohne Schraube, in 50 mit einer, in 5 mit 2 Schrauben und in 2 aus der ursprünglichen Studie mit Zement.

Auch die Muskelinsertion hat sich gegenüber der ursprünglichen Studie verändert, heute wird die Verankerung mit Schrauben vorgezogen. Insgesamt erfolgte sie 18mal durch Naht, 2mal durch Bizepsdoppelung und 5mal konnte sie überhaupt nicht durchgeführt werden.

Wie erwähnt, ziehen wir heute die kurzfristige Lagerung in Abduktionsstellung vor, früher durchgeführte Extensionen sowie der Desault-Verband sind aufgegeben.

An Komplikationen sahen wir 4 Hämatome, 2 Infekte, 2 Lockerungen, 2mal in der Frühphase einen Prothesenbruch und 3 Luxationen.

Das subjektive Ergebnis (Tabelle 2) bezeichneten 19 Patienten als sehr gut, 27 als gut, 10 als mäßig und lediglich 4 als schlecht. Keine Beschwerden verspüren 31 Patienten, gelegentliche 18, häufig 5 und starke 6.

Tabelle 1. Operatives Vorgehen bei Einsatz von Schulterprothesen

		n
Zugang	Sulcus deloideopectoris	53
	Akromion	7
Prothesentyp	Kopf (45° Resektionswinkel)	47
	Rundkopf	10
	Tumor	1
	Total	2
Verankerung	0 Schraube	3
	1 Schraube	50
	2 Schrauben	5
	Zement	2
Muskelreinsertion	Naht	18
	Bicepsdoppelung	2
	Keine	5
	Schrauben	33
	Keine Angaben	2

Tabelle 2. Subjektives Ergebnis nach Einsatz von Schulterprothesen

Bewertung	n
Sehr gut	19
Gut	27
Mäßig	10
Schlecht	4
Beschwerden	
Keine	31
Gelegentlich	18
Häufiger	5
Starke	6

Tabelle 3. Beweglichkeit nach Einsatz von Schulterprothesen
(n = 60, davon 9 mit Nervenschaden)

Richtung	Ausmaß	Zunahme (n)
Vordere Elevation	95°	56
Seitliche Elevation	87°	58
Innenrotation	54°	59
Außenrotation	36°	59

Es kann demnach gesagt werden, daß die isoelastische Schulterprothese in über 80% der Fälle günstige subjektive Ergebnisse bringt.

Die Beweglichkeit als wichtiges Kriterium zur Beurteilung des Vorgehens bei posttraumatischen Zuständen an der Schulter konnte gegenüber der früheren Studie durch die Schraubenreinsertion der Sehnenansätze eindeutig verbessert werden. Im Mittel fanden wir nun im Gesamtkrankengut eine vordere Elevation um 95°, eine seitliche um 87°, eine Innenrotation um 54° sowie eine Außenrotation um 36°. Hinzuzufügen ist, daß 9 Patienten an einer posttraumatischen Nervenschädigung, vorwiegend des N. axillaris, litten, was einen signifikanten Einfluß auf die Gesamtbeweglichkeit nimmt (Tabelle 3).

Eine Zunahme des Bewegungsumfangs ließ sich bei 56–59 von 60 Patienten feststellen (Tabelle 3).

Nur in Ausnahmefällen kann eine absolut freie Beweglichkeit des Schultergelenks durch die isolastische Prothese erreicht werden. In vielen Fällen aber bleibt die Bewegungseinschränkung in einem Maß, das für den täglichen Bedarf einen voll befriedigenden Umfang ermöglicht.

Das hervorstechendste technische Merkmal der letzten Jahre beim Einsetzen von isoelastischen Schulterprothesen ist das Bestreben, nach Möglichkeit die Sehnenansätze der Rotatoren an diesem Gelenk in stabiler Form zu fixieren. Die Verankerung in die Polyacetalharzprothese mit Schrauben unter Schaffung einer Verbindung zum verbliebenen Knochen des proximalen Humerus durch adäquates Einpassen, bzw. durch autologe Knochentransplantation bei Defekten, hat zu einer signifikanten Verbesserung der Ergebnisse geführt. Wir meinen, daß im beschriebenen Prothesenmodell heute ein Hilfsmittel zur Verfügung steht, das unter der Voraussetzung eines vollständigen Instrumentariums und Vorhandensein der notwendigen Prothesentypen und unter Anwendung einer adäquaten Operationstechnik einen festen Platz in der Behandlung posttraumatischer Schäden am Schultergelenk eingenommen hat.

Literatur

Burri C, Rüter A (1977) Prothesen und Alternativen am Arm. I. Schultergelenk. Huber, Bern Stuttgart Wien

Spätschäden am Schultergelenk

Diskussionsbemerkungen Empfehlungen aller Teilnehmer
(Leitung: H. Wagner)

Zusammengefaßt und redigiert von A. Rüter und C. Burri

Ätiologie

Die funktionelle Anatomie des Schultergelenks spiegelt sich auch in dem Bild seiner Spätschäden wieder.

Die knorpelbedeckten Kontaktzonen sind klein, dasselbe gilt für die knöcherne Führung. Die Bewegungen finden nicht nur im Glenohumeralgelenk statt, vielmehr ist der subskapuläre Gleitraum, aber auch das Sternoklavikulargelenke für die Gesamtmobilität des Arms gegenüber dem Rumpf von wesentlicher Bedeutung. Sowohl bezüglich der Beweglichkeit als auch der Stabilität kommt den aktiven und passiven Strukturen des Weichteilmantels größte Bedeutung zu. Weiterhin handelt es sich um ein sog. niederbelastetes Gelenk.

Entsprechend ist die eigentliche Arthrose des Schultergelenks, vergleichbar entsprechenden Veränderungen an der Hüfte, ein eher seltenes Leiden, während die Probleme des Weichteilmantels, zusammengefaßt unter dem Begriff der „frozen shoulder" bekannt und häufig sind. Hierbei können nach der Literatur etwa 30% aller Schultersteifen auf Unfälle zurückgeführt werden.

Wegen dieses komplexen Zusammenhangs empfiehlt sich für das Schultergelenk am ehesten der Begriff der „Periarthrose". Hierbei ist die eigentliche Arthrose mit angesprochen, auch wenn Deformierungen der Gelenkflächen selbst zahlenmäßig nicht im Vordergrund stehen.

Die Entstehung einer posttraumatischen Arthrose allein durch einen Achsenfehler des Humeruskopfes oder des Glenoids sind nicht erwiesen.

Dies gilt natürlich nicht für Stufen und Defekte in den Gelenkflächen selbst, die auch vom Schultergelenk nicht toleriert werden, wenngleich die Kompensationsmöglichkeit deutlich größer ist als z.B. an der Hüfte.

Sehr diffizil und somit störungsanfällig ist die Durchblutungssituation sowohl des Humeruskopfs wie der Rotatorenmanschette. Hierbei stehen bei letzterer jedoch degenerative Veränderungen im Vordergrund. Dies ist versicherungsrechtlich von erheblicher Bedeutung, da somit dem eine endgültige Ruptur auslösenden Trauma meist nur die Bedeutung einer Gelegenheitsursache angelastet werden kann.

Therapie

Bei Beschwerden und Behinderungen des Gelenks ohne wesentliche entzündliche Komponente sind Wärmeanwendungen mit anschließender krankengymnastischer Übungsbehandlung das Vorgehen der Wahl. Im akuten Schmerzschub sind Kälteapplikationen zu bevorzugen. Erfordern die Schmerzen eine vorübergehende Ruhigstellung, muß diese in 60–90° Abduktion auf entsprechenden Schienen erfolgen, um einer Verklebung des unteren Rezessus vorzubeugen.

Bei der häufig angewendeten Injektionsbehandlung gilt zunächst die Frage, welches Medikament wohin gespritzt werden soll.

Lokalnästhetika sind häufig zur Differentialdiagnose – lokal ausgelöste Beschwerden in den periartikulären Weichteilen oder eigentlichen Gelenkschmerzen bzw. vertebragene Beschwerden – von grundlegender Aussage.

Bei Reizzuständen in einer der Bursen kann eine Punktion mit dicker Nadel sowohl zur Entleerung der Bursa als auch zur gleichzeitigen Instillation von kleinsten Kortisondosen nützlich sein.

Dagegen ist die Kortison-Injektion in Sehnengewebe nicht zu empfehlen, da ausgedehnte Nekrosen nach diesem Vorgehen sowohl klinisch wie histologisch beschrieben sind und diese Veränderungen zu Rupturen führen.

Voraussetzung jeder Injektionstherapie ist eine sorgfältige vorangehende Diagnostik sowie sichere Kenntnisse der topographischen Anatomie.

Finden sich röntgenologisch Verkalkungen, muß zunächst geprüft werden, ob sich die geklagten Schmerzen mit ausreichender Sicherheit auf diese beziehen. Die Indikation zur operativen Ausräumung ist erst gegeben, wenn die konservative Behandlung erfolglos blieb. Zur Palette dieser Maßnahmen gehört auch die Röntgenbestrahlung mit Entzündungsdosen.

Ein Kalkschatten allein stellt noch keine Operationsindikation dar. Zur topografischen Lage bleibt anzumerken, daß zuerst nie der Inhalt einer Bursa verkalkt, sondern meist eine Tendinitis calcarea vorliegt.

Bei entsprechender Größe und Regression kann sich diese Verkalkung jedoch verflüssigen und in die Bursa subacromialis perforieren. Zeichnet sich diese Gefahr ab, wird von der Mehrzahl der Diskussionsteilnehmer eine operative Ausräumung empfohlen.

Bei der operativen Revision schmerzhafter Schultergelenke finden sich nicht selten Verkalkungsherde, die röntgenologisch nicht zur Darstellung kamen.

Einigen Teilnehmern der Diskussion sind Verläufe bekannt, bei denen eine Stellatumblockade bei akuten Reizzuständen des Schultergelenks zu sofortiger und anhaltender Beschwerdefreiheit führte. Eine systematische Anwendung dieser Therapieform ist offensichtlich jedoch nicht beschrieben.

Bei ausgedehnten Gelenkflächenzerstörungen und entsprechenden Beschwerden müssen Resektions-Interpositions-Plastiken, die Schulterversteifung und der prothetische Gelenkersatz in Erwägung gezogen werden. Findet sich ein größeres Kalottenfragment, kann dieses als Interponat verwendet werden.

Die Ergebnisse bezüglich der Funktion sind zumindest befriedigend. Im Hinblick auf die Schmerzausschaltung schneiden die alleinigen Resektionen mit Refixation der Rotatorenmanschette zur Vermeidung eines Festlaufens des Humerusschafts unter dem Schulterdach etwas besser ab.

Die beschriebenen Ergebnisse wurden jedoch nicht an veralteten und alten Fällen erreicht, sondern beziehen sich auf frische Verletzungen. Die Resultate erlauben daher keine verbindliche Aussage, ob diese Techniken auch bei Spätschäden sinnvoll eingesetzt werden können.

Eine befriedigende Gebrauchsfähigkeit der oberen Extremität nach operativer Versteifung eines Schultergelenks ist an die Voraussetzung gebunden, daß die Schultermuskulatur, v.a. Trapezius und Pectoralis major, funktionstüchtig sind und eine aktive Beugung im Ellbogengelenk sowie die Funktionen der Hand erhalten blieben. Ferner ist eine freie Beweglichkeit der Skapula- und Klavikulagelenke Voraussetzung einer ausreichenden Beweglichkeit des Arms gegenüber dem Rumpf bei versteiftem Glenohumeralgelenk.

Gute Indikationen zur Schulterversteifung stellen somit jugendliche und körperlich aktive Patienten, dar, die mehr ein stark belastbares als ein besonders bewegliches Schultergelenk benötigen.

Die Versteifung des Schultergelenks ist ein konkurrenzloses Vorgehen bei oberer Plexuslähmung, typischerweise der Wurzeln C_5/C_6. Hier muß gleichzeitig zur versteifenden Operation noch eine Muskelverpflanzung im Bereich des Ellbogens, meist durch Versetzung der Unterarmbeuger bzw. -strecker in einer 2. Sitzung vorgenommen werden.

Operationstechnisch hat sich die Kompressionsarthrodese mit einer, häufig 2 Platten bewährt. Ganz wesentlich ist eine funktionsgünstige Einstellung des Humerus gegenüber der Skapula in 50° Abduktion, 20° Flexion und $25-30^O$ Innenrotation.

Die früher empfohlene Fixierung in geringer Außenrotation ist heute als überholt anzusehen, da sie ein sinnvolles Positionieren der Hand wesentlich stärker erschwert.

Die doch erheblich hinderliche Arthrodese mit dem Fixateur externe sollte auf die Fälle eines floriden Infekts beschränkt bleiben.

Die Ergebnisse nach prothetischem Ersatz des Schultergelenks haben durch Verfeinerungen der Operationstechniken in den letzten Jahren eine wesentliche Verbesserung erfahren. Hierbei ist v.a. ein subtiles Vorgehen an der Rotatorenmanschette mit möglichstem Erhalt ihrer knöchernen Ansätze von grundlegender Bedeutung. In diesem Zusammenhang bietet eine Kunststoffprothese, wie sie z.B. in der sog. isoelastischen Schulterprothese zur Verfügung steht, ausschlaggebende Vorteile, da auf den Kunststoffschäften Sehnenansätze tragende Fragmente der Tubercula direkt fixiert werden können. Hierbei muß immer angestrebt werden, solche Fragmente notfalls über Spongiosaplastiken mit dem Humerusschaft zu verbinden.

Die erweiterten Kenntnisse und die technischen Möglichkeiten der Schulterprothetik lassen eine weitere Verbesserung der funktionellen Ergebnisse erwarten. Eine breitere Indikationsstellung durch erfahrene Operateure kann dann gerechtfertigt werden.

IV. Schultersteife

Die hintere Schulterverrenkung — eine häufig übersehene Luxationsform

D. Wolter, H.R. Kortmann und Ch. Eggers

Einleitung

Die hintere Schulterverrenkung ist selten zu beobachten. Poigenfürst gibt für das internationale Schrifttum eine durchschnittliche Häufigkeit von 1,9% an. Im Wiener Krankengut fanden sich nach seinen Angaben bei 4509 Schulterluxationen 58 Schulterverrenkungen nach hinten. Dies entspricht einem prozentualen Anteil von ca. 1,3 [4].

Neben dem seltenen Auftreten dieser Verletzung werden als besondere Merkmale der hinteren Schulterverrenkung die Tatsachen angeführt, daß sie 1. eine uncharakteristische Symptomatik aufweisen kann und 2. nicht selten übersehen wird [3, 5].

Verletzungsmechanismen

Folgende Ursachen für die hintere Schulterverrenkung werden in der Literatur sowie im eigenen Krankengut gefunden:
1) Sturz auf den vorgehaltenen Arm mit ventrodorsaler Längsstauchung,
2) Sturz auf die Schulter mit direkter Gewalteinwirkung auf das Schultergelenk,
3) maximale Innenrotation im Krampfanfall oder bei der Elektroschockbehandlung des Arms durch Überwiegen des M. latissimus dorsi mit nachfolgender Verrenkung.

Entsprechend der vorderen Schultergelenkluxation finden sich auch bei der hinteren alle Formen einer zusätzlichen Verletzung wie Bruch der Tubercula, Pfannenrandbruch, Kopfimpression, Abriß des Limbus oder Plexusverletzungen [1, 2, 5].

Klinische Symptomatik

Bei der Erstuntersuchung stellt sich eine reine hintere Schulterverrenkung in der Regel folgendermaßen dar:
1) Restbeweglichkeit im Schultergelenk,
2) keine federnde Fixation und fehlende leere Pfanne,
3) mäßige Schmerzen,
4) Einwärtsrotation des Arms.

Eine von manchen Autoren angegebene deutliche Prominenz des Korakoids dürfte nur bei relativ schlanken Patienten zu beobachten sein [5].

Röntgenologische Zeichen

Bei der a.-p.-Übersichtsaufnahme der Schulter findet sich ein scheinbar im Gelenk stehender Kopf, da die artikulierende Gelenkfläche nach hinten steht und auf dem hinteren Pfannenrand mit ihrem ventralen Anteil reitet.

Erst die Zusatzaufnahme in axialer Richtung bzw. die transthorakale Aufnahme zeigt dann die wirkliche Positionierung des Kopfs. Eine Untersuchung des Gelenks unter Durchleuchtungskontrolle ist hilfreich und empfehlenswert.

Die klinische Symptomatik in Verbindung mit dem scheinbar regelrechten a.-p.-Bild kann zu der häufigsten Fehldiagnose einer Schulterprellung oder -zerrung führen [3].

Eigene Ergebnisse

Neben 126 frischen Schulterluxationen in der Zeit von Januar 1979 bis Dezember 1982 fanden sich 5 sog. veraltete Schulterluxationen. Bei allen alten Schulterluxationen handelte es sich um hintere Schulterverrenkungen.

Anhand des im folgenden dargestellten Falls sollen die diagnostischen Schwierigkeiten aufgezeigt werden.

Fallbeschreibung

Ein 60jähriger Mann stürzt beim Skilanglauf auf den vorgestreckten rechten Arm. Wegen eingeschränkter Beweglichkeit der Schulter und Schmerzen sucht er eine chirurgische Klinik auf. Die durchgeführte a.-p.-Aufnahme zeigt einen scheinbar im Gelenk stehenden Humeruskopf (Abb. 1a). Es erfolgt die Anlage eines Desault-Verbands. Der Patient wird nach Hause entlassen, wo er einen Facharzt aufsucht. Es erfolgt die Abnahme des Desault-Verbands und die krankengymnastische Therapie. Eine Röntgenaufnahme 4 Wochen nach dem Unfall zeigt einen Defekt im Bereich des Humeruskopfs, welcher als Kopffraktur gedeutet wird (Abb. 1b). Da die krankengymnastische Therapie zu keinem entscheidenden Fortschritt führt, erfolgt die stationäre Aufnahme in einer Fachklinik. Die diagnostische Beurteilung ergibt hier die Bestätigung der Diagnose einer Kopffraktur. 8 Wochen nach dem Unfallereignis erfolgt dann in einer weiteren Fachabteilung die Anfertigung einer transthorakalen sowie axialen Aufnahme und die Untersuchung unter Durchleuchtungskontrolle. Jetzt zeigt sich der nach dorsal gerichtete Kopf sowie in der axialen Aufnahme der sich in der Zwischenzeit ausgebildete Kopfdefekt. Dieser Defekt dürfte dadurch entstehen, daß die ventrale Fläche des Kopfs primär auf dem hinteren Pfannenrand sitzt, der sich durch die Bewegungen in de Kopf hineinarbeitet (Abb. 1c, d).

Intraoperativ fand sich die klinische Diagnose bestätigt. Beim Zugang von dorsal zeigte nach Eröffnung der Gelenkkapsel die Gelenkfläche nach dorsal; der Pfannenrand war in den ventralen Defekt eingefalzt. Es erfolgte die Reposition des Kopfs sowie das Anschrauben des abgerissenen Limbus durch 2 Spongiosaschrauben mit Unterlagscheiben (Abb. 1e, f). Die Lagerung erfolgte auf einer Abduktionsschiene mit Außenrotation des Arms. Ein Jahr nach dem operativen Eingriff hat der Patient noch mäßige Restbeschwerden. Elevation ist bis 130°, Abduktion bis 100° möglich. Nacken- und Schürzengriff können durchgeführt werden.

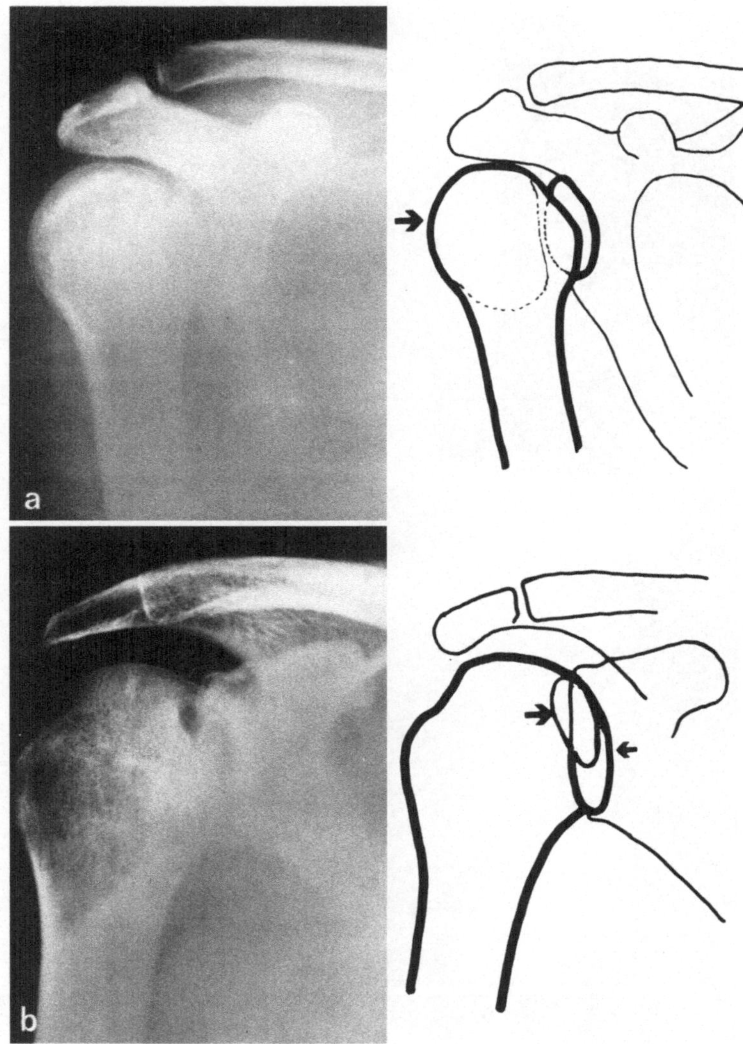

Abb. 1. a Röntgenbild (a.-p.) vom Unfalltag: Der Humeruskopf steht *scheinbar* regelrecht. Die Kopfgelenkfläche zeigt jedoch nach hinten-außen. **b** 4 Wochen nach dem Unfall steht der Kopf zur Pfanne gerichtet, da sich der hintere Pfannenrand in den ventralen Kopfteil eingegraben hat

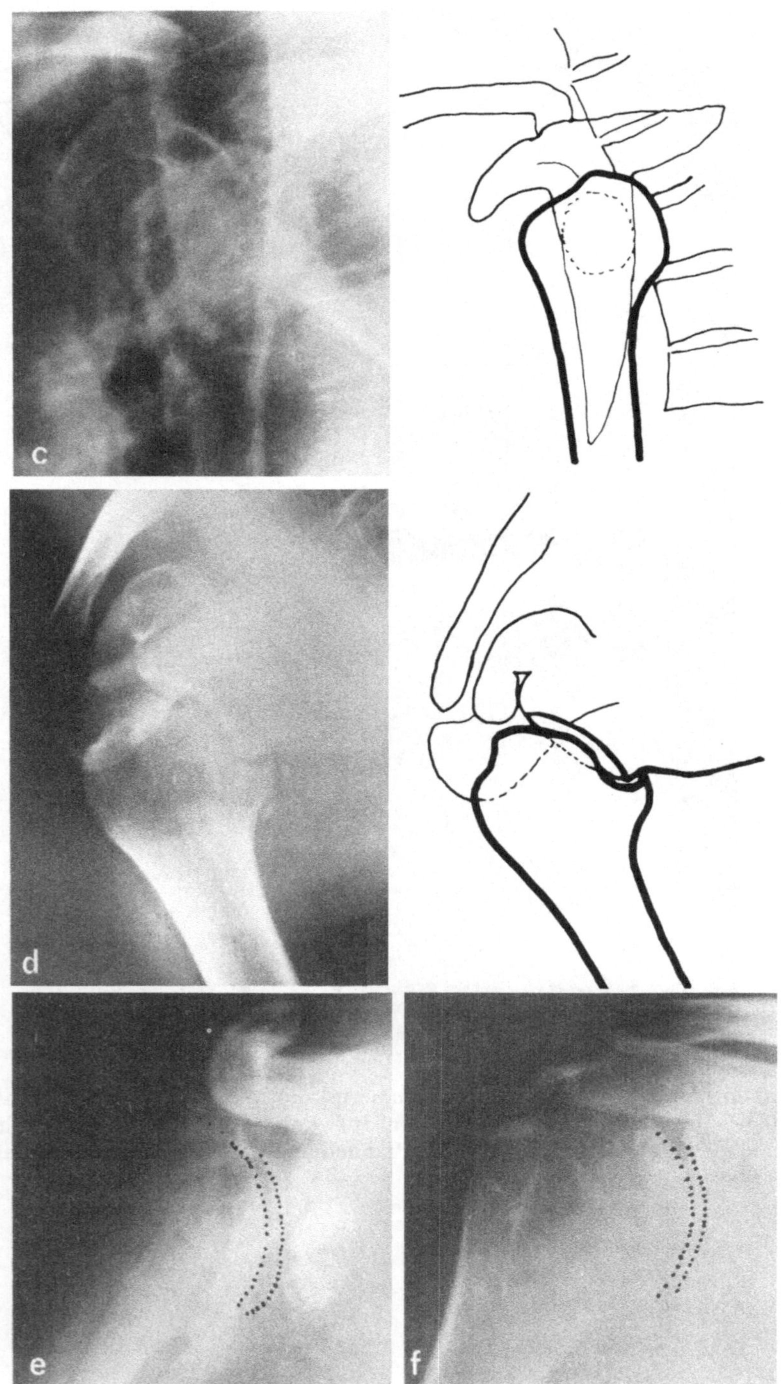

Abb. 1c—f

Abb. 1. c Die transthorakale Aufnahme mit der nach dorsal gerichteten Gelenkfläche sowie **d** die axiale Aufnahme sichern nach 8 Wochen die Diagnose einer hinteren Schulterverrenkung. Status nach Reposition von dorsal, Kapselraffung und Anschrauben des Limbus im a.-p.- (**e**) und im axialen Strahlengang (**f**)

◀━━━

Operative Verfahren

Bei den 5 eigenen Fällen haben wir 2mal eine operative Reposition von dorsal durchgeführt, wobei einmal der Limbus, zum anderen ein kortikospongiöser Block angeschraubt wurde. In 2 Fällen erfolgte die Reposition von ventral. Hier wurde in Anlehnung an das von McLaughlin angegebene Verfahren nach Reposition die durchtrennte Sehne des M. subscapularis in dem Kopfdefektbereich angeschraubt, um so eine Reluxation zu vermeiden. In einem Fall mußte der destruierte Kopf wegen starker Schmerzhaftigkeit entfernt werden, um bei einer über 80jährigen Frau eine Pflegefähigkeit zu erreichen (Tabelle 1). Weiterhin kann die Möglichkeit einer Derotation des Kopfs nach ventral und ggf. eine Anhebung einer noch frischenKopfimpression ins Auge gefaßt werden. Prinzipiell kann somit gesagt werden, daß die bekannten Verfahren für die habituelle vordere Schulterluxation auch bei der operativen Versorgung der hinteren Schulterverrenkung in umgekehrter Form Anwendung finden können.

Diskussion

Die Ursachen für das Übersehen einer hinteren Schultergelenkverrenkung liegen teilweise beim Patienten, der seine Beschwerden als Schulterprellung fehldeutet und den Arzt erst zu einem späteren Zeitpunkt aufsucht. Teilweise führt jedoch die nicht ganz charakteristische klinische Symptomatik und die Fehlinterpretation der a.-p.-Röntgenaufnahme zum Übersehen der Luxation. Die Symptomatik einer hinteren Verrenkung ähnelt in vielen Punkten einer reinen Schulterprellung [5]. Auch die Tatsache, daß es nach krankengymnastischer Beübung zu einer gewissen funktionellen Besserung kommt, kann den behandelnden Arzt in seiner Fehldiagnose bestätigen. Diese funktionelle Besserung ist darauf zurückzuführen, daß der hintere Pfannenrand sich in den Kopf eingräbt und so zu einem größeren Bewegungsspielraum führt. Durch diesen Defekt ist jetzt auch eine größere Außenrotation möglich, so daß in einem später durchgeführten Röntgenbild die Gelenkfläche jetzt zur Pfanne hin gerichtet zu sein scheint.

Zusammenfassung

Aufgrund einer uncharakteristischen klinischen Symptomatik sowie einer nicht ausreichenden röntgenologischen Diagnostik kann die reine hintere Schulterluxation übersehen werden. Die Gründe für das Übersehen können beim Patienten, aber auch beim behandelnden Arzt liegen. Alle Schulterverletzungen, bei denen die reine a.-p.-Aufnahme einen Gelenkspalt vermissen läßt und die Gelenkfläche in einer Position nach dorsal zeigt, sollten einer weiterführenden Diagnostik mit transthorakaler und axialer Aufnahme sowie Untersuchung unter Durchleuchtung zugeführt werden.

Die funktionellen postoperativen Ergebnisse bleiben in der Regel unbefriedigend.

Tabelle 1. Eigenes Krankengut veralteter hinterer Schulterluxationen (n = 5)

Alter (Jahre) Geschlecht	Unfallursache	Diagnose	Zeitraum vom Unfall bis zur operativen Versorgung und Ursache für die Spätversorgung	Therapie
60 m.	Sturz beim Skifahren auf den vorgehaltenen Arm	hintere Luxation	8 Wochen, Fehlinterpretation der Röntgenaufnahme	Reposition von hinteren Zugang, Kapselraffung, Anschrauben des Limbus
58 w.	Sturz unter Alkoholeinfluß	hintere Luxation mit partieller Plexusläsion	3 Wochen, Reluxation nach primärer Reposition	Operation nach McLaughlin
61 m.	Krampfanfall	hintere Luxation	? Wochen, Patient vermutete Zerrung	Reposition vom hinteren Zugang, kortikospongiöser Block am Pfannenrand
45 m.	Sturz auf die Schulter	hintere Luxation	7 Wochen, Patient vermutete Schulterprellung	Operation nach McLaughlin
83 w.	Sturz auf die Schulter bei Synkope	hintere Luxation mit Fraktur des Pfannenrandes bei schwerer Arthrose	4 Wochen, primäre Aufnahme auf einer internen Abteilung, chirurgisches Konsil nach 4 Wochen	Resektion des Kopfs wegen extremer Schmerzhaftigkeit zur Erreichung der Pflegefähigkeit

Literatur

1. Baumgartl F (1976) Schulter und Schultergürtel. In: Baumgartl F, Kremer K, Schreiber HW (Hrsg) Spezielle Chirurgie für die Praxis. Thieme, Stuttgart, S 114
2. Böhler L (1963) Behandlung der Schulterverrenkungen. In: Die Technik der Knochenbruchbehandlung, 12.–13. Aufl, Ergänzungsband. Maudrich, Wien, S 2619
3. Matter P (1982) Luxationen des Schultergelenkes. 15. Reisensburger Workshop. Springer, Berlin Heidelberg New York, S 239
4. Poigenfürst J (1976) Die hintere Schulterverrenkung. Hefte Unfallheilkd 126:83
5. Spängler H, Schmid L, Fasol P (1976) Zur Problematik der veralteten sog. hinteren Schulterluxation. Hefte Unfallheildk 126:89

Konservative Therapie bei Schultersteife

W. Spier

Die Schultersteife wurde bereits 1872 von Duplay als Periarthritis humeroscapularis beschrieben. Heute versteht man darunter ein ätiologisch uneinheitliches Krankheitsbild, das spontan oder posttraumatisch auftreten kann und seinen Ursprung in Veränderungen der Gelenkflächen, Schrumpfung von Rotatoren und Gelenkkapsel oder in einer Verödung der Bursa subacromialis hat. Meist spielen mehrere dieser Faktoren zusammen.

Eine frei bewegliche Schulter ist Voraussetzung dafür, daß man die Hand als Greiforgan an ihren Einsatzort bringen kann. Ziel jeder konservativen Behandlung einer Schultersteife muß daher ein volles Bewegungsausmaß der Schulter bei guter Kraftentfaltung der Muskulatur sein. Letztere ist nötig, um die Schulter zu stabilisieren.

Vor jeder konservativen Maßnahme steht selbstverständlich der Versuch, mechanische Hindernisse wie Narben und Gelenkstufen zu beseitigen. Die konservative Therapie stützt sich auf 3 Pfeiler, nämlich physikalische Maßnahmen, Krankengymnastik und medikamentöse Unterstützung. Diese 3 Therapeutika sollten abgestuft ineinandergreifen, sowohl hinsichtlich der Intensität als auch hinsichtlich des Zeitpunkts. Gerade bei posttraumatischen Schulterschäden ist die Mobilisation des Arms niemals „Nachbehandlung", sondern stets Begleitbehandlung vom 1. posttraumatischen Tag an. Sie sollte also nicht erst dann einsetzen, wenn der Unfallchirurg alle anderen, insbesondere die operativen Möglichkeiten ausgeschöpft hat.

Der Wert einer gezielten Krankengymnastik ist mittlerweile unumstritten, die Therapeuten werden von vornherein in den Behandlungsplan integriert und bei der Visite über Diagnose und therapeutische Erfordernisse informiert. Das Behandlungskonzept läßt sich gerade bei posttraumatischen Schultersteifen nie standardisieren, sondern ist auf den speziellen Fall auszurichten. Nicht nur der Therapeut muß an ein gutes Ergebnis glauben, sondern auch der Patient muß Gesundungswillen, Einsicht und Verständnis für die Therapie mitbringen. Steht ein Rentenwunsch im Vordergrund der Patientenpsyche, wird die Schulter trotz aller Bemühungen steif bleiben. Die Behandlung der Schultersteife ist stets langwierig und nicht selten für Patient und Therapeut enttäuschend. Ungeduld führt entweder zu Reizzuständen und Verschlechterung des Zustandsbildes oder zur Resignation.

Solange die Schulter stark schmerzhaft ist, sind aktive und v.a. passive Bewegungen verboten, die Schulter sollte auf einer Abduktionsschiene gelagert werden. Ein Desault-Verband ist nur für wenige Tage brauchbar. Je älter der Patient ist, desto stärker wird die Einsteifung in diesem Verband sein.

Vor Beginn der Therapie erhebt die Krankengymnastin einen Ausgangsstatus, der die möglichen Bewegungsausschläge schriftlich festhält und auch neurologische Ausfälle, z.B. solche des N. axillaris ermittelt. Die Vorbereitung der Schulter mit physikalischen Mitteln sollte die Therapie einleiten. Ein Armbad oder ein feuchtwarmer, nicht aber heißer Umschlag steigert die Durchblutung. Die Kryotherapie wirkt analgetisch, antiphlogistisch und muskelentspannend, die Eisbehandlung hat sich bei Reizerscheinungen und starken Schmerzen bewährt. Man sollte allerdings nur kurzdauernde Kältereize setzen. Heißluft ist absolut kontraindiziert. Vorsichtige Hochfrequenztherapie führt zwar über Wärmeentwicklung zu besserer Durchblutung, ist aber kontraindiziert bei liegenden Metallimplantaten. Niederfrequente Ströme sind bei Lähmungen angezeigt. Manualmassagen können Trapezius, Deltoideus, Bizeps, Trizeps und Halswirbelsäulenmuskulatur lockern. Sie sind jedoch bei frischen Verletzungen verboten, da sie die Verkalkung von Hämatomen begünstigen und eine Myositis ossificans hervorrufen können. Verboten ist auch die Verwendung eines Armtragetuchs, welches manche Patienten sehr lieben, das aber stets zu zusätzlichen Bewegungseinschränkungen führt.

Die Lagerung zur Übungsbehandlung erfolgt zunächst auf dem Rücken, um die Schwerkraft des Arms auszuschalten. Später sind Übungen im Sitzen, auf dem Hocker oder im Stand an der Sprossenwand angezeigt. Eine gute Übung ist Armpendeln in zunehmdner Rumpfbeuge, dies wird besonders von älteren Patienten gern geübt. Aktive Bewegungen sollte man in der Folge: Abduktion — Anterversion — Adduktion üben, erst später sind Rotation und diagonale Bewegungen angezeigt.

Der Patient sollte lernen, zu Beginn der Übung das Schulterblatt aktiv zu fixieren. Vergleichsübungen der gesunden Seite fördern das Verständnis. Zwischen den Übungen ist die Schulter schmerzfrei stabil zu lagern. Zur Muskelkräftigung dienen statische Spannungsübungen. Unter Kontrastspannen versteht man willkürliches An- und Entspannen der kontrakten Muskulatur. Passive Bewegungen sollte man sehr schonend und nie ruckweise üben.

Eine verhältnismäßig neue Behandlungsform sind PNF-Übungen nach Kabat und Knott („proprioseptive neuromuscular faciliation"). Sie üben koordinierte Komplexbewegungen, die in Bewegungsmustern von ganzen Gliederketten vollzogen werden. Diese „Patterns" werden von distal nach proximal gegen manuellen Widerstand geübt, wobei man bei größtmöglicher Dehnung beginnt und bei größtmöglicher Kontraktion endet. Der manuelle Kontakt der Krankengymnastin wirkt als taktiler Reiz im Sinne von Zug und Druck. Alle Übungen sollten die Schmerzgrenze nicht wesentlich überschreiten. Sie erfordern viel Konzentration. Sitzungen von etwa 20 min Dauer sind daher ausreichend. Hausaufgaben sind sehr nützlich.

Medikamentös kann man Antiphlogistika und Analgetika anwenden. Kortisoninjektionen ins Gelenk sind gefährlich. Sie können Geleninfekte, aber auch Knochen- und Knorpelnekrosen verursachen.

Erst wenn die Schulter weitgehend frei beweglich, schmerzlos und kraftvoll geworden ist, sollte man Übungsgeräte einsetzen. Bewährt haben sich leichte Geräte, wie Keule, Ball und Seil. Schwimmen ist nicht so günstig, wie man gemeinhin annimmt. Am besten wird Rückenschwimmen mit Armbewegungen neben dem Körper vertragen. Kraul- und Brustschwimmen ist gefährlich, wenn es allzu sportlich betrieben wird. Die Gruppentherapie faßt ähnlich behinderte Patienten z.B. in einer Armgruppe zusammen. Übungen mit dem Medizinball und am Rollenzug vervollständigen hier das Programm. Bei Ballspielen sollte Ausholen und Abfangen hinter der Körpermitte vermieden werden, damit nicht Rupturen in der narbigen Rotatorenmanschette entstehen. Verboten sind zunächst Zieh- und Stemmübungen und die Arbeit mit dem Schleuderball. Solange eine Schwäche der Schultermuskulatur besteht, sind Hand-, Volley- und Wasserball kontraindiziert. Besonders langwierig ist die Behandlung einer Sudeck-Dystrophie. Sie kann auch die Schulter betreffen und dort schwerste Bewegungseinschränkungen verursachen. Der Endzustand ist erst nach 1—2 Jahren erreicht. Im 1. Stadium dominiert die medikamentöse Therapie mit Tanderil, Hyderin und Valium sowie Ruhigstellung auf der Abduktionsschiene. Im 2. Stadium ist die Blutzirkulation zu fördern und die Muskulatur bis zur Schmerzgrenze zu aktivieren und zu stärken. Im 3. Stadium ist aktive Krankengymnastik gegen zunehmenden Widerstand und vorsichtiges passives Üben angezeigt, eine Mobilisation in Narkose aktiviert den Zustand und ist zu vermeiden.

Die Skala konservativer Behandlungsmöglichkeiten der Schultersteife wäre nicht vollständig, würde man die Beschäftigungstherapie vergessen. Hier soll nicht nur dem Patienten die Zeit vertrieben, sondern ein nützlicher, praxisbezogener Bewegungsablauf geübt werden. Die Übung von Gebrauchsbewegungen, ein Haushaltstraining oder eine gezielte Arbeitstherapie sollte die Rückkehr in den Alltag erleichtern. Ist eine ausreichende Schulterbeweglichkeit nicht mehr zu erreichen, kann man einen Wechsel des Arbeitsplatzes unter Mitwirkung des Berufshelfers oder des Arbeitsamts diskutieren. Teamwork ist also, wie so oft in der Unfallchirurgie, auch bei der posttraumatischen Schultersteife dringendes Gebot.

Schultersteife und Narkosemobilisation

H.J. Refior und C. Melzer

Der Begriff der Schultersteife ist definiert durch eine partielle oder totale Bewegungseinschränkung im betroffenen Schultergelenk, die mit einer mehr oder weniger ausgeprägten
Schmerzhaftigkeit einhergehen kann.

Für ihre Entstehung werden zahlreiche Ursachen verantwortlich gemacht [2, 15].

Neben den von Bloch u. Fischer [4] beschriebenen Verletzungen des Schultergelenks
in Form von Kontusionen, Distorsionen, Luxationen und Frakturen, werden darüber
hinaus von Codman [5] und neuerdings auch von Thomas et al. [15] geringfügige Traumen
als Ursache für eine Schultersteife angeschuldigt.

Lundberg [11, 12] dagegen konnte bei einer umfassenden Auswertung seines Krankenguts derartige ursächliche Zusammenhänge nicht nachweisen. Das adäquate Trauma wird
aber auch von ihm als häufiger Anlaß für eine Schultersteife gewertet.

Die Häufigkeit einer traumatisch bedingten Schultersteife wird in der Literatur unterschiedlich angegeben. Dies dürfte im wesentlichen darauf zurückzuführen sein, daß die
Zusammensetzung des ausgewerteten Krankenguts zwangsläufig klinik- und fachspezifisch
geprägt ist (Tabelle 1).

Morphologisch liegt der Schultersteife eine Schrumpfung und Verdickung der Schultergelenkskapsel zugrunde, die histologisch als Kapselfibrose definiert und durch eine vermehrte Fibroblasteneinsprossung gekennzeichnet ist [12].

Die Diagnose der posttraumatischen Schultersteife beruht unter Berücksichtigung der
anamnestischen Angaben auf dem klinischen und arthrographischen Befund. Letzterer ist
durch die Schrumpfung des axillären Rezessus sowie durch einen meist am Collum anatomicum begrenzten, wellig konturierten Kontrastmittelschatten gekennzeichnet (Abb. 1).

Nach diagnostischer Abklärung kommen in der Regel krankengymnastische, physikalische und medikamentöse Maßnahmen zur Anwendung. Neuerdings werden auch manual-
therapeutische Maßnahmen empfohlen, die in unserem Krankengut schon mit Erfolg angewendet werden konnten.

In das Behandlungskonzept der Schultersteife gehört aber auch die Narkosemobilisation,
die nach wie vor als kontrovers diskutierte Methode angesehen wird. Sie ist nach unserer

Tabelle 1. Schultersteife und Trauma

Autoren	n (gesamt)	Trauma n (%)
Baumgartner u. Wagenhäuser [2]	155	51 (33%)
Helbig u. Winter [7]	76	29 (38%)
Thomas et al. [15]	30	16 (53%)
Lundberg [11]	216 (232 Schultern)	34 Schultern 15%
Meyerding [13]	150	36 (24%)

146

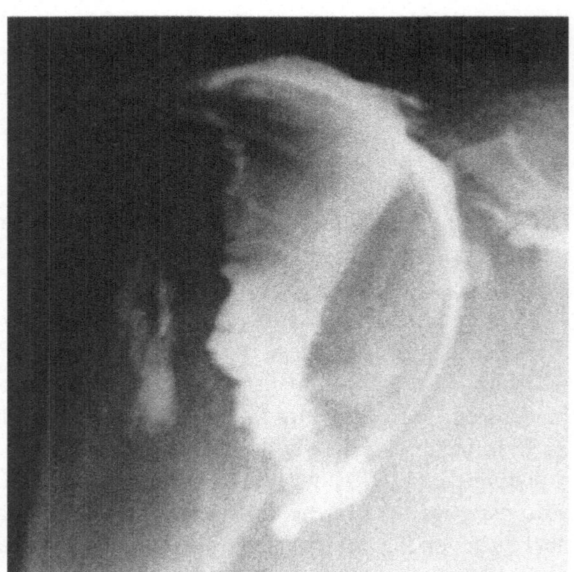

Abb. 1. Arthrografie des Schultergelenks bei Schultersteife

Auffassung dann indiziert, wenn mit den aufgezählten Maßnahmen auch nach 6−8 Wochen
konsequenter Vorbehandlung keine Besserung erzielt werden konnte.
Mögliche Kontraindikationen sind zu berücksichtigen (s. folgende Übersicht).

Indikation und Kontraindikation zur Narkosemobilisation bei
posttraumatischer Schultersteife

Indikation: Therapieresistenz nach 6−8 Wochen
krankengymnastischer, physikalischer
und medikamentöser Behandlung.
Kontraindikationen: Verzögerte Frakturheilung,
bekannte Weichteilläsionen,
ausgeprägte Osteoporose.

Für die Narkosemobilisation sind einige Voraussetzungen zu fordern, zu denen neben
einer kritischen Indikationsstellung, eine umfassende Aufklärung des Patienten sowie
eine ausreichende ärztliche Erfahrung zählt. Letztere Voraussetzung beinhaltet, daß die
Narkosemobilisation nicht von den jüngsten Assistenten durchgeführt wird.
Im Gegensatz zu Bloch u. Fischer [4], die eine ambulante Narkosemobilisation empfehlen
und eine Hospitalisierung als nicht notwendig erachten, sind wir mit Helbig u. Winter [7]
der Auffassung, daß die Narkosemobilisation unter stationären Bedingungen zu erfolgen
hat. Nicht zuletzt muß eine konsequente Mitarbeit des Patienten in der Nachbehandlungsphase gefordert werden.
Gemeinsam mit Keyl [8] und anderen vertreten wir die Ansicht, daß die Mobilisation
in Intubationsnarkose bei gleichzeitiger Muskelrelaxation durchgeführt werden muß.

Thomas et al. [15] halten dagegen die intravenöse Gabe von 20 mg Valium zur Durchführung des Eingriffs für ausreichend.

Die Narkosemobilisation erfolgt in Rückenlage des Patienten, wobei die betroffene Schulter über den Tischrand herausragen sollte, um frei zugänglich zu sein. Während das Schulterblatt von einer Hilfsperson fixiert wird, erfolgt nach vorsichtiger Narkoseuntersuchung zunächst die Lockerung der meist nur geringfügig eingeschränkten Elevation.

Die etwas kräftiger durchzuführende Abduktion führt in der Regel zu einer hörbaren Sprengung des axillären Kapselrezessus und zu einer plötzlichen Verbesserung des abduktorischen Bewegungsausmaßes.

In der Folge wird dann bei Abduktion des Oberarms und rechtwinkliger Beugung des Unterarms eine Innen- und Außenrotation durchgeführt, die nicht selten auf einen plastischen Widerstand stößt. In solchen Situationen kann, mit der nötigen Vorsicht, die mobilisierende Kraft verstärkt werden.

Wegen der damit verbundenen Frakturgefahr sollte ein solches Manöver nur mit einem kurzen Hebelarm und mit vorsichtig dosierter Kraftsteigerung angewendet werden.

Lundberg [11] weist in diesem Zusammenhang darauf hin, daß sich nicht alle Schultern bis zu einem freien Bewegungsumfang mobilisieren lassen. Derartige Widerstände in der Überwindung der Rotationsbehinderung veranlaßten Helbig u. Winter [7] zu der Empfehlung, primär Zurückhaltung zu üben und eine spätere Wiederholung der Narkosemobilisation anzustreben.

Diese Auffassung wird jedoch nur von Bloch u. Fischer [4] geteilt, die in schweren Fällen 2–3 Sitzungen zur vollständigen Mobilisation vorschlagen; ein Vorgehen, das in Anbetracht der mit der Mobilisation verbundenen iatrogenen Traumatisierung des Schultergelenks nicht zu vertreten ist.

In jedem Fall sollte aber nach der Narkosemobilisation eine Röntgenkontrolle des Schultergelenks in 2 Ebenen erfolgen, um mobilisationsbedingte Infraktionen, Frakturen oder gar Luxationen ausschließen zu können.

Während in der Durchführung der Mobilisationstechnik bei allen Autoren im wesentlichen Übereinstimmung besteht, wird die Nachbehandlungsphase durch unterschiedliche Maßnahmen gekennzeichnet.

Unser Vorgehen, das sich an den Empfehlungen von Keyl [8] orientiert, beinhaltet neben der Lagerung des Arms auf einer Thoraxabduktionsschiene medikamentöse, physiotherapeutische und physikalische Maßnahmen.

So erfolgt direkt nach der Mobilisation eine intraartikuläre Injektion eines Lokalanästhetikums. Die von anderen Autoren [7, 15, 10] geübte lokale Kortikosteroidinjektion muß hinsichtlich ihrer Wirkung aufgrund vergleichender Untersuchungen [9, 14] in Zweifel gezogen werden. Dies gilt in gleicher Weise für die von Baumgartner u. Wagenhäuser [2] für die Nachbehandlung empfohlene orale Steroidapplikation. Bayley u. Kessel [1] stellten erst kürzlich im Rahmen einer Pilotstudie fest, daß mit dem Gebrauch von oralen Steroiden in der Nachbehandlungsphase kein Vorteil verbunden ist.

Die von mehreren Autoren angegebene, offensichtlich dem Steroideinfluß zugeschriebene komplikationslose Nachbehandlung, ist u.E. zu einem wesentlichen Teil der funktionellen, krankengymnastisch geleiteten Übungsbehandlung und der gleichzeitigen Gabe von Analgetika zuzuschreiben.

Wir empfehlen daher, noch am Tag der Mobilisation mit der Aufnahme passiver und aktiver Übungen zu beginnen. Analgetika sowie Antiphlogistika werden in den ersten Tagen routinemäßig verwendet. Später werden sie nur bei Bedarf gegeben.

Eine zusätzliche lokale Kryotherapie, wie sie auch von Baumgartner u. Wagenhäuser [2] empfohlen wird, kann das Behandlungskonzept vervollständigen.

Es steht außer Zweifel, daß eine konsequent angewandte Therapie zu guten subjektiven und objektiven Ergebnissen führen kann.

Über äußerst zufriedenstellende Spätresultate wird z.B. von Bisaz [3] berichtet. Dieser Autor stellt heraus, daß es einmal einen Unterschied zwischen den objektiven Befunden und den subjektiven Angaben des Patienten gibt, der darin besteht, daß eine noch vorhandene Bewegungseinschränkung nach der Mobilisation häufig von den Patienten subjektiv nicht als störend empfunden wird. Zum anderen konnte Bisaz [3] nachweisen, daß das Intervall zwischen dem Auftreten der Schultersteife und der Mobilisation hinsichtlich seiner Länge für das Endresultat bedeutungslos ist. Diese Feststellungen werden von Baumgartner u. Wagenhäuser [2] bestätigt. Über eindrucksvolle Ergebnisse berichtet auch Lundberg [11, 12].

Dieser Autor konnte für all seine nachuntersuchten Patienten die Wiederherstellung einer freien Beweglichkeit verzeichnen. Er wies allerdings darauf hin, daß die Dauer der subjektiven Symptome in seinem Patientengut erheblich variierte. Auch Helbig u. Winter [7] heben die guten Ergebnisse hervor, die sie sowohl bei degenerativen als auch bei posttraumatischen Schultersteifen in gleichem Umfang beobachteten.

Dagegen stehen allerdings die unbefriedigenden Resultate anderer Autoren [2], die bei traumatisch bedingten Schultersteifen nach der Mobilisation registriert werden konnten. Die von Keyl [8] publizierten Ergebnisse der Münchener Klinik unterstützen diese Ansicht und lassen die Feststellung berechtigt erscheinen, daß die nicht traumatisch bedingte Schultersteife eine bessere Prognose als die traumatische Schultersteife aufweist.

Wenn die Narkosemobilisation der Schultersteife trotzdem als eine erfolgreiche Behandlungsmethode zur Wiederherstellung einer schmerzfreien Schulterfunktion dargestellt wird [7, 8], dann sollte nicht unerwähnt bleiben, daß dies nur dann gelten kann, wenn Komplikationen vermieden werden.

Es trifft ohne Zweifel zu, daß eine klare Indikationsstellung und eine schonende Technik Komplikationen wie z.B. Frakturen und Schulterluxationen vermeiden helfen.

Auch dürfte unbestritten sein, daß in Kombination mit einer sachgerechten Nachbehandlung eine Verkürzung des Krankheitsverlaufs und eine eindrucksvolle Verbesserung des Bewegungsausmaßes erzielt werden kann.

Die Narkosemobilisation stellt somit ein zusätzliches wertvolles Verfahren dar, das aber, wenn therapeutische Enttäuschungen vermieden werden sollen, in der Behandlung der Schultersteife nicht als primäres Routineverfahren zum Einsatz kommen darf.

Literatur

1. Bayley JIL, Kessel L (1982) Treatment of the frozen shoulder by manipulation: a pilot study. In: Shoulder surgery. Springer, Berlin Heidelberg New York
2. Baumgartner H, Wagenhäuser FJ (1981) Die Schultersteife und ihre Behandlung — Ergebnisse der Mobilisation in Narkose. Orthopäde 10:238

3. Bisaz R (1970) Spätresultate nach Mobilisation der eingefrorenen Schulter in Narkose. Dissertation, Universität Zürich
4. Bloch J, Fischer FK (1958) Probleme der Schultersteife. (Documenta rheumatologica geigy 15). Geigy, Basel
5. Codman EA (1934) The shoulder. Todd, Boston
6. Ennevaara K (1967) Painful shoulder joint in rheumatoid arthritis. Acta Rheumatol Scand (Suppl) 11
7. Helbig B, Winter R (1981) Die Mobilisation der Schultersteife — Indikation, Technik und Ergebnisse. Hefte Unfallheilkd 153:505
8. Keyl W (1981) Narkosemobilisation bei Schultersteife. Hefte Unfallheilkd 153:509
9. Lee M, Haq A, Wright V, Longton EB (1973) Periarthritis of the shoulder: a controlled trial of physiotherapy. Physiotherapy 59:312
10. Lloyd-Roberts GC, French PR (1959) Periarthritis of the shoulder. Br Med J 1:1569
11. Lundberg BJ (1969) The frozen shoulder. Acta Orthop Scand (Suppl) 119
12. Lundberg BJ (1982) Pathomechanics of the frozen shoulder and the effect of the brisement force. In: Shoulder surgery. Springer, Berlin Heidelberg New York
13. Gestrichen
14. Quinn CE (1965) Frozen shoulder: evaluation of treatment with hydrocortisone injections and exercises. Ann Phys Med 8:22
15. Thomas D, Williams RA, Smith DS (1980) The frozen shoulder: a review of manipulative treatment. Rheumatol Rehabil 19:173

Die operative Behandlung der Schultersteife

O. Wörsdörfer und G. Wasmer

Die Einschränkung oder der Verlust der aktiven Schulterbeweglichkeit kann durch eine Vielzahl von Veränderungen oder Verletzungen an Nerven, Muskeln, Sehnen, Knochen oder Gelenkkapsel im Nacken- und Schultergürtelbereich hervorgerufen werden. Als Ursache der Bewegungseinschränkung können generell eine schmerzreflektorische Schonung des Gelenks mit nachfolgender Kapselschrumpfung, verletzungsbedingte Weichteilveränderungen und mechanische Behinderung der Beweglichkeit sowie idiopathische degenerative Veränderungen im Schultergürtelbereich angesehen werden [1, 8].

Im Gegensatz zu den belasteten Gelenken der Hüfte und des Kniegelenks sind die pathologischen Veränderungen am Schultergelenk nicht durch eine Arthrose gekennzeichnet, sondern in erster Linie durch Veränderungen der sehnigen Strukturen und der Gelenkkapsel.

Für die Behandlung des Schulterschmerzes und der eingeschränkten Schultergelenkbeweglichkeit ist eine genaue Diagnose der Ursachen erforderlich. In der Differentialdiagnose des Schulterschmerzes lassen sich folgende große Gruppen unterteilen:

1) Zervikalsyndrome,
2) Läsionen mit Schulter-Nacken-Schmerzen,
3) Läsionen mit vorwiegenden Schulterschmerzen,
4) Schulter-Arm-Syndrome,
5) Schulter-Hand-Syndrome.

Die unter dem Sammelbegriff der „Periarthritis humeroscapularis" zusammengefaßten verschiedenen klinisch-pathologischen Krankheitsbilder betreffen Läsionen oder degenerative Veränderungen der Schulteranschlußgelenke, Sehnen, Bändern und der Gelenkkapsel und führen am häufigsten zu Einschränkungen der Schultergelenkbeweglichkeit. Eine nähere Unterteilung der Läsionen mit vorwiegenden Schulterschmerzen ist in Bezug auf eine adäquate Therapie sinnvoll.

Es können folgende klinisch-pathologische Krankheitsbilder unterschieden werden:

1) degenerative Tendinitis,
2) Tendinitis calcarea,
3) Läsionen der Rotatorenmanschette,
4) Läsionen der Bizepssehne,
5) Arthrose und Arthritis des Akromioklavikulargelenks,
6) die eher seltene Schulterarthrose.

Aufgrund der pathologisch-anatomischen Veränderungen lassen sich Folgezustände der degenerativen Tendinitis und der Läsionen der Rotatorenmanschette als sog. Impingement-Syndrom bezeichnen, da durch die degenerative Veränderung der Sehnenplatte die subakromiale Gleitfähigkeit des Humeruskopfs eingeschränkt wird. Als Folgezustände von verletzungsbedingten Kapselbandveränderungen und als Restzustände nach Rotatorenverletzungen oder der degenerativen Tendinitis resultiert eine adhäsive Kapsulitis der Schulter mit einer erheblichen Einschränkung der Schultergelenkbeweglichkeit bis zur vollkommenen fibrösen Schultersteife.

Ein isoliertes Krankheitsbild mit massiver Einschränkung der Schultergelenkbeweglichkeit stellt die sog. idiopathische „frozen shoulder" dar. Diskutiert werden autoimmunologische Reaktionen des periartikulären Bindegewebes [1, 8].

Bemerkungen zu Anatomie und Physiologie des Schultergelenks

Das Schultergelenk stellt mit den Anschlußgelenken des sternoklavikulären Gelenks, des Akromioklavikulargelenks, des Skapulohumeralgelenks und der darin enthaltenen Gleitschichten das beweglichste Gelenk des menschlichen Körpers dar. Daneben wird durch die weite Gelenkkapsel, insbesondere durch den weiten, gefalteten Recessus axillaris, eine große Beweglichkeit erlaubt, ohne daß das normale Schultergelenk eine besondere Neigung zur Luxation zeigt [17].

Von pathologisch-anatomischer Bedeutung sind die Rotatorenmanschette, die subakromiodeltoidale Gleitschicht und die Gelenkkapsel. Das knöcherne Schulterdach wird ergänzt durch ein straffes Ligament, welches den Schulterdachbogen nach ventral vervollständigt. Dieses korakokromiale Band kann neben dem Akromion bei Höhertreten des Kopfs durch ein proximal verlagertes Tuberculum majus nach einer Fraktur zu einer Passagebehinderung des Humeruskopfs bei der Abduktion führen. Die subakromiodeltoidale Bursa stellt ein sog. Nebengelenk des Schultergelenks dar, es wirkt als Polster und Umlenkpunkt bei der Abduktion des Humeruskopfs und gestattet ihm, sich mit einem Minimum an Reibung unter dem Schulterdach zu bewegen. Bei der Abduktion wird durch die Anspannung des M. supraspinatus und durch die Bursa subdeltoida der Humeruskopf nach axillar gedrückt, so daß er frei in den subakromialen Raum eingleiten kann [4, 16].

Bei der Elevation des Arms und bei der Abduktion wird eine Innenrotationsposition des Arms eingenommen, dabei gleitet das Tuberculum majus nicht unter das knöcherne Akromion, sondern unter das Lig. acromioclaviculare. Erst bei Außenrotation des Arms kommt es zum Eingleiten des Tuberculum majus unter das Akromiondach. Dies zeigt sich auch in der klinischen Praxis, wo der Schmerzbogen bei der degenerativen Tendinitis oder Rotatorenmanschettenruptur geringer ist, wenn der Arm in Innenrotation abduziert wird. Für die operative Therapie hat diese physiologische Stellung zur Folge, daß eine alleinige Erweiterung des knöchernen Akromiondachs nicht zu dem gewünschten Erfolg führen kann, wenn eine gleichzeitige Resektion des korakoakromialen Bandes unterlassen wird [8, 11, 16].

Degenerative Tendinitis

Als Ursache der degenerativen Tendinitis der Rotatorenmanschette werden Abnützungserscheinungen in Form von partiellen Sehnennekrosen aufgrund immer wiederkehrender Schulterbewegungen mit partiellen Einklemmungen unter das Schulterdach angenommen. MacNab [14] konnte in mikroangiographischen Studien zeigen, daß bei den Abduktionsbewegungen Zonen verminderter Durchblutung im Ansatz der Supraspinatussehne mit Auflösungen der kollagenen Fibrillen zu finden sind. Dies führt zu einer partiellen Sehnennekrose mit Abrieb von nekrotischen Gewebe, welches wiederum reaktive entzündliche Proliferationen mit Verklebungen und Schmerzen hervorruft. Als Folgezustand dieser Sehnennekrose treten neben der schmerzhaften Bewegungseinschränkung in der späteren

Phase Teilrupturen der Rotatorenmanschette auf, so daß sowohl klinisch als auch pathologisch-anatomisch der Übergang zur degenerativen Rotatorenmanschettenruptur fließend
ist.

Die Behandlung der degenerativen Tendinitis ist überwiegend konservativ, mit einer
konsequenten konservativen Therapie lassen sich in > 90% der Fälle gute Resultate erzielen
[1]. Als konservative Behandlungsmaßnahmen stehen krankengymnastische Übungsbehand-
lungen im Vordergrund, um den Verlust der Schultergelenkbeweglichkeit zu vermeiden,
daneben haben sich antiinflammatorische Medikamente und zusätzlich eine Kräftigung der
Schultergürtelmuskulatur bewährt. Erst bei Versagen einer konservativen Therapie > 6
Monate ist die Indikation zur operativen Behandlung gegeben [1, 8].

Das Prinzip der operativen Behandlung ist die Wiederherstellung des subakromialen
Gleitraums, dies geschieht am besten durch die Erweiterung des subakromialen Dachs.
Neer [15] hat 1972 die partielle vordere Akromionplastik angegeben. Dabei ist zu bedenken, daß nicht das Akromion in seinem lateralen Anteil reseziert wird, sondern der vordere
Anteil des Akromions mit Resektion des korakoakromialen Bandes. Die degenerativ veränderten Sehnenanteile, insbesondere Teile der Sehnennekrose, welche aufgequollen sind
sowie der Sehnenabrieb mit dem entzündlichen Granulationsgewebe werden entfernt.

Anschließend wird auf eine Abduktionsschiene für 3–4 Wochen der Arm gelagert und
aus dieser Schiene heraus aktive und passive Bewegungsübungen durchgeführt.

Tendinitis calcarea

Die schmerzhafteste Veränderung am Schultergelenk ist die akute Tendinitis calcarea. Die
Kalkablagerungen liegen hauptsächlich in der Supraspinatussehne, gelegentlich auch in der
Infraspinatussehne und in der Sehne des M. subscapularis. Das klinische Bild ist geprägt von
symptomlosen Kalkablagerungen in den Sehnen bis zur äußerst schmerzhaften akuten
Tendinitis [5].

Die Behandlung ist in der überwiegenden Anzahl der Fälle konservativ, auf eine ruhig-
stellende Therapie mit medikamentöser antiinflammatorischer Behandlung kommt es
meistens rasch zu einer Besserung der Beschwerden.

Größere Kalkablagerungen in den Sehnen können einmal zu einer mechanischen Behinderung der Abduktion des Arms führen, zum anderen kann sich die Kalkablagerung verflüssigen und in die subakromiale Burse perforieren und so eine partielle Ruptur der Rotatorenmanschette hervorrufen.

Die Indikation für eine chirurgische Exzision der Kalkablagerungen sehen wir bei der
Tendinitis calcarea dann gegeben, wenn große Kalkablagerungen auch symptomlos vorhanden sind oder wenn auf eine konservative Behandlung keine Besserung erreicht wird.
Es ist bei der Indikationsstellung zur operativen Behandlung der Tendinitis calcarea jedoch
darauf hinzuweisen, daß in vielen Fällen eine Spontanheilung eintritt und zur Vermeidung
einer unnötigen Operation hier eine kritische Haltung eingenommen werden sollte [5].
Unter allen Umständen sollte jedoch die Perforation des größeren Kalkherdes in die Bursa
subacromialis vermieden werden. Ist der Kalkherd in die Bursa subacromialis perforiert,
sollte neben der Exzision eine Resektion des Lig. coracoacromiale durchgeführt werden,
da die entzündlichen Veränderungen zu einer Behinderung der Gleitfähigkeit des Humeruskopfs unter das Schulterdach in Form eines sog. Impingement-Syndroms führen. Gschwend

et al. [5] haben in einer außerordentlich kritischen Arbeit auf das Problem der Tendinitis calcarea und deren operative und konservative Behandlung hingewiesen.

Läsionen der Rotatorenmanschette

Die frische traumatische Ruptur der Rotatorenmanschette ist weit seltener, und zwar häufig im Rahmen von Luxationsfrakturen am proximalen Humerus als die sehr häufigen degenerativen Rupturen aufgrund einer Sehnennekrose. Die Rotatorenmanschette der Schulter erliegt in zunehmendem Alter und insbesondere bei einer Arbeitstätigkeit mit erhobenem Arm degenerativen Prozessen aufgrund einer Durchblutungsstörung der Sehnenplatte mit trophischer Veränderung, Sehnennekrose entzündlicher Reaktion und schließlich der degenerativen Ruptur [1, 7, 8, 10, 14, 15, 16]. Bei der Abduktion des Arms wird der subakromiale Raum stark eingeengt und die Sehnenplatte komprimiert. Dadurch kommt es zu Gefügestörungen des kollagenen Bindegewebes und der längsverlaufenden Gefäße, die den degenerativen Prozeß starten. Diese Veränderungen konnten durch MacNab [14] experimentell nachgewiesen werden. Aufgrund der Sehnenruptur und der reaktiven Entzündungen kommt es zu einer z.T. erheblichen Bewegungseinschränkung im Schultergelenk.

In der Behandlung der Rotatorenmanschettenruptur herrscht noch Uneinigkeit, nach Jäger [7] und Keyl [10] sollte jedoch die frische Ruptur mit komplettem Funktionsausfall möglichst frühzeitig operativ durch Rekonstruktion der Rotatorenmanschette behandelt werden. Die veralteten degenerativen Rotatorenmanschettenrupturen bedürfen häufig keiner chirurgischen Behandlung, die Indikation für eine operative Behandlung wird von mehreren Autoren gesehen, wenn trotz mehrwöchiger konservativer Behandlung keine ausreichende Funktion des Schultergelenks erreicht wird oder therapieresistente Schmerzzustände zurückbleiben [1, 7, 8, 10, 16, 19].

Das Ziel der operativen Behandlung ist neben der Rekonstruktion der Rotatorenmanschette die Erweiterung des subakromialen Gleitraums. Die Indikation zur operativen Behandlung der Rotatorenmanschettenruptur ist sehr differenziert zu stellen, in der Publikation von Platte et al. [16] sowie in den Arbeiten von Jäger u. Keyl [7, 10] wird darauf eingegangen.

Für die Behandlung der infolge einer Rotatorenmanschettenruptur eingetretenen therapieresistenten Bewegungseinschränkung steht die Erweiterung des subakromialen Gleitraums mit vorderer Akromionplastik nach Neer [15] und Resektion des korakoakromialen Bandes im Vordergrund.

Obschon nicht alle Rotatorenmanschettenrupturen, insbesondere die breitbasigen degenerativen Rupturen rekonstruiert werden können, insbesondere dann, wenn bereits eine retraktive Kapsulitis eingetreten ist, lassen sich mit der Akromionplastik nach Neer und der Resektion des korakoakromialen Bandes gute funktionelle Ergebnisse erzielen [7, 8, 10, 11, 14, 15].

Die Akromionplastik nach Neer muß sehr sorgfältig durchgeführt werden, da bei ungenügender Resektion des ventralen Akromions und Resektion des korakoakromialen Bandes ungenügende Ergebnisse erzielt werden. Neer [15] selbst weist in seiner Publikation auf die Fehlermöglichkeiten der Akromionplastik hin. In vielen Fällen muß das akromioklavikuläre Gelenk mitreseziert werden, da es durch Ersatzbewegungen zu einer kompensatorischen

Überbeweglichkeit im Akromioklavikulargelenk kommt, welche selbst Ausgangspunkt von Schulterbeschwerden sein kann. Unerläßlich ist die Resektion des korakoakromialen Bandes, da gerade in Innenrotation der Humeruskopf nicht unter das Akromion sondern unter das Band gleitet. Bei allzu ausgedehnter Resektion des Akromions ergeben sich Refixationsprobleme des M. deltoideus mit Instabilitäten am Schultergelenk sowie kosmetisch unzureichende Schulterdeformitäten.

Von Grammont [4] wurde in neuerer Zeit die Verschiebeosteotomie des Akromions in 3 Ebenen angegeben, die wesentliche Vorteile gegenüber der Akromionresektion nach Neer bringen soll. Durch Elevation des Akromions wird die Passage für den Durchtritt der Supraspinatussehne erweitert, die Lateralverschiebung verändert die Wirkung des M. deltoideus am Beginn der Abduktion. Die vorderen Muskelteile werden nach vorne, die mittleren nach außen verschoben, die hinteren Anteile werden als Hilfsabduktor wirken können. Die Rotation nach vorne vermindert die Distanz zwischen Akromion und Korakoid und entspannt dadurch das Lig. coracoacromiale. Der Hauptursprung des M. deltoideus wird nach ventral verschoben, dadurch wird der Hebelarm vergrößert und seine Wirkung verstärkt. Der dritte Effekt besteht darin, daß der dorsal adduzierende Anteil des M. deltoideus in eine Abduktionsposition gebracht wird. Dadurch kann die fehlende Abduktion aufgrund der rupturierten Supraspinatussehne kompensiert werden.

Eine ähnliche Technik der Akromionosteotomie wird von Leonard [13] angegeben. Hierbei wird eine Keilresektion des Akromions durchgeführt, die Schulter abduziert, so daß der distale Teil des Akromions mit dem korakoakromialen Band eleviert.

Bei 22 durchgeführten Operationen mit der Akromionosteotomie gibt Grammont [4] in 17 Fällen ein beachtliches klinisches Resultat an, 7 Patienten zeigen ein normales Schultergelenk ohne Bewegungseinschränkung, ohne Kraftverlust und ohne Beschwerden, weitere 7 Patienten nur geringgradige intermittierende oder wetterabhängige Beschwerden und geringgradige Bewegungseinschränkung.

Für ältere Patienten mit ausgedehnten Läsionen der Rotatorenmanschette und erheblichen Bewegungseinschränkungen wird von Grammont [4] die sog. Acropole-Prothese angegeben. Sie besteht aus einem Prothesenteil aus Polyäthylen, der das Tuberculum-majus-Massiv ersetzt, und artikuliert bei Abduktion mit einer Metallgleitfläche unter dem Akromion zum Korakoid. Die Zielsetzung der Acropole-Prothese ist nach Grammont die Wiederherstellung der Unabhängigkeit der mechanischen Schulter von der dynamischen Schulter mittels eines Interpositiums von einer gewissen Dicke, das das schmerzhafte und bewegungseinschränkte subakromiale Gelenk ersetzt. Bisher wurde über 12 Fälle von Implantationen einer Acropole-Prothese berichtet, die Resultate bezüglich Schmerz, Kraft und Stabilität werden als gut bezeichnet, der Hauptnachteil liegt bei einer deutlich eingeschränkten aktiven Beweglichkeit der Schulter, insbesondere für die Abduktion.

Aufgrund der vorliegenden Literaturangaben [3, 10, 13, 15, 16, 19] scheinen sich für die schwierige und oft ungenügende Behandlung gerade der massiven veralteten Rotatorenmanschettenruptur neue Wege in der Behandlung mittels Akromion-Osteotomie und in ausgewählten Fällen der Acropole-Prothese abzuzeichnen, schlüssige Ergebnisse hierzu liegen jedoch noch nicht vor.

Läsionen der Bizepssehne

Isolierte Läsionen der Bizepssehne führen kaum zu einer bleibenden Bewegungseinschränkung im Schultergelenk, sie sind jedoch häufig aufgrund ihrer anatomischen Lage mit Verletzungen der Rotatorenmanschette vergesellschaftet und müssen in der Behandlung der Rotatorenmanschettenruptur mit berücksichtigt werden. Bei der Wiederherstellung des subakromialen Gleitraums ist auch die mögliche Tenodese der Bizepssehne zu beachten, es empfiehlt sich, bei der Arthrolyse des Schultergelenks die intraartikuläre Portion zu resezieren.

Die akromioklavikuläre Arthrose und Arthritis wird in diesem Hefte gesondert abgehandelt (s. Beitrag Cotta, S. 94), zu erwähnen ist jedoch, daß insbesondere bei der degenerativen Tendinitis und bei der veralteten Läsion der Rotatorenmanschette durch die eingeschränkte Beweglichkeit mit überkompensatorischer Beweglichkeit im Akromioklavikulargelenk Schmerzzustände von diesem Gelenk ausgehen können, die ihrerseits zu einer reaktiven Einschränkung der Beweglichkeit führen können. Bei der Akromionplastik nach Neer ist in diesem Fällen bei Mitbeteiligung des Akromioklavikulargelenks, die nicht selten ist, die Resektionsarthroplastik dieses Gelenks vorzunehmen.

Das „Impingement-Syndrom"

Unter dem Impingement-Syndrom wird generell die Einengung des subakromialen Gleitraums aufgrund der vorher beschriebenen Läsionen im Schultergürtelbereich wie degenerative Tendinitis und degenerative Rotatorenmanschettenruptur verstanden. Daneben steht die mechanische Einengung nach dislozierten Tuberculumfrakturen des Humeruskopfs. Die Behandlung des Impingement-Syndroms richtet sich nach seiner Genese, im Vordergrund stehen auch hier die Osteotomie des Akromions nach Grammont [4], die vordere Akromioplastik nach Neer [15] oder die Erweiterung des Defilees durch Resektion des Lig. coracoacromiale [11, 19]. Bei dislozierten Tuberkulumfrakturen des Humeruskopfs führen wir eine Distalisation des proximal angewachsenen Tuberculum-majur-Fragments zusammen mit einer partiellen vorderen Akromionplastik nach Neer durch. Die Ergebnisse des posttraumatischen Impingement-Syndroms sind in Bezug auf Schmerzlinderung und Beweglichkeit des Schultergelenks der konservativen Behandlung überlegen [15, 18, 19].

Adhäsive Kapsulitis der Schulter, fibröse Schultersteife, „frozen shoulder"

Bei der fibrösen Schultersteife handelt es sich in den meisten Fällen um einen Endzustand nach ausgedehnten Kapselbandverletzungen am Schultergelenk und nach degenerativen Veränderungen des periartikulären Weichteilmantels der Schulter. Nach Laumann [12] sind zu Beginn einer sich entwickelnden Schultersteife jeweils einzelne Strukturen des Schultergelenks wie die Gelenkkapseln, ihre Verstärkungsbänder, die Gleitfähigkeit der langen Bizepssehne, die Muskeln und Sehnenplatte der Rotatorenmanschette und der subakromiale Gleitraum betroffen, im weiteren Verlauf kommt es entweder durch posttraumatische Verklebungen oder durch reaktive entzündliche Prozesse zur schrittweisen Obliterierung der Gleiträume im Schultergelenk in Form einer retraktiven Kapsulitis.

Als Folgezustand entsteht eine massiv eingeschränkte bis vollkommen fibrös versteifte Schulter in Adduktions- und Innenrotationskontraktur, die im Endzustand nicht mehr schmerzhaft ist [12, 18]. Die Ursachen der retraktiven Kapsulitis mit fibröser Schultersteife sind mannigfaltig; neben den erwähnten posttraumatischen und degenerativen Veränderungen ist sie eine Folge von neurologischen Erkrankungen, von Operationen an der Brustwand und am Thorax, nach Zervikobrachialsyndromen. Schultersteifen werden nach medikamentöser Behandlung mit Barbituraten, Antieleptika, Tuberculostatika beschrieben, nach Herzinfarkt oder als autoimmunologische Prozesse bei der sog. idiopathischen Schultersteife.

Die Behandlung der fibrösen Schultersteife ist vorwiegend konservativ durch Narkosemobilisation mit einer konsequenten krankengymnastischen Übungsbehandlung [6]. Zu den konservativen Behandlungsmaßnahmen wird in diesem Heft an anderer Stelle eingegangen. In prognostischer Hinsicht muß zwischen der posttraumatischen Schultersteife und der nichttraumatischen Schultersteife unterschieden werden. Die Auswertung des Krankenguts durch Keyl [9] ergab, daß bei der posttraumatischen Schultersteife nur in 80% der Fälle bei der nichttraumatisch bedingten Schultersteife, jedoch in über 95% der Fälle mit einem sehr guten bis guten Ergebnis mit der Narkosmobilisation und entsprechender Nachbehandlung gerechnet werden kann. Über ähnlich gute Ergebnisse berichten auch Baumgartner u. Wagenhäuser [2] in einer großen Anzahl bei 155 Patienten.

Die chirurgische Behandlung der fibrösen Schultersteife stellt somit eine Ausnahme dar, und die Indikationsstellung zur operativen Arthrolyse der Schulter ist außerordentlich zurückhaltend zu stellen.

Die Indikation zur operativen Behandlung der Schultersteife sehen wir dann gegeben, wenn eine konsequente konservative Behandlung mit einer sachgerechten Narkosemobilisation nicht zu einer funktionell befriedigenden Schulterbeweglichkeit geführt hat oder wenn mechanische Hindernisse eine Beweglichkeit nicht zulassen (das sind ein mechanisches Impingement-Syndrom, eine luxierte Schulter oder Fehlstellungen im Glenohumeralgelenk nach Frakturen).

Technik [12]

Das Ausmaß der fibrösen Schultersteife wird präoperativ durch ein Arthrogramm festgelegt. Der Zugang erfolgt durch einen deltoideopaktoralen Schnitt über die Akromionspitze bis zur distalen Insertion des M. deltoideus. Die tiefen Schichten des M. deltoideus werden nach lateral weggehalten. Als nächstes wird das Lig. coracoacromiale mit dem ventralen Anteil des Akromions im Sinne einer Neer-Akromionplastik reseziert. Das Akromioklavikulargelenk wird mitreseziert. Hierdurch kommt es zu einer Erweiterung des subakromialen Raums, die Verklebungen im subakromialen Raum werden stumpf gelöst, nekrotische Sehnengewebe wird entfernt, die verlötete Bursa subacromialis wird ebenfalls reseziert. Anschließend ventrale vertikale Inzision mit Durchtrennung der glenohumeralen Bänder. Der Arm wird in Außenrotation gebracht, der M. subscapularis mit der Gelenkkapsel vertikal durchtrennt. Danach wird der Arm forciert abduziert und die Kapsel weiter nach distal gespalten. Der inferiore Anteil der Gelenkkapsel wird direkt am Humerus im Bereich des Collum anatomicum abgelöst. Wenn dadurch keine Abduktion erreicht wird, muß der axilläre Rezessus gespalten werden, hier ist jedoch äußerste Vorsicht geboten, um eine Verletzung des Plexus brachialis zu vermeiden. Der intraartikuläre Anteil der langen Bizepssehne wird reseziert, und die lange Bizepssehne distal in den Knochen verankert. In den meisten Fällen gelingt es mit dieser Maßnahme und einer forcierten Mobilisation die Schulter ausreichend zu mobilisieren.

Postoperativ wird der Arm auf einer Abduktionsschiene gelagert und am 2. postoperativen Tag mit der Frühmobilisation begonnen. Die Lagerung auf der Thoraxabduktionsschiene erfolgt über 4 Wochen, anschließend werden bei ausreichender Schulterbeweglichkeit Kräftigungsübungen der Schultermuskulatur durchgeführt. Nach unseren Erfahrungen erstreckt sich das Rehabilitationsprogramm über 4–5 Monate.

Wenn innerhalb von 4 Wochen ein signifikanter Rückgang der anfangs erreichten Schulterbeweglichkeit zu sehen ist, wird nochmals eine Narkosemobilisation durchgeführt. Die Ergebnisse aus der Literatur zeigen, daß selbst in schweren Fällen einer fibrösen Schultersteife in 20% ein sehr gutes bis gutes Ergebnis zu erreichen ist [2, 3].

Zusammenfassung

Die Vielzahl der klinisch-pathologischen Zustandsbilder, welche zu einer Einschränkung der Schultergelenkbeweglichkeit führen, bedingen trotz der diagnostischen Schwierigkeiten eine Zuordnung der einzelnen ursächlichen Krankheitsbilder, um eine adäquate Therapie durchführen zu können. Im Vordergrund steht die konservative Therapie zur Behandlung schmerzhaft eingeschränkter Schultergelenkbeweglichkeiten. Als Hauptursache müssen periartikuläre Reaktionen des Weichteilmantels um das Schultergelenk in Form von degenerativen Veränderungen der Rotatorenmanschette sowie die degenerative Rotatorenmanschettenruptur angesehen werden. Bei der Tendinitis calcarea scheint die Indikation zu einer operativen Behandlung dann gegeben zu sein, wenn das Kalkdeposit groß ist oder wenn eine beginnende Verflüssigung mit drohender Perforation in die Bursa subacromialis bevorsteht. Die degenerative Tendinitis der Supraspinatussehne wird in einem hohen Prozentsatz mit Erfolg konservativ behandelt, bei Therapieresistenz kann es jedoch zu reaktiven proliferativen Entzündungen mit Beweungseinschränkungen und zur degenerativen Rotatorenmanschettenruptur kommen. In diesen Fällen ist eine operative Behandlung im Sinne eines Debridements und einer Erweiterung des subakromialen Raums durch eine Akromionplastik mit Resektion des Lig. coracoacromiale angezeigt. Die Übergänge zur degenerativen Rotatorenmanschettenruptur sind fließend. Für die Behandlung der veralteten Rotatorenmanschettenruptur empfiehlt sich neben der Rekonstruktion der Rotatorenmanschette, wenn diese indiziert ist, ebenfalls die Entfächerung durch eine Akromionplastik. In neuerer Zeit wird die Verschiebeosteotomie des Akromions durch Elevation, Translation und Rotation nach Grammont angegeben, der Autor selbst hat mit diesem Verfahren ausgezeichnete Ergebnisse erreicht.

Bei den nicht rekonstruierbaren Rotatorenmanschettenrupturen, insbesondere bei breiten Rissen mit der sog. Humerusglatze und bei älteren Patienten mit einer pseudoparalytischen Schulter wird als neue Verfahrensmöglichkeit ebenfalls von Grammont eine Gleitprothese des Schulterdachs mit Erfolg angegeben. Langzeitergebnisse hierzu liegen noch nicht vor, jedoch sind mit diesen neueren Verfahren Ansatzpunkte für eine wirkungsvolle Schmerzbehandlung gegeben, als deren Ursache eine mechanische Konfliktsituation im engen subakromialen Gleitraum anzusehen ist.

158

Die fibrös versteifte Schulter stellt nur in Ausnahmesituationen beim Versagen einer konsequenten Übungsbehandlung mit Narkosemobilisation eine Indikation zur operativen Arthrolyse dar. Mit der juxtahumeralen Kapsulotomie, der Durchtrennung der glenohumeralen Bänder, der Lösung von Verklebungen und der Erweiterung des subakromialen Gleitraums lassen sich auch hier in 20% der Fälle gute Ergebnisse erzielen.

Literatur

1. Bateman JE (1978) The shoulder and neck, 2nd edn. Saunders, Philadelphia London Toronto
2. Baumgartner H, Wagenhäuser FJ (1981) Die Schultersteife und ihre Behandlung: Ergebnisse der Mobilisation in Narkose. Orthopäde 10:238
3. Darcy M (1972) Traitement chirurgical des raideurs posttraumatiques de l'epaule. In: Boitzy A (ed) Partiarthrite de l'epaule. Huber, Bern, p 58
4. Grammont PM, LeLaurin G (1981) Die Scapula-Osteotomie und Acropole-Prothese. Orthopäde 10:219
5. Gschwend N, Scherer M, Löhr J (1981) Die Tendinitis calcarea des Schultergelenkes. Orthopäde 10:196
6. Helbig B, Winter R (1981) Die Mobilisation der Schultersteife in Narkose — Indikation, Technik und Ergebnisse. Hefte Unfallheilkd 153:505
7. Jäger M, Keyl W (1982) Therapie der Rotatorenmanschettenrupturen. Hefte Unfallheilkd 160:261
8. Kessel, Lipmann (1982) Clinical disorders of the shoulders. Churchill Livingstone, Edinburg London Melbourne New York
9. Keyl W (1981) Narkosemobilisation bei Schultersteife. Hefte Unfallheilkd 153:509
10. Keyl W (1982) Verletzungen der Rotatorenmanschette — Entstehung, Formen, Diagnose. Hefte Unfallheilkd 160:251
11. Koechlin PH, Apoil A (1981) Die Resektion und Erweiterung des Defilees. Orthopäde 10:216
12. Laumann U (1981) Operative Behandlungsmöglichkeiten der Schultersteife. Hefte Unfallheilkd 153:512
13. Leonhard JL (1982) Osteotomy of the acromion for the impingement syndrome. Orthop Trans 6:2, 202
14. MacNab J (1981) Die pathologische Grundlage der sog. Rotatorenmanschetten-Tendinitis. Orthopäde 10:191
15. Neer CS (1972) Anterior acromioplasty for the acromic impingement syndrome in the shoulder. J Bone Joint Surg (Am) 54:41
16. Patte D, Goutallier D, Debeyre J (1981) Rotatorenmanschettenruptur: Ergebnisse und Perspektiven der Retrostruktur. Orthopäde 10:206
17. Wagner P, Helbig B (1981) Zur Arthrographie des fibrös versteiften Schultergelenks. Hefte Unfallheilkd 153:501
18. Wagenhäuser FJ (1979) Die Periartheropathia humeroscapularis. Aktuel Rheumatol 4:65
19. Welfing J (1981) Entfächerung der sog. Perarthritis der Schulter. Orthopäde 10:187

Schultersteife

Diskussionsbemerkungen und Empfehlungen aller Teilnehmer
(Leitung: H. Cotta)

Zusammengefaßt und redigiert von A. Rüter und C. Burri

Die posttraumatische Einsteifung eines Schultergelenks kann verschiedenste pathologisch-anatomische Ursachen haben. Grundlage jeder Therapie ist eine sichere Diagnostik und Identifizierung der zugrunde liegenden Veränderungen.

Bedingung hierfür sind aussagekräftige Röntgenaufnahmen in zumindest 2 senkrecht aufeinanderstehenden Strahlengängen.

Gerade die dargelegten Beispiele übersehener hinterer Schulterluxationen belegen, daß Röntgenaufnahmen nur im a.-p.-Strahlengang keinesfalls eine zuverlässige Beurteilung der Gelenkverhältnisse erlauben und daher nicht ausreichend sind.

Die Frage, bei welchen veralteten hinteren Luxationen man noch einen geschlossenen Repositionsversuch unternehmen soll, richtet sich nicht so sehr nach dem zeitlichen Intervall zwischen Unfall und Diagnose sondern vielmehr nach der Größe der Impression. Beträgt diese über 1/4 des gesamten Kalottenumfangs, ist mit einer befriedigenden Situation selbst nach erfolgreicher Reposition nicht zu rechnen. Diese Fälle stellen eine sichere Operationsindikation dar.

Die hinten liegende Weichteilverletzung läßt an sich in diesen Fällen einen dorsalen Zugang sinnvoll erscheinen. Durch diesen lassen sich jedoch die vorne liegende Kopfimpression und das Ergebnis der operativen Anhebung nur schwer beurteilen.

Daher sollten auch die Fälle veralteter hinterer Luxationen vom vorderen Zugang aus dargestellt werden. Durch vorsichtige Abduktion löst sich die Verhakung. Die Impression stellt sich danach vollständig dar. Außerdem erlaubt diese Technik eine Erweiterung des Eingriffs entweder durch eine subkapitale Osteotomie im Sinne der Innenrotation oder eine Auffüllung des Defekts – wie von McLaughlin vorgeschlagen – mit dem osteotomierten, an der Sehne des M. subscapularis belassenen Tuberculum minus.

Da die dorsal liegende Kapselverletzung bei diesen Techniken nicht versorgt werden kann, muß das Schultergelenk, zumindest bei den frischeren Fällen, bei denen noch mit einer spontanen Kapselheilung gerechnet werden kann, für 3 Wochen in Abduktion/Außenrotation ruhiggestellt werden.

Physikalische Therapie

Im akuten Schmerzzustand verbietet sich jede Übungsbehandlung. Vielmehr muß durch Schienenlagerung, lokale Kälteanwendungen und allgemeine Analgetika/Antiphlogistikagaben zunächst eine Schmerzberuhigung abgewartet werden.

Auch danach ist die Schienenlagerung in den übungsfreien Zeiten beizubehalten, damit die Bewegungstherapie nicht immer bei 0° Abduktion beginnen muß.

Bei der zumutbaren Belastung ist in Rechnung zu stellen, daß v.a. beim älteren Patienten eine Inaktivitätsporose rasch die Bruchfestigkeit des Knochens herabsetzt. Schlecht zu kontrollierende Krafteinwirkungen, wie Übungsbehandlung mit schweren Keulen oder mit Bällen, die dem Patienten zugeworfen werden, etc. sind daher kontraindiziert.

Bei liegenden Implantaten dürfen keine hochfrequenten Ströme zur Anwendung kommen.

Die PNF-Übungen („proprioseptive neuromuscular faciliation") nach Kabat und Knott, bei der koordinierte Komplexbewegungen in ganzen Gliederketten geübt werden, stellen eine Bereicherung der modernen Krankengymnastik dar. Dieses Verfahren wird jedoch bisher nur an wenigen Schulen gelehrt und entsprechend nur von speziell weitergebildeten Physiotherapeuten beherrscht.

Bei allen Behandlungen sollte bei einem Teil der Übungen das Schulterblatt fixiert werden, um tatsächlich des Glenohumeralgelenk zu beüben und nicht nur eine Hypermobilität in den Nachbargelenken zu erreichen.

Narkosemobilisation

Die Indikation zur einer Narkosemobilisation ist zu diskutieren, wenn nach 6–8 Wochen zielgerichteter und intensiver Übungsbehandlung keine wesentliche Verbesserung der Beweglichkeit erlangt werden konnte.

Wie bereits ausgeführt, ist gerade bei Patienten mit länger bestehenden Schultersteifen mit einer deutlichen Herabsetzung der Bruchfestigkeit des Oberarms durch die Inaktivitätsosteoporose zu rechnen. Die Mobilisation darf daher nicht mit unkontrollierter Kraftanwendung erfolgen. Außerdem muß der Oberarm mit der Hand oder Hilfsmitteln bis unter das Schultergelenk geschient werden, um den Hebelarm möglichst klein zu halten.

Voraussetzung ist nach Ansicht aller Diskussionsteilnehmer eine Allgemeinnarkose und Relaxierung des Patienten. Ferner sollte der Eingriff nur im Rahmen einer stationären Behandlung erfolgen, die in den ersten Tagen allein eine ausreichende Schmerzbekämpfung bei korrekter Kontrolle der Armlagerung sichert.

Eigentliches Ziel der Narkosemobilisation ist es, die bei diesen Fällen immer bestehende Verklebung im unteren Rezessus des Schultergelenks zu lösen, nicht aber die Kapsel breit einzureißen.

Hierbei läßt sich nur selten ein voller Bewegungsumfang des Schultergelenks erzielen. Dieses darf aus den erwähnten Gründen auch keinesfalls obligat angestrebt werden.

Damit die nachbehandelnde Krankengymnastin weiß, was an dieser Schulter erreichbar war und was nicht, ist es von Vorteil, wenn sie zur Narkosemobilisation bereits zugezogen wird. Ist dies nicht möglich, hat sie zumindest exakte Angaben über die gewonnene Beweglichkeit zu erhalten.

In der Diskussionsrunde ist eine Plexuslähmung nach Narkosemobilisation bekannt. Hierbei konnte nicht genau differenziert werden, ob dieser Schaden bei der Moblisation oder der anschließenden Lagerung in maximaler Abduktion-Elevation entstanden ist. Der Fall weist jedoch darauf hin, daß maximale Kraftanwendungen bei der Mobilisation nicht erlaubt sind und bei der anschließenden Gips- oder Schienenlagerung nicht versucht werden darf, noch mehr zu gewinnen als bei der Mobilisation möglich war.

Jede Mobilisation ist nur dann sinnvoll und indiziert, wenn anschließend eine intensive überwachte Übungsbehandlung durchgeführt werden kann. Meist muß in den ersten 2–3 Wochen ein Bewegungsverlust, nach Erfahrung der Teilnehmer bis zu 20–30%, in Kauf genommen werden. Durch konsequente Weiterbehandlung läßt sich dieser jedoch in den folgenden 4–6 Monaten wieder auftrainieren.

In der Literatur ist umstritten, inwieweit eine intraartikuläre Kortisoninstillation nach Narkosemobilisation die Ergebnisse verbessern kann oder vielmehr mit den bekannten Gefahren einhergeht. Keinesfalls kann dieses Vorgehen daher heute empfohlen oder gar gefordert werden.

Im Teilnehmerkreis bestehen keine Erfahrungen über Indikationen und Erfolge der Akupunktur bei eingesteiften Schultergelenken. Die Berichte aus entsprechenden Zentren sind jedoch günstig.

Zu jeder Narkosemobilisation gehört eine anschließende Röntgenaufnahme zum Ausschluß knöcherner Abrisse von Kapsel- oder Sehnenansätzen bzw. von Frakturen.

Offene Mobilisationsverfahren

Ziel der offenen Schultermobilisation ist neben einer Eröffnung des verklebten unteren Rezessus bei den meisten zugrundeliegenden Veränderungen des Schultergelenks eine Wiederherstellung bzw. Erweiterung des subakromialen Gleitraums. Insofern ist das offene Vorgehen keine Alternative zur geschlossenen Mobilisation, bei der letzterer Effekt nicht erreicht werden kann.

Entsprechend der zugrundeliegenden Veränderung ist jedoch gerade die Störung des subakromialen Raums das ausschlaggebende pathomechanische Moment, die Wiederherstellung der Gleitfähigkeit des Tuberculum majus unter das Akromion daher der therapeutisch einzig sinnvolle Ansatz.

Bei der Behandlung der degenerativen Tendinitis werden mit konservativen Maßnahmen in > 90% gute Erfolge beschrieben. Die operative Revision ist daher erst bei Versagen dieser Therapie angezeigt.

Liegen dagegen arthrografisch gesicherte, veraltete Läsionen der Rotatorenmanschette vor und führt eine konservative Behandlung nicht in kurzer Zeit zur ausreichenden und schmerzarmen Schulterfunktion, sollte der Entschluß zur operativen Erweiterung des subakromialen Gleitraums, wenn möglich mit Rekonstruktion der Manschette, rascher gefaßt werden.

Bei fehlverheilten Frakturen des Tuberculum majus, bei denen das hochgetretene Fragment zu einer Störung des Gleitvorgangs führt, soll als erster Schritt die Osteotomie des Tuberculums mit Reinsertion an typischer Stelle durchgeführt werden. Gleichzeitig ist der subakromiale Raum zu revidieren. Finden sich hier narbige Veränderungen oder deutliche, mit Auftreibungen verbundene degenerative Prozesse an Bändern und Sehnen, ist die operative Erweiterung des Gleitwegs erforderlich.

Ein vergrößerter Abstand zwischen Humeruskopf und Akromion läßt sich durch die von Neer beschriebene, ventrale Akromionplastik, d.h., partielle, schräg-horizontale Akromionresektion erzielen. Zu dieser Technik gehört in jedem Fall die Resektion des Lig.

coraco-acromiale. Inwieweit das in letzter Zeit von Grammot angegebene Verfahren einer Akromionverschiebung den gewünschten Effekt sicherer bewirkt, wird anhand größerer Fallzahlen zu kontrollieren sein. Die vom Autor selbst beschriebenen Erfolge sind beeindruckend.

Grammot gab auch die sog. Acropole-Prothese an. Diese besteht aus einem Kunststoffanteil, der das Tuberculum-majur-Massiv ersetzt, und einer Artikulationsfläche aus Metall unter dem Akromion. Erfahrungen an größeren Patientenzahlen sind der Diskussionsrunde nicht bekannt.

Eine neuere Technik stellt auch die Akromionosteotomie von Leonard dar, bei der durch eine kranial liegende Keilresektion der distale Teil des Akromions mit dem bei dieser Technik belassenen korakoakromialen Band angehoben wird.

V. Habituelle Schulterluxation

Formen, Häufigkeit und Diagnostik der habituellen Schulterluxation

H. Zilch und G. Friedebold

Formen

Die *habituelle* Schulterluxation (Seidel 1918) wird als eine bei den geringsten Anlässen auftretende Verrenkung des Schultergelenks definiert, die meist nicht selbst reponiert werden kann [1]. Das Wort „habituell" bezieht sich sowohl auf den Habitus, die Körperbeschaffenheit, als auch auf das *Gewohnheitsmäßige* und schließt somit 2 Faktoren ein, die beim Zustandekommen dieser Verrenkung maßgeblich beteiligt sind [22]. Die Bezeichnung habituelle Schulterluxation oder gewohnheitsmäßige Verrenkung müßte demnach für die Formen der Verrenkung reserviert werden, bei denen anlagebedingte Veränderungen im Vordergrund stehen. Der Begriff der *rezidivierenden* Luxation ist im deutschen Sprachraum teilweise der sich wiederholende Verrenkung nach traumatischer Erstluxation – nach erneutem Trauma – vorbehalten [1, 11]. Die Begriffe werden jedoch nicht konsequent angewendet, was nicht verwundert, ist man heute doch der Ansicht, daß neben posttraumatischen Schäden nach Erstluxation auch gleichzeitig konstituelle Faktoren für die sich wiederholende Luxation verantwortlich zu machen sind. Es wäre demnach unrichtig, nur eine Ursache anzuschuldigen. Diesen Verrenkungen stehen die *angeborenen* Verrenkungen gegenüber, ebenso wie die *willkürlichen,* die durch eigene Muskelleistung produziert und ebenso wieder behoben werden können. Häufig handelt es sich hierbei nicht um ein Leiden, sondern eher um eine Kunstfertigkeit [14]. Dies entspricht der Definition der rein willkürlichen Verrenkung nach Reischauer, während sich bei der habituellen willkürlichen, einschließlich der Sonderform der Pendelluxation, Ursachen nachweisen lassen wie Lähmungen, Zustand nach Frakturen oder Muskelabrisse [1].

Galli hat ein Schema angegeben, das von Hierholzer [8] modifiziert worden ist; es berücksichtigt die exogenen und endogenen, die traumatischen und anlagebedingt pathologischen Veränderungen (s. folgende Übersicht).

Schema nach Galli (Mod. nach [8])

I.   Erstluxation (echtes Trauma)

II.   Wiederholte oder habituelle Luxation
    1) Exogene Luxation
       a) Traumatisch (auch geringes Trauma)
       b) Pathologisch (Hypoplasie der Pfanne etc.)

2) Endogene Luxationen
   a) Willkürliche (z.B. Marfan-Syndrom, Ehlers-Danlos-Syndrom)
   b) Unwillkürliche (klonisch-tonische Krämpfe)

III. Dauerluxation (vollkommene Instabilität)

Bei den Formen der Schulterluxation, die habituell werden können, unterscheidet man die nach vorn verschobenen von nach hinten verschobenen, während bei den frischen traumatischen Schulterluxationen noch Sonderformen wie Luxatio erecta und die Luxation nach oben mit begleitenden Knochenverletzungen am Akromion vorkommen können.

Häufigkeit

Zur Häufigkeit interessieren 3 Fragen:

1) Wie häufig entsteht eine Erstluxation ohne adäquates Trauma?
2) Wie häufig entwickelt sich eine rezidivierende bzw. habituelle Luxation aus einer primär traumatischen?
3) Wie häufig ist die hintere Luxation im Vergleich zur vorderen?

ad 1): Da am Zustandekommen der echten Schulterluxation sowohl traumatische als auch konstituelle Faktoren beteiligt sind und deren Anteile am Zustandekommen der Luxationen schwer abschätzbar sind, verwundert es nicht, daß auch die Angaben über Erstluxationen ohne adäquates Trauma stark schwanken. Schon die Schwere eines Traumas zu definieren fällt schwer. Während Weill [22] nach Literaturstudium noch angibt, daß etwa 20% aller gewohnheitsmäßigen Verrenkungen auf anlagebedingten Veränderungen beruhen, hat Plaue [14] eine Literaturübersicht zusammengestellt, in der Angaben zwischen 4% und 17,2% gemacht werden (Tabelle 1) mit einem Häufigkeitsgipfel um 10%.

ad 2): Die Rezidivneigung nach erster traumatischer Luxation ist stark altersabhängig. Der Höhepunkt der Verrenkungsneigung liegt im 2.–3. Lebensjahrzehnt, die altersmäßige Aufteilung aller Schulterverrenkungen zeigt ein Maximum im 6. und 7. Lebensjahrzent [2]; im 2.–3. kommt es nach Rowe (1963) und McLaughlin (1960) bei etwa 90% zu Reluxationen. Kazar u. Relovsky (1969) sowie Vogel [19] sind der Meinung, daß jede 2. Luxation, die vor dem 20. Lebensjahr auftritt, rezidivieren wird, im 3. Dezenium jede 3. und nach dem 30. Lebensjahr jede 15. [19, 22]. Ohne Altersangabe besteht eine *Rezidivquote nach Weill* [22] bei

– Rowe (1956) in 37%,
– Kazar u. Relovsky (1969) in 10–15% und bei
– Wachsmuth u. Kremer (1935) in 12% der Fälle.
– (Eigenes Krankengut (1983): 19% [24]).

Es besteht auch eine Geschlechtsabhängigkeit. Während das Verhältnis zwischen männlichen und weiblichen Patienten im älteren Schrifttum mit 10:1 angegeben wird, hat sich diese Relation in den letzten 20 Jahren merklich verschoben. Sie liegt jetzt bei 3:1. Die nichtdominierende Seite ist häufiger betroffen [22].

Tabelle 1. Erstluxation ohne adäquates Trauma, Häufigkeit in der Literatur (Nach [14])

Autoren	Jahr	(%)
Gallie u. Lemesurier	1948	17
Rowe	1963	6
Gjöres u. Nilsonne	1965	4[a]
Kazar u. Belovszky	1969	4,2
Oster	1969	7,3
Weber-Laumann	1970	13,3
Werner u. Reimers	1972	17,2[a]
Skogland u. Sundt	1973	11,1
Cyprien et al.	1978	12,7
Müller, Wolfram	1978	16,7
Rowe et al.	1978	14
Weill (Literaturzusammenstellung)	1982	20

[a] Extremwerte

ad 3): Die hintere Luxation ist selten. Sie erfolgt in Adduktion und Innenrotationsstellung des Arms. Sie kann als rezidivierende hintere Luxation (traumatisch, häufig auch im gefolge eines Anfallsleidens) auftreten oder als habituelle = idiopathische Luxation, welche willkürlich (spontan) und unwillkürlich sein kann [9].

Eine Literaturübersicht ergibt eine Häufigkeit zwischen 1,4% und 7% (Tabelle 2). Poigenfürst [15] hat in der internationalen Literatur bei insgesamt 2308 Luxationen 44 hintere Verrenkungen gefunden. Dies entspricht einem Prozentsatz von 1,9.

Diagnostik der strukturellen Veränderungen bei der habituellen Schulterluxation (HSL)

Bei Patienten mit rezidivierender Schulterluxation steht weniger die Diagnose der Luxation selbst im Vordergrund als vielmehr die Suche nach pathologisch-anatomischen Veränderungen, die die Luxation begünstigen bzw. erst ermöglichen. Allerdings ist die Kenntnis des Luxationswegs nach vorn oder nach hinten auch von entscheidender Bedeutung, da das therapeutische Vorgehen davon abhängig zu machen ist.

Die *posttraumatischen Läsionen* betreffen im wesentlichen folgende Strukturen:
1) Impressionsfrakturen am Caput humeri,
2) knöcherne Abrisse am Pfannenrand,
3) Limbusverletzungen und
4) Verletzungen am Muskel- und Kapselapparat.

Neben diesen erworbenen Veränderungen können bestimmte *konstituelle Faktoren* eine primär-posttraumatische Luxation zu einer habituellen werden lassen. Beide pathologisch-anatomischen Veränderungen können in Kombination ursächlich in Frage kommen. Sie können sich gegenseitig verstärken, wobei z.B. ein geringer posttraumatischer durch einen konstitutionellen Faktor verstärkt wird. Es sind dies neben einer Pfannendysplasie mit zu

Tabelle 2. Schulterluxation nach hinten, Häufigkeit in der Literatur

Autoren	Jahr	(%)
Oeschger	1948	4,1[a]
McLaughlin	1952	3,8[a]
Rowe	1956	2,0[a]
Daubenspeck	1959	2,0[a]
Brückner	1966	2,2[a]
Burkhardt	1969	4,6[a]
Keye	1969	1,9[a]
Diedert u. Schlachetzki	1971	7,0[a]
Morrey u. Janes	1976	1,6[a]
Poigenfürst	1976	1,4
Müller, Werner	1978	4,0[a]
Cyprien	1978	4,0

[a] Nach [14]

flacher oder zu kleiner Pfanne, abnormer Schlaffheit der Kapsel und der Bänder Fehlinnervationen der Muskulatur v.a.
1) verminderte Retrotorsion des Humerus und
2) veränderter Pfannenneigungswinkel (z.B. verstärkte Anteversion).

Auf beide Veränderungen wurde in letzter Zeit u.a. von Exner [6] und Saha [16] hingewiesen, insbesondere im Zusammenhang mit einer traumatischen Luxation. Sie fordern deshalb die routinemäßige Diagnostik derartiger Veränderungen bei traumatisch bedingten habituellen Luxationen.

Posttraumatische Läsionen

Impressionsfrakturen am Caput humeri
Dieser dorsokranial oder dorsal gelegene Defekt, erstmals von Curling 1837 und Flower 1861 an Resektionspräparaten des Humeruskopfs bzw. an Leichen beschrieben (s. [1]), wird als „typischer Defekt" oder als „Hill-Sachs-Delle" oder als „Malgaigne-Furche" (1880) bezeichnet, da Malgaigne der erste war, der die Impression mit der HSL in Zusammenhang brachte.

Es handelt sich hierbei um eine grabenförmige Impression unterschiedlicher Größe, die mit ihrer Längsachse vom Pol des Kopfs bis zum Collum anatomicum verläuft [12]. Der Defekt entsteht bei der Erstverrenkung, wenn der Kopf gegen den unteren Rand der Gelenkpfanne rammt. Die Größe des Defekts soll in umgekehrtem Verhältnis zum Schaden am Glenoidalrand stehen: Bei großer „Hill-Sachs-Delle" entsteht häufig nur in geringer Schaden am Pfannenrand und umgekehrt [13]. Eine „Hill-Sachs-Delle" wird für eine habituelle Luxation verantwortlich, wenn bei Abduktion und Außenrotation des Arms der Defekt am vorderen Limbusrand wie ein Zahnrad einrastet und damit die Luxation einleitet.

Die Angaben über die Häufigkeit der sog. Hill-Sachs-Delle schwanken. Sie wird meistens zwischen 74%, über 80 bis 100% [17, 21] angegeben. Angaben über geringeres Vorkommen

mangeln häufig an röntgentechnischen Nachweisverfahren, da sich die Delle auf Standardaufnahmen der Darstellung entziehen kann. Daher sind bei HSL immer Spezialaufnahmen
zur Darstellung dieser Delle zu fordern. Gelegentlich erkennt man die Delle bereits auf
dem Unfallbild im Luxationszustand (Abb. 1). Auf der *normalen Röntgenaufnahme* im
ventrodorsalen Strahlengang wird die Impression nicht randbildend dargestellt, da der
vordere und hintere Rand der Delle vom Strahlengang nicht parallel getroffen wird. Daher
ist die Läsion auf einer solchen Aufnahme u.U. gar nicht zu sehen, sie gibt sich höchstens
durch indirekte Zeichen zu erkennen. Da der Defekt schräg getroffen wird, kann nur einer
der Ränder getroffen worden sein, so daß sich die Delle als unscharfe Unterbrechung der
ansonsten scharfen Konturlinie der Gelenkfläche oder, etwas weiter kaudal, der Linie
zwischen Gelenkfläche und Tuberculum majus darstellt (Abb. 2). Normalerweise liegt
zwischen beiden letztgenannten Strukturen nur eine glatte linsenförmige Eindellung. In
anderen Fällen erkennt man die imprimierte Spongiosa als Schatten im lateralen Humeruskopf oder eine etwas sichelförmige Verschattung im spongiösen Bereich, die entweder der
imprimierten Kalotte oder der Grenze der komprimierten zur normalen Spongiosa entspricht (Abb. 3).

Da der Defekt dorsal oder dorsokranial liegt, kann dieser im Längsschnitt nur bei 45–
60° Innenrotation in wahrer Größe dargestellt werden, da beide Ränder des Defekts sich
nun decken. Bei dieser von Hermodsson (s. [7, 12, 17, 23]) als *ventrodorsales Profilbild*
bezeichneten Aufnahme zeigt sich der Defekt oberhalb des Tuberculum majus als eckige
oder runde Defektbildung, meistens als kerbenartige Vertiefung (Abb. 4). Liegt die Läsion
mehr kranial und zeigt sie sich eher als großflächige Defektbildung, kann das Bild eines
Hunnenbeils entstehen (Scalietti 1957, bei [12]), da nunmehr eine scheinbare Verlänge-

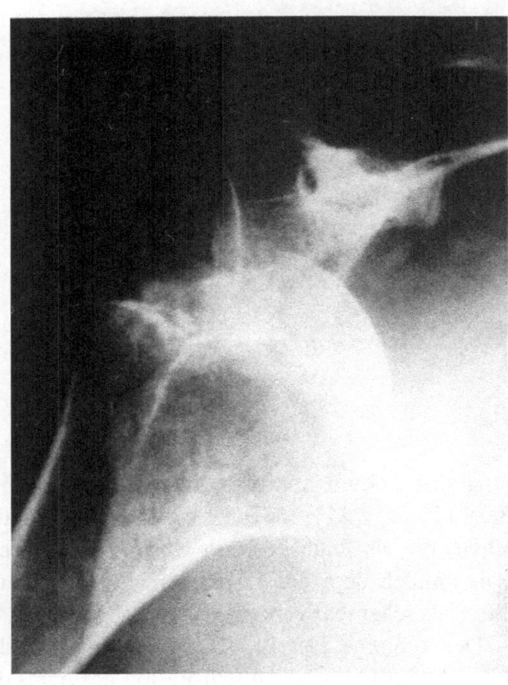

Abb. 1. Dorsokranialer Defekt („Hill-
Sachs-Läsion") am Humeruskopf durch
den ventrokaudalen Pfannenrand, Luxa-
tionsbild

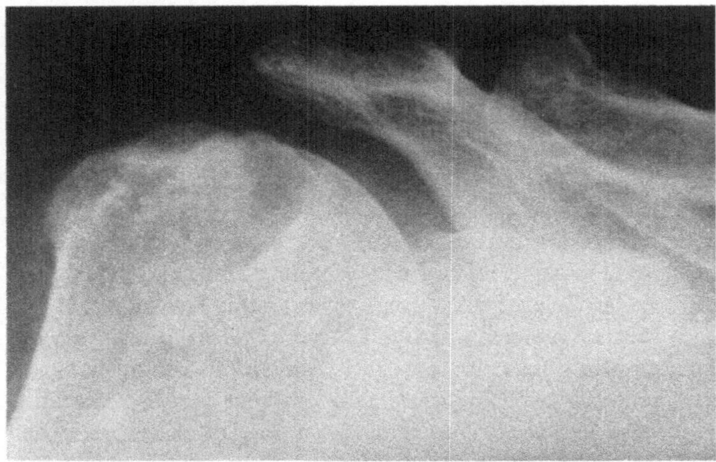

Abb. 2. Auf der Standard-a.-p.-Aufnahme zeigt sich die „Hill-Sachs-Delle" nur indirekt, hier als unregelmäßige Begrenzung der lateralen Kopfkortikalis

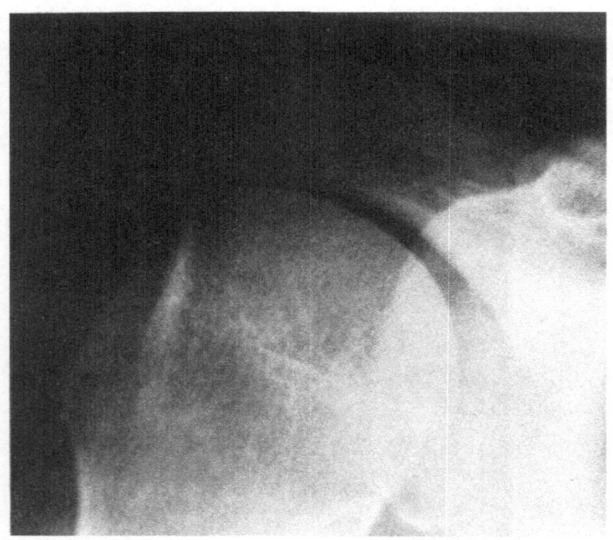

Abb. 3. „Hill-Sachs-Delle", im normalen a.-p.-Bild als Doppelkontur lateral erkennbar

rung des Collum anatomicum resultiert (Abb. 5). Diese Deformität wurde bereits von Bazy (1918, s. [1]) als Beilform beschrieben, aber als eine konstituelle Veränderung angesehen, die als Prädisposition einer HSL angeschuldigt wurde, da nunmehr ein deutlicher Hals ähnlich dem des Oberschenkels bestehe und der Inklinationswinkel zwischen Schaft und Hals scheinbar verkleinert werde (Humerus varus).

Der typische Defekt kann auch in ventrodorsaler Projektion des Schultergelenks bei 170° Abduktion und Außenrotation des Arms dargestellt werden (Abb. 6a, b).

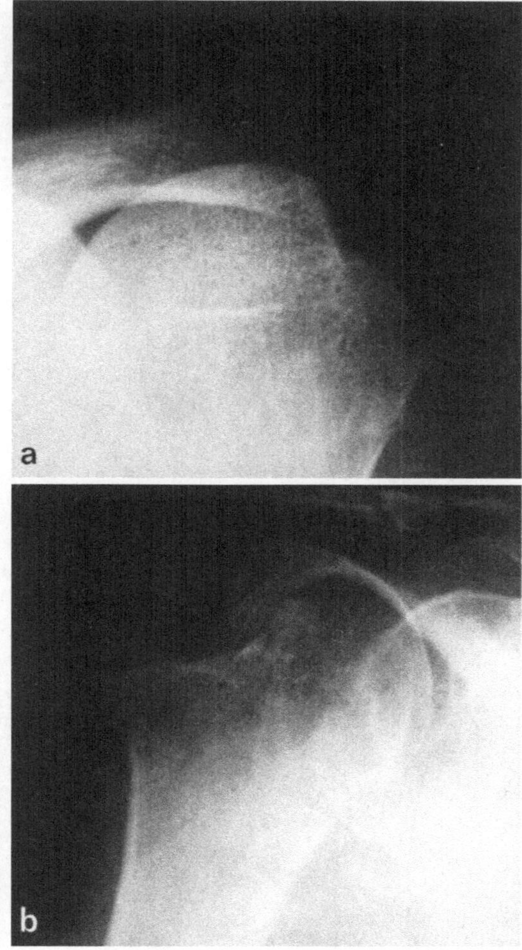

Abb. 4a, b. Darstellung der typischen Kopfimpressionsfraktur bei 45–60° Innenrotation in wahrer Größe als ventrodorsales Profilbild; **a** und **b** 2 Patienten mit unterschiedlich großen Defekten

Während die bisherigen Projektionen einen Längsschnitt des Defekts wiedergeben, kann dieser auch durch Tangentialaufnahmen im Querschnitt dargestellt werden. Nach Hermodsson wird die Kassette schräg auf die Schulter gelegt, der Arm innenrotiert hinter dem Körper gehalten, der Zentralstrahl trifft in einem Winkel von 30–40° zur Humerusachse senkrecht auf die Kassette (Abb. 7b). Bei der dorsalen Tangentialaufnahme nach Hermodsson (s. [17]) liegt der Patient auf dem Rücken, die Hand des zu untersuchenden Arms ruht auf der Gegenschulter, die Röntgenkassette wird auf die Schulter plaziert und bildet mit der Horizontalen einen Winkel von 20°, der Strahlengang trifft senkrecht auf die Kassette (Abb. 8b).

Auch bei diesen beiden Techniken stellt sich die Impressionsfraktur als runde oder eckige Unterbrechung der Gelenkkontur in voller Ausdehnung und Tiefe dar (Abb. 7a u. 8a).

Eine weitere Projektionsmöglichkeit wurde von Mukherjee-Sivaya (nach [16]) angegeben, die bei tangential getroffenem Humeruskopf den Defekt ebenfalls wiedergibt. Da diese Röntgeneinstellung auch zur Bestimmung des Retrotorsionswinkels geeignet ist, wird sie

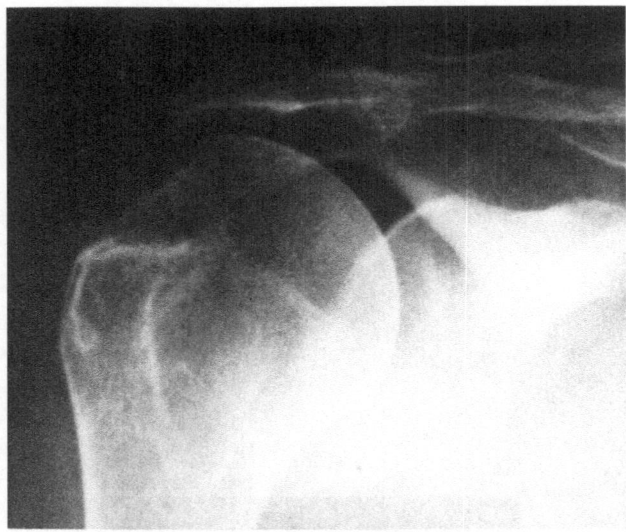

Abb. 5. Bei einer lateralen, großflächigen Defektbildung erscheint ein scheinbar verlängerter Hals, die sog. Hunnenbeilform des proximalen Humerus

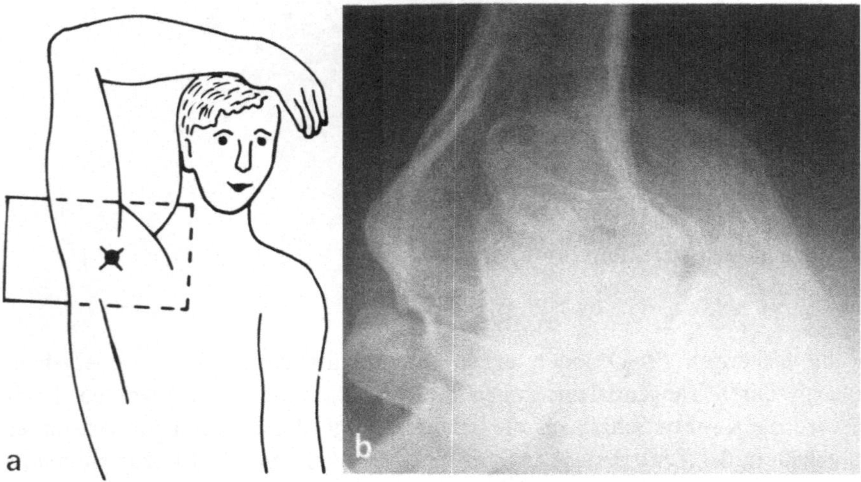

Abb. 6a, b. Darstellung des „typischen Defekts" bei Aufnahmen in 170° Abduktion und Außenrotation des Arms. **a** Lagerung des Patienten, **b** Röntgenbild mit kleiner, 3 Jahre alter Delle

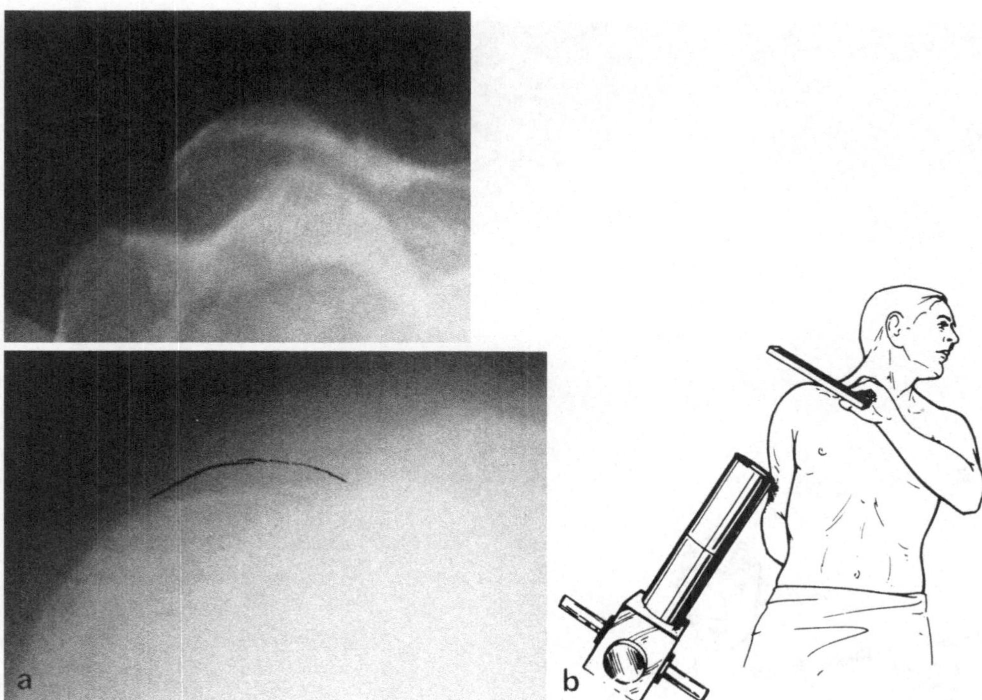

Abb. 7a, b. Tangentialaufnahme des Humeruskopfdefekts nach Hermodsson als tiefer grabenförmiger und als flacher Defekt sichtbar (**a**), mit Lagerung des Patienten (**b**) (Erklärung s. Text)

bei den konstitutionellen Faktoren abgehandelt (s. Abschnitt „Veränderter Humerustorsionswinkel", S. 177).

Die Impression kann in wenigen Fällen im Vergleich zum typischen kraniodorsal oder dorsal gelegenen Defekt auch weiter lateral und kaudal liegen und trifft damit den Bereich des Tuberculum majus. Dieser wird dann regelrecht eingedrückt im Gegensatz zu den sonst üblichen Abrißfrakturen. Die Verletzung sahen wir in unserem Krankengut in 5% der Fälle. Eine vermehrte Neigung zur rezidivierenden Luxation besteht durch diese Verletzung aber nicht.

Knöcherne Verletzungen am Pfannenrand

Der anterokaudale Pol des Pfannenrandes ist bei erhobenem Arm die einzig knöcherne Abstützung, die insbesondere in Verbindung mit der Skapulabewegung wie ein Prellbock wirkt, der sich dem anstemmenden Humeruskopf entgegenstemmt [13]. Daher liegen die knöchernen Verletzungen im Bereich des Pfannenrandes ventrokaudal, selten direkt ventral. Sie finden sich häufig in Zusammenhang mit der typischen Bankart-Läsion. Sie stellen einmal Abscherfrakturen dar, die von hirsekorngroßen bis hin zu größeren, die Gelenkstabilität von vornherein beeinträchtigenden Fragmenten reichen. Weiterhin kann der betroffene Glenoidalrand auch imprimiert sein (Abb. 9). Beide Verletzungen sind im Röntgenbild

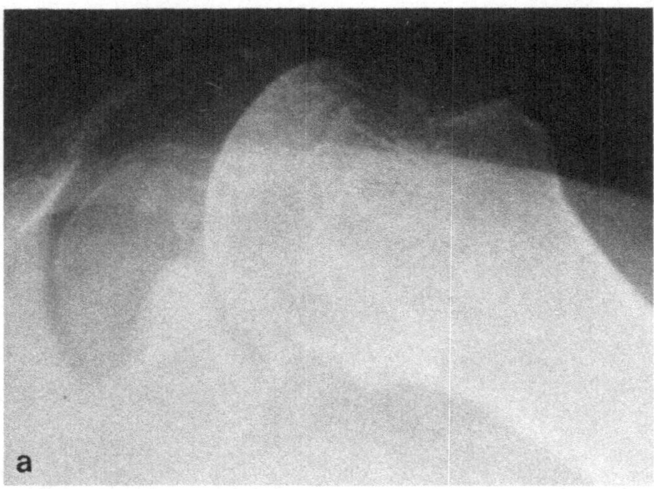

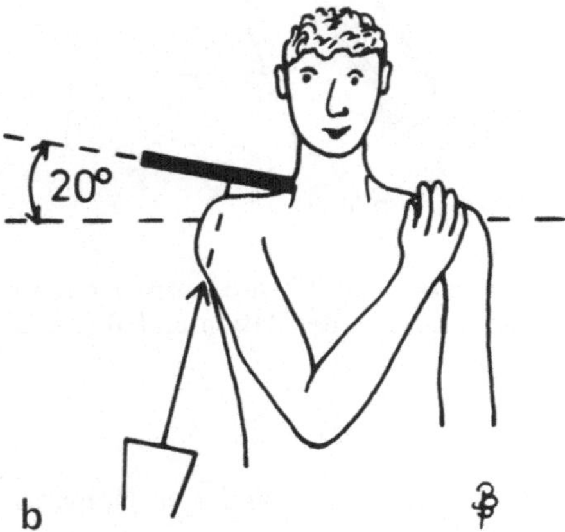

Abb. 8. a Dorsale Tangentialaufnahme nach Hermodsson mit Darstellung der „Hill-Sachs-Läsion" in wahrer Ausdehnung und Tiefe, **b** Aufnahmetechnik (Erklärung s. Text)

nicht immer leicht zu erkennen, insbesondere nicht auf dem Routineröntgenbild im ventro-dorsalen Strahlengang, da in dieser Projektion nur größere Fragmente zur Darstellung kommen und die Impaktierung höchstens als ein „Verschwinden" der Verdichtungslinie, die dem ventrokaudalen Pfannenrand entspricht, auffällt [12, 13]. Auch auf den Bildern im üblichen transaxillären-axialen Strahlengang stellt sich der ventrokaudale Pol nur undeutlich oder überhaupt nicht dar, da er von dem gesamten ventralen und auch dem kranialen Rand überlagert wird. Diese Projektion im vertikalen Strahlengang ergibt demnach eine Summationsaufnahme all der genannten knöchernen Strukturen. Hingegen wird durch eine besondere Einstelltechnik nach Bernageau [13] speziell der anterokaudale Pfannenpol herausgedreht und als spitzer Schnabel sichtbar (Abb. 10). Diese röntgenologische seitliche Pfannendarstellung ist eine echte Profilaufnahme der Skapula. Der Strahlengang verläuft axillar bei über 90° abduziertem und in maximaler Außenrotation stehendem Oberarm.

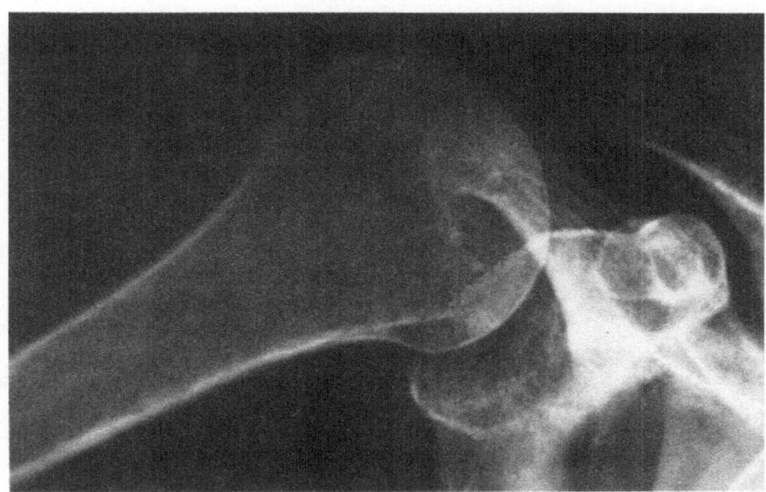

Abb. 9. Impression des ventrokaudalen Pfannenrandes, erkennbar an der Doppelkontur

Somit wird der anterokaudale Pfannepol nach vorn projiziert, da die im Raum leicht nach ventral geneigte Skapula aufgerichtet wird.

Nach Patte [13] können die Läsionen dem Aussehen nach in 3 Formen mit abnehmender Bedeutung eingeteilt werden:
- Abbruch eines Fragments mit medialer Dislokation (Abb. 11),
- geradliniger Verlauf der Pfannenebene mit Abflachung des medialen Winkels (Abb. 12) und
- abgerundeter, abgestumpfter Pfannenrand.

Bei veralteten Frakturen kann sich günstigenfalls das verlagerte Fragment über Kallus konsolidieren und u.U. scheinbar eine Verlängerung bzw. Vertiefung der Pfannenrundung bewirken.

Limbusverletzungen

Diese Läsion, mit dem Namen Bankart verbunden, beinhaltet eine Abspaltung des knorpeligen Limbus glenoidalis von der ventralen Zirkumferenz der knöchernen Gelenkpfanne. Ähnlich einer Meniskusverletzung fehlt in der Regel eine spontane Heilungstendenz. Trillat (bei [17]) berichtet auch über weitere Läsionen wie Längseinrisse, zungenförmige Einrisse, sich ablösende Limbusanteile, die sogar zu freien Gelenkkörpern werden können. Erschwert wird die Zuordnung dieser Läsionen durch die Erkenntnis, daß im zunehmenden Alter durch Degeneration ähnliche Läsionen ohne Luxationen auftreten können. Auch hier fällt die Parallelität zum Meniskusschaden auf.

Die Häufigkeit der Bankart-Läsion wird in der Literatur mit 47% über 60 bis > 70% angegeben (Zusammenstellung bei [17]). McGlynn [10] gibt 85% an, Bankart fand sie fast immer. Die reinen Limbusverletzungen lassen sich naturgemäß röntgenologisch nicht darstellen. Die *tomographische Doppelkontrastarthrographie* ist jedoch ein geeignetes Instrument, mit dem eine gezielte und sehr feine Analyse der Limbusverletzungen ermöglicht wird. Nach Injektion von 6 ml Conray 60 und 15 ml Luft wird die Schulter aktiv in vollem

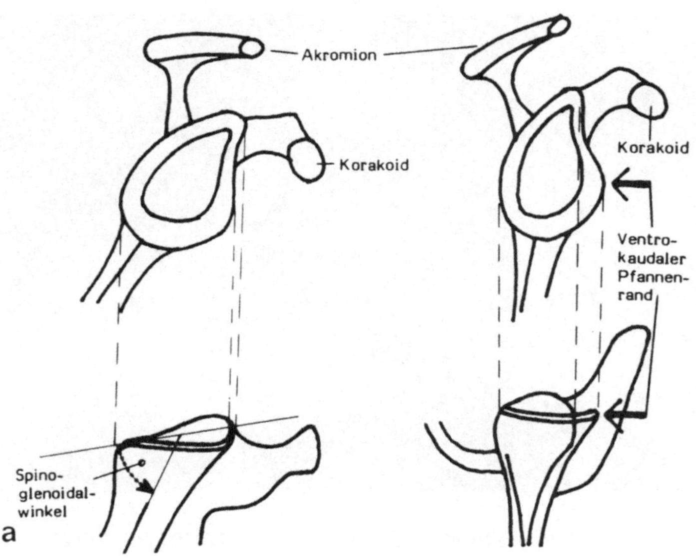

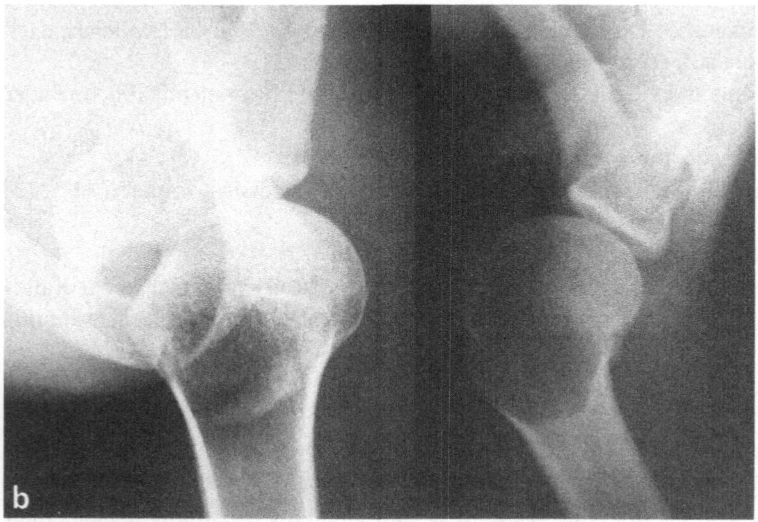

Abb. 10a, b. Bei der transaxillär-axialen Aufnahme (**a** und **b**, *links*) zeigt sich eine Summation aller ventralen knöchernen Pfannenteile, während bei der Bernageau-Darstellung (**a** und **b**, *rechts*) der ventrokaudale Pfannenrand herausgedreht wird. (Nach [23])

Umfang durchbewegt, damit eine gleichmäßige Verteilung der Injektionsmittel erreicht wird. Der Schlüssel zu einer erfolgreichen interpretationsfähigen Aufnahme liegt jedoch in einer exakten Lagerung des Patienten dergestalt, daß die Skapula senkrecht zur Ebene der Filmkassette steht [10]. Die Lagerung zeigt Abb. 13. Das knorpelige Labrum glenoidale zeigt sich bei der Koppelkontrastarthrotomographie als dreieckförmige Aussparung des Kontrastmittels am vorderen und hinteren Rand des knöchernen Labrum glenoidale

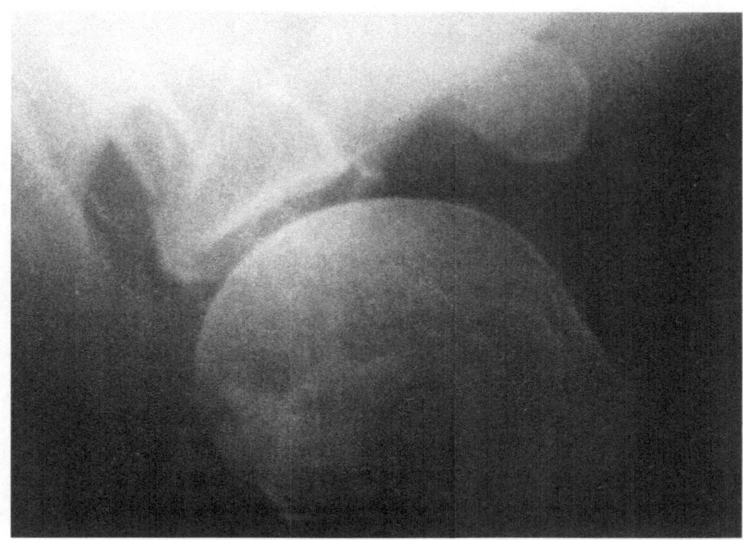

Abb. 11. Abbruch des ventrokaudalen Pfannenrandes in der Bernageau-Darstellung

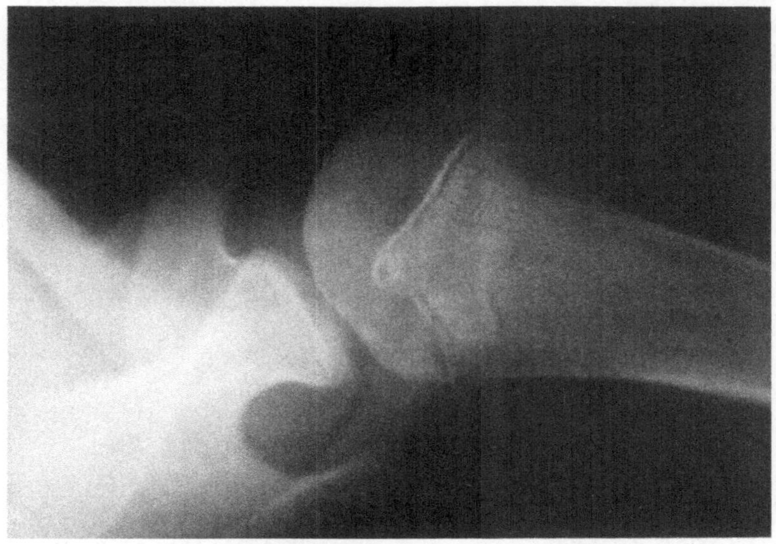

Abb. 12. Abgerundeter, abgestumpfter ventrokaudaler Pfannenrand, eine Prädisposition zur habituellen Schulterluxation

(Abb. 14), ähnlich einer Meniskusdarstellung bei der Arthrographie des Kniegelenks. Die Basis des Dreiecks mit etwa 5 mm Seitenlänge verschmilzt mit dem Gelenkknorpel des Glenoids, während die freie Ecken zur Peripherie in Richtung Humeruskopf zeigen. Ein Riß des Limbus zeigt sich durch ein Interpositum des Kontrastmittels zwischen Labrum

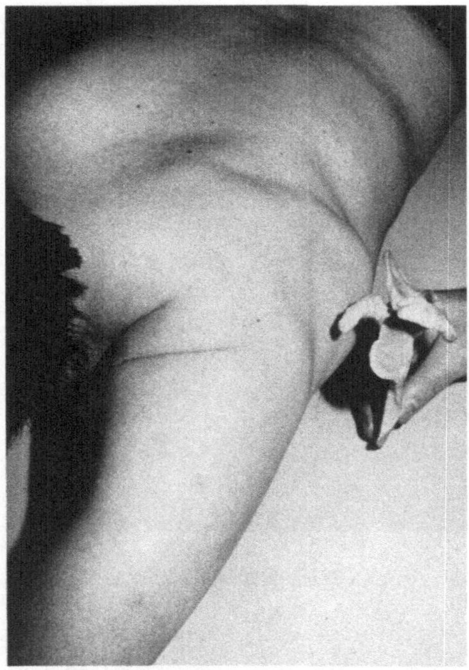

Abb. 13. Lagerung zur Doppelkontrast-
arthrotomographie. Entscheidend ist die
senkrechte Lage der Skapula zur Kassette

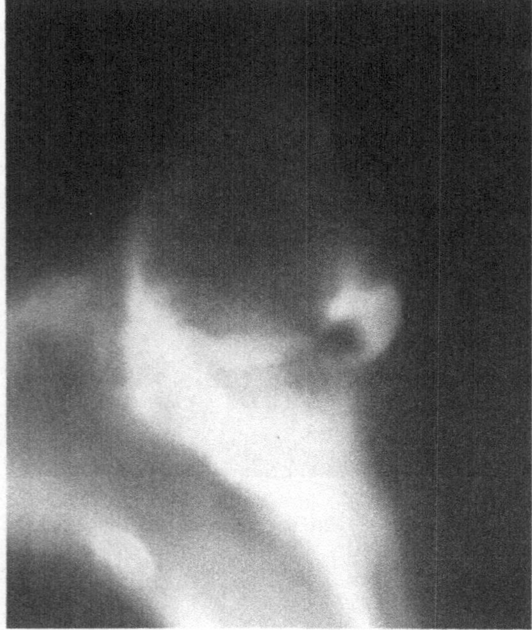

Abb. 14. Im Doppelkontrastarthro-
tomogramm zeigt sich der dorsale Limbus als dreieckige Aussparung des
Kontrasmittels (Normalbefund), während der abgerissene ventrale Limbus
nicht zur Darstellung kommt

und Gelenkknorpel, ein Abriß durch Fehlen des durch Kontrastmittel ausgesparten Dreiecks am knöchernen Rand (Abb. 14). Die Interpretation kann gelegentlich schwierig sein, wenn die Lagerung nicht exakt eingehalten und nicht die genaue Schichttiefe getroffen wird.

Arbeiten über die *Arthroskopie* des Schultergelenks sind spärlich (Conti 1979, Johnson 1980, bei [22]). Da es jedoch mit dieser Methode prinzipiell möglich ist, den Limbus zu überprüfen, haben wir in den letzten Fällen unmittelbar vor der Operation in IT-Narkose arthroskopiert und sind von der guten Einsichtnahme in das Gelenk überrascht, ebenso von der Möglichkeit, die intraartikulären Veränderungen zu beurteilen (Abb. 15). Der Zugang zum Gelenk wird durch schräges Einführen des Arthroskops von kranial nach kaudal mit Einstich dicht unterhalb des Processus coracoideus erleichtert. Der direkte Zugang von ventral gelingt mit dem stumpfen Führungsstab schwer, da er am runden Kopf abgleitet und ein scharfes Instrument die Gefahr der Knorpelschädigung auslösen würde. Der Wert der Schulterarthroskopie läßt sich z.Z. noch schwer abschätzen. Nach Ausschluß knöcherner Verletzungen und bei Verdacht von Limbusschädigungen kann sie eine diagnostische Hilfe darstellen, plant man eine Operation nach Bankart oder M.E. Müller. Etwaige Interpretationsschwierigkeiten sind geringer als bei der Arthrotomographie.

Verletzungen des Muskel- und Kapselapparats
Es handelt sich hierbei um die Überdehnung des M. subscapularis und eine Erweiterung der Gelenkkapsel. Die letztere entsteht häufig nach einer Ablösung der Gelenkkapsel am vorderen Skapulahals bei der Erstluxation, was durchaus mit einem normalinserierten Limbus zu vereinbaren ist. Der frische traumatische Riß und die Erweiterung der Kapsel lassen sich auf *Arthrographien* immer nachweisen. Der Wert der Arthrographie ist aber als gering einzustufen, da bei zahlreichen Operationsverfahren eine Raffung des Kapselmuskelmantels durchgeführt wird.

Durch die Kapselerweiterung kann sich das Volumen des Schultergelenks bis zu einem 4fachen Wert erhöhen [1]. Es findet sich häufig ein gelockertes und erweitertes Lig. glenohumerale intermedium, womit ein fehlender horizontaler Faserzug verbunden ist [17]. Bei 45° Abduktion ist der M. subscapularis mit der eben genannten Kapselverstärkung der wesentliche Stabilisator des Schultergelenks [18]. Vernarbungen im M. subscapularis selbst und mit seiner Unterlage, der Gelenkkapsel, sind häufig anzutreffende Veränderungen. Auch kann es zur Schädigung der Rotatorenmanschette insbesondere des M. supraspinatus kommen. Bei diesen Schädigungen am Muskel-Kapsel-Apparat gelingt es häufig, eine Subluxationsstellung nach unten durch Armzug zu erzeugen. Im Zusammenhang mit diesen Verletzungen stehen die Veränderungen, die als Störung des neuromuskulären Gleichgewichts bezeichnet werden.

Konstitutionelle Faktoren

Veränderter Humerustorsionswinkel
Nach Untersuchungen von Exner [6] ist auch bei der nach initialer traumatischer Schulterluxation entstandenen habituellen Verrenkung der Torsionswinkel des Humerus signifikant pathologisch — und nicht nur bei der sich bereits im Kindesalter entwickelten konstitutionell-habituellen Schulterluxation ohne Trauma. Die Meßergebnisse zeigen eine Verminderung

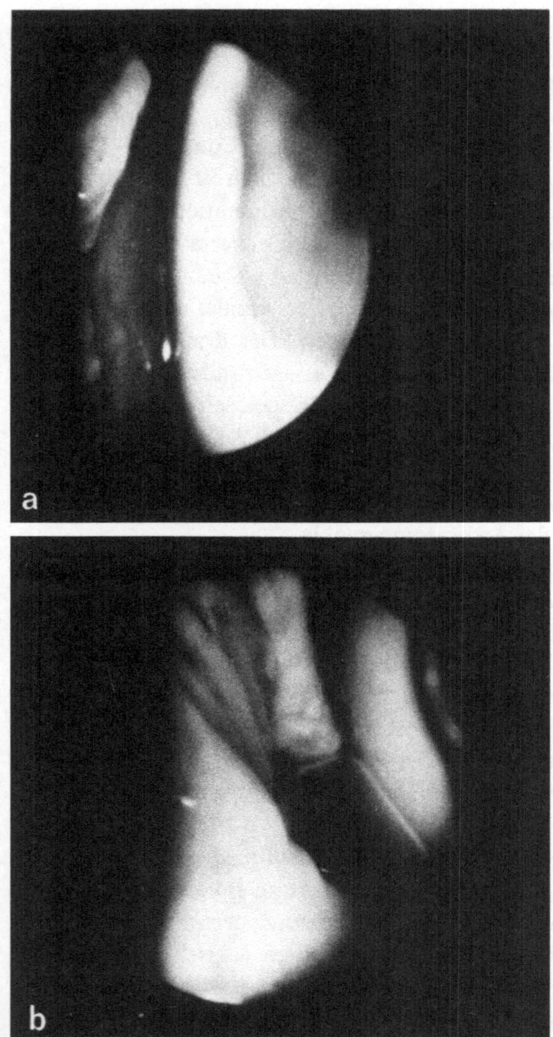

Abb. 15a, b. Arthroskopische Bilder einer Limbusverletzung. *Rechts* auf den Bildern erkennt man den Humeruskopf, ihm *gegenüber* der knorpelige Limbusrand, der bei **a** im gesamten ventrokaudalen Bereich abgerissen ist und bei **b** im kaudalen Abschnitt fehlt. Man sieht hier auf die Knorpelfrakturfläche im mittleren Anteil. *Unten links* erscheint die Innenwand der Kapseltasche

der physiologischen Retrotorsion des proximalen Humerusabschnitts. Damit wird die zentrische Einstellung der Kopfachse zur Glenoidalpfanne verhindert und eine Luxation durch Außenrotation des Arms begünstigt. Als therapeutische Konsequenz ergibt sich eine derotierende subkapitale Osteotomie, wie sie bereits von Weber [21] zur Verhinderung des postoperativen Außenrotationsverlusts durchgeführt wird.

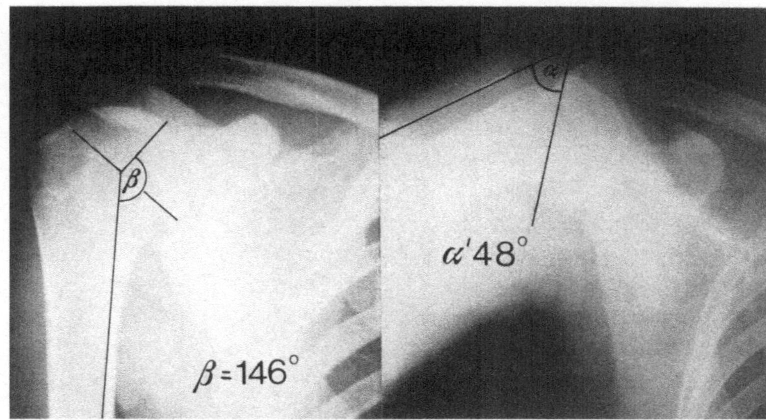

Abb. 16. Bestimmung des Humerustorsionswinkels mit Hilfe von 2 definierten Ebenen im Röntgenbild (Erklärung s. Text)

Der Torsionswinkel wird gebildet von der Achse des Humeruskopfs und der Senkrechten zur Achse des Ellbogengelenks. Eine Torsionsstellung von 45–74° ist physiologisch [6] und damit ein Retrotorsionswinkel von durchschnittlich 30° [16] bis 37° [6].

Der Torsionswinkel wird durch Röntgenaufnahmen des Oberarms in 2 definierten Ebenen mit Hilfe einer Formel berechnet, die sich aus den geometrischen Beziehungen dieser beiden Ebenen zueinander ergibt [5]. Ebene 1 ist eine a.-p.-Aufnahme der Schulter mit zur Kassette paralleler Epikondylenachse des Ellenbogengelenks. Sie ergibt den Kollum-Diaphysen-Winkel β. Ebene 2 wird bei liegendem Patienten bei 90° erhobenem und 15° abduzierten Oberarm und bei parallel zum Körper nach kopfwärts liegendem, vollsupiniertem Unterarm geschossen. Eine Röntgenmarkierung liegt in der Ebene des Humeruskopfs und parallel zur Epikondylenachse (Abb. 16). Der unkorrigierte Humerustorsionswinkel a errechnet sich nach der folgenden Formel:

Bestimmung des Humerustorsionswinkel aus 2 Röntgenbildern (Abb. 16)

$$\mathrm{TAN}\ a = \frac{\mathrm{TAN}\ a_1}{\mathrm{COS}\ \gamma - \mathrm{COT}\ \beta \cdot \mathrm{SIN}\ \gamma}$$

a = unkorrigierter, errechneter Humerustorsionswinkel
a_1 = radiographisch bestimmter Humerustorsionswinkel in Ebene 2
β = radiographisch bestimmter Kollum-Diaphysen-Winkel in Ebene 1
γ = Abduktionswinkel des Humerus bei Lagerung zur Röntgenaufnahme
　　　　Ebene 2 : 15°

Zur Bestimmung des wahren Torsionswinkels muß zum errechneten Winkel a noch der am Patienten gemessene Winkel der tragenden Armachse addiert werden.

Von Mukherjee-Sivaya wurde eine weitere Projektion zur Bestimmung des Retrotorsionswinkels angegeben [16]. Am sitzenden Patienten mit 15° nach vorn gehobenem Oberarm geht der Zentralstrahl durch die Schulter. Bleimarken geben die Epikondylenachse an

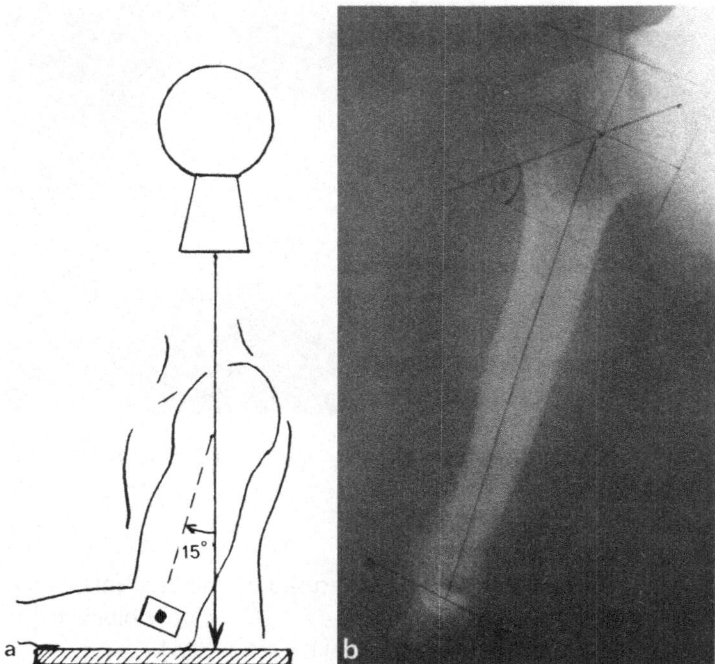

Abb. 17a, b. Bestimmung des Torsionswinkels nach Mukherjee-Sivaya, der sich aus dem Schnittpunkt der Epikondylenebene mit der Kopf-Hals-Achse ergibt. Letztere wird durch die Verbindungslinie zwischen dem Kopfzentrum und der Mitte der Gelenkfläche konstruiert. Das Kopfzentrum liegt im Schnittpunkt 2er Senkrechten, die auf 2 Tangenten an der Kopfoberfläche errichtet worden sind. Der Mittelpunkt der Gelenkfläche ergibt sich durch den Schnittpunkt einer Senkrechten, die auf der Mitte der Verbindungslinie der Enden der Gelenkfläche errichtet wird (**a**). Bei der Röntgentechnik (**b**) sind die Epikondylen durch Bleikügelchen markiert

(Abb. 17a). Auf dem so gewonnenen Röntgenbild (Abb. 17b) werden die Epikondylenebenen und die Achse des Humerusschafts eingetragen. Zur Bestimmung des Retrotorsionswinkels ist noch die Kopf-Hals-Achse einzutragen, die sich aus der Verbindungslinie zwischen dem Kopfzentrum und der Mitte der Gelenkfläche ergibt. Die Bestimmung dieser Achse ist aus Abb. 17b ersichtlich. Der Retrotorsionswinkel ergibt sich aus dem Schnittpunkt der Epikondylenebene mit der Kopf-Hals-Achse.

Mit dieser Projektion kann auch eine Hill-Sachs-Delle dargestellt werden.

Veränderter Pfannenneigungswinkel

Die Schulterblattachse bildet mit der Pfannenrandebene in der Horizontalen einen Winkel. Je nach Neigung des Winkels in dorsaler oder ventraler Richtung spricht man von einer Retro- oder Anteversion. Nach Saha [16] ist ein Winkel zwischen 90° und einer geringen Retroversion bis 80° physiologisch. Röntgenologisch läßt sich der Winkel an einer exakt eingestellten Axialaufnahme ermitteln. Bei normalem Torsionswinkel des Humerus und beim Fehlen muskulärer Imballancen kann ein stark veränderter Neigungswinkel eine

Indikation zur korrigierenden Keilosteotomie des Skapulahalses als eine kausale operative Maßnahme darstellen.

Diagnostik der hinteren Luxation

Die nach hinten luxierte Schulter kann im Gegensatz zur vorderen im a.-p.-Bild häufig nicht direkt diagnostiziert werden, da im ventrodorsalen Strahlengang eine auffällige Veränderung der Stellung zwischen Kopf und Pfanne fehlen kann (Abb. 18). Die subtilen

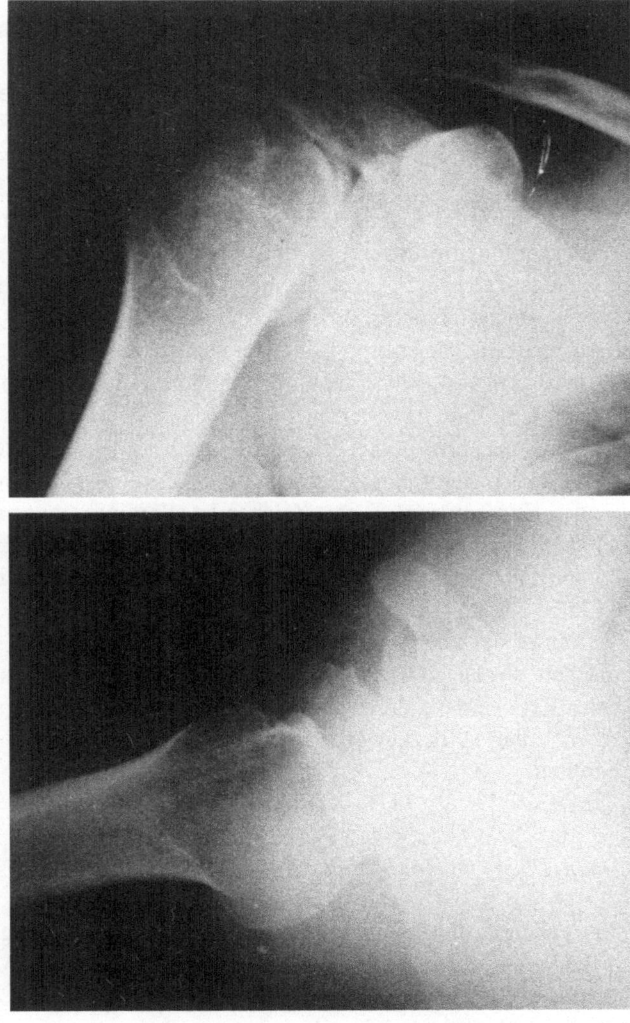

Abb. 18. Bei der hinteren Luxation ist im a.-p.-Bild stets eine Innenrotation des Humeruskopfs sichtbar

Zeichen, die auf die hintere Luxation hinweisen, können leicht übersehen werden. Über 50% der hinteren Luxationen werden deshalb anfänglich übersehen [3].

Indirekte Röntgenzeichen einer nach hinten luxierten Schulter im a.-p.-Bild mit abnehmender diagnostischer Sicherheit sind [23]:

1) fixierte Innenrotationsstellung des Humeruskopfs, erkennbar an der medialen Prominenz des Tuberculum minus (Abb. 18). Dieses Zeichen findet sich bei allen hinteren Luxationen [3]. Ist der Patient fähig, seinen Arm nach außen zu drehen, kann eine traumatische hinter Schulterluxation ausgeschlossen werden.

2) Ein defekter Humeruskopf wird sichtbar. Bei der hinteren Luxation wird der vordere Aspekt des Gelenkkopfs gegen den hinteren Rand des Glenoids getrieben. Dadurch kann es zu einer Impressionsfraktur des Caput humeri kommen, ähnlich einer „Hill-Sachs-Läsion" bei der vorderen Luxation. Wird dieser anteromedial gelegene Defekt medial randbildend, so resultiert eine Abflachung der medialen Humeruskopfkortikalis. Damit werden die Gelenkflächen inkongruent, insbesondere bei wellig eingedrückter subchondraler Knochenschicht [20].

3) Ist die in kraniokaudaler Richtung verlaufende Impressionsfraktur nicht randbildend, kann häufig eine der randbildenden Gelenkflächen parallele Linie auf der superomedialen und ventralen Gelenkfläche ausfindig gemacht werden. Diese Linie markiert den Rand der muldenförmigen Impressionsfraktur bzw. deren spongiosaverdichtete Grenze. Dieses Zeichen − „trough line" (nach [3]) − kann der einzig spezifische Hinweis auf eine stattgehabte hinter Luxation sein (Abb. 19).

4) Erweiterter Gelenkspalt > 6 mm, auch als positives „rim sign" bezeichnet. Gemessen wird vom vorderen Pfannenrand zum medialen Kopfrand bei einem Film-Fokus-Abstand von 1 m. Eine Erweiterung findet sich auch bei Lymphödem der oberen Extremität oder bei Hämarthros ohne Dislokation und bei Ligamentenschwäche.

5) Verlust der normalerweise halbmondförmigen Überlappung der Fossa glenoidalis durch den Humeruskopf. Dieses Zeichen ist allerdings stark projektionsabhängig.

6) Noch unsicherer ist das sog. Velpeau-Zeichen, ein Höhertreten des Kopfs gegenüber der Pfanne, da es auch bei Rupturen im Bereich der Rotatorenmanschette auftreten kann.

Keines der genannten Zeichen ist pathognomonisch, mehrere Zeichen auf einem Bild machen die Diagnose wahrscheinlicher. Grundsätzlich muß jedoch immer eine 2. Ebene gefordert werden, deren Strahlengang senkrecht zur ersten verläuft. Da das Gelenk gesperrt oder stark bewegungseingeschränkt ist, kann diese Einstellung Schwierigkeiten bereiten.

Die 2. Ebene im Röntgenbild

Am bekanntesten ist der transaxilläre-axiale Strahlengang mit vertikalem Zentralstrahl und inferior-superiorer oder superior-inferiorer (je nach Abduktionsvermögen) Aufnahmerichtung. Sie dient auch, wie bereits abgehandelt, der Darstellung des Glenoidalrandes (Bankart-Läsion), insbesondere in der Bernageau-Einstellung und der Bestimmung der horizontalen Neigungsebene der Glenoidalpfanne. Die Aufnahme im inferior-superioren Strahlengang erfordert u.U. keine Abduktion. Der Humerus wird dann lediglich verkürzt projiziert dargestellt.

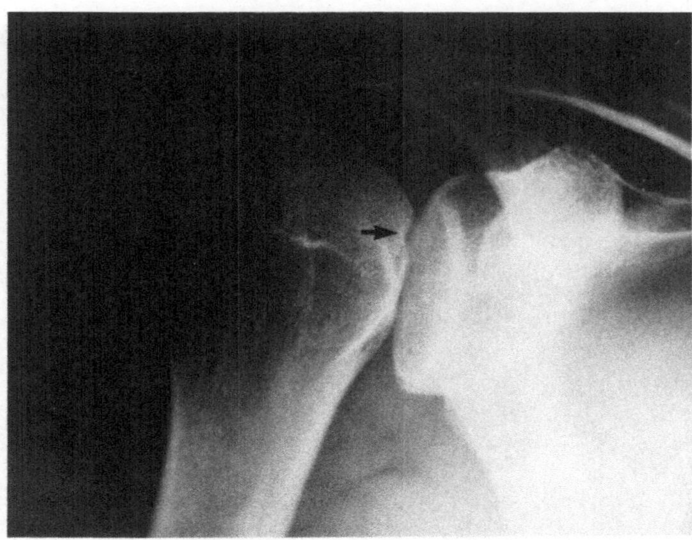

Abb. 19. Eine bei der hinteren Luxation ventrokranial gelegene Impressionsfraktur zeigt sich im a.-p.-Bild gelegentlich durch eine Linie, die zur Gelenkfläche parallel verläuft. („Trough-line", nach [3])

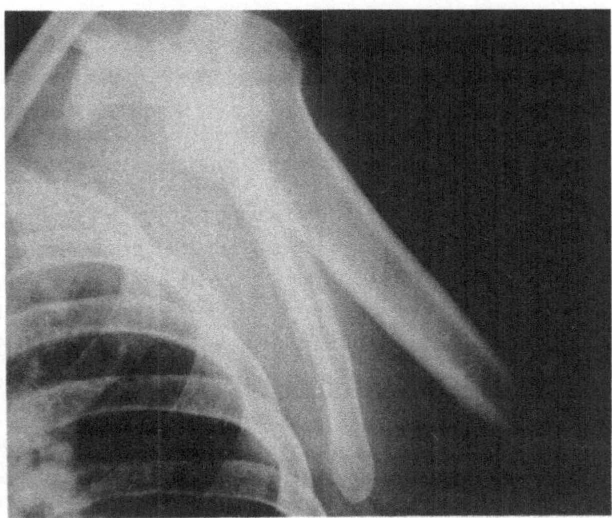

Abb. 20. „En-face"-Bild der Skapula mit horizontalem Zentralstrahl projiziert den Humeruskopf genau über der Pfanne. Die Skapula erscheint in Form eines Y (Skapula-Y)

184

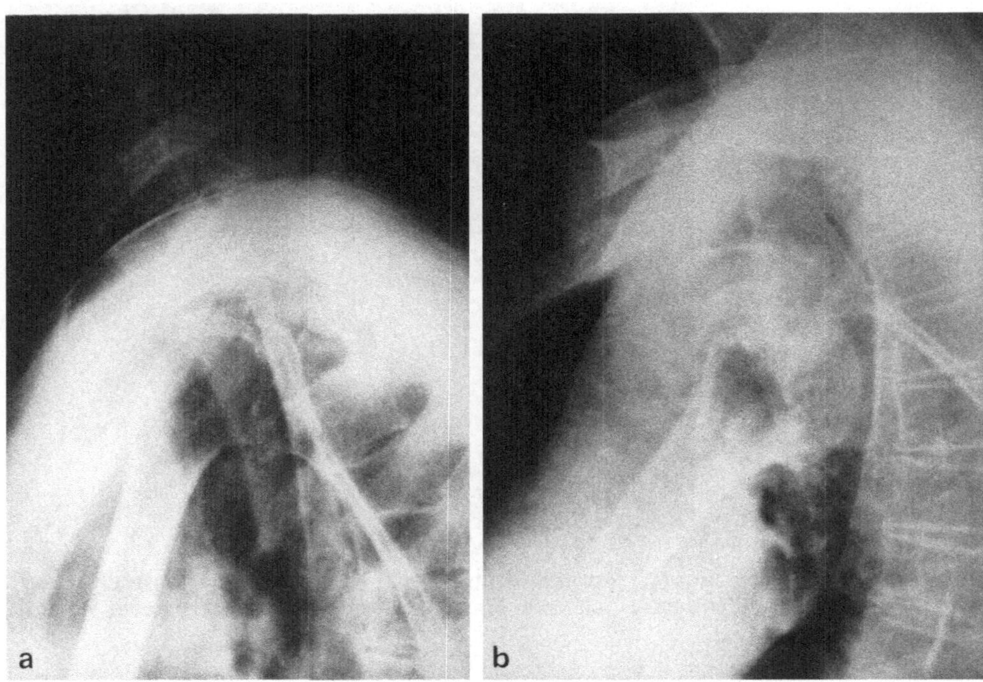

Abb. 21a, b. Bei der transthorakalen Aufnahme zeigt sich ein durchgehender Bogen, bestehend aus proximalem Humerus und Humeruskopf und lateralem Skapularand mit Pfanne (a), der im luxierten Zustand unterbrochen ist (b)

Dies gilt auch für die axiale Aufnahmetechnik nach Velpeau, die dem Patienten keine schmerzhafte Abduktion abverlangt. Der Zentralstrahl verläuft durch die Schulter superior-inferior bei 20–30° rückwärtsgeneigtem Oberkörper.

Bei horizontalem Zentralstrahl trifft der transskapuläre Strahlengang die Fossa glenoidalis „en face" und projiziert den Humeruskopf genau über der Pfanne. Der Schulterblattkörper bildet den langen Schenkel eines Y, dessen kurze Schenkel durch Spina scapulae—Akromion und Processus coracoideus gebildet werden (Skapula-Y). Der Patient steht mit der verletzten Schulter 60° schräg zum Wandstativ (Abb. 20).

Die Aufnahme im schrägen transthorakalen Strahlengang ist ebenso wie die sog. Angle-up-Aufnahme gelegentlich schwierig zu interpretieren, insbesondere bei adipösen Patienten. Bei der transthorakalen Aufnahme zeigt sich die sog. Moloney-Linie als durchgehender Bogen, bestehend aus proximalem Humerus und Humeruskopf und lateralem Skapularand mit Pfanne, die sich zwischen Wirbelsäule und Sternum projiziert. Eine Unterbrechung des Bogens oder eine spitz zulaufende Form weist auf eine Luxation hin (Abb. 21).

Literatur

1. Beck E (1969) Die habituelle Schulterverrenkung. Vorträge aus der praktischen Chirurgie, 80. Heft. Enke, Stuttgart
2. Buchinger W (1976) Wann und wie häufig wird aus einer frischen Schulterverrenkung eine habituelle (rezidivierende) Schulterverrenkung? Hefte Unfallheilkd 126:126
3. Cisternino SJ, Rogers LF, Stuffelbam BC, Kruglik GD (1978) Trough line: a radiographic sign of posterior shoulder dislocation. Am J Roentgenol 130:951
4. Cyprien JM, Kritsikis N, Taillaird W, Courvoisier E (1978) Die rezidivierende vordere Schulterluxation. Orthopäd 7:136
5. Debevoise NT, Hyat GW, Townsend GB (1971) Humeral torsion in recurrent shoulder dislocations. Clin Orthop 76:87
6. Exner G, Pieper HG (1979) Röntgenologische Torsionsbestimmung des Humerus bei habitueller Schulterluxation. In: Morscher E (Hrsg) Funktionelle Diagnostik in der Orthopädie. Enke, Stuttgart
7. Hardegger F (1978) Technik und Ergebnisse der subcapitalen Humerusdrehosteotomie bei vorderer habitueller Schulterluxation. Orthopäde 7:147
8. Hierholzer G, Pingel P, Rehn J, Wessely J (1972) Die habituelle Schulterluxation und ihre operative Behandlung. Arch Orthop Unfallchirurgie 73:164
9. Kaiser AJ (1978) Die rezidivierende hintere Schulterluxation. Orthopäde 7:181
10. McGlynn FJ, El-Khoury G, Albright JP (1982) Arthrotomography of the glenoid labrum in shoulder instability. J Bone Joint Surg (Am) 64:506
11. Meeder PJ, Ehmer B (1981) Die rezidivierende gewohnheitsmäßige Schulterverrenkung – Entstehung – Behandlung – Ergebnisse. Schriftenreihe: Unfallmedizinischer Tagungen der Landesverbände der gewerblichen Berufsgenossenschaften, Heft 46:29
12. Müller-Färber J, Müller KH (1982) Präoperative Röntgendiagnostik bei rezidivierender Schultergelenkluxation. Unfallheilkunde 85:369
13. Patte D, Debeyre J, Bernageau J (1978) Die Bedeutung des vorderen Pfannenrandes bei den rezidivierenden Schulterluxationen. Orthopäde 7:194
14. Plaue R (1981) Die frische Schultergelenksverrenkung und ihre Behandlung. Schriftenreihe: Unfallmedizinischer Tagungen der Landesverbände der gewerblichen Berufsgenossenschaften, Heft 46:17
15. Poigenfürst J (1976) Die hintere Schulterluxation. Hefte Unfallheilkd 126:83
16. Saha AK (1978) Rezidivierende Schulterluxation. Enke, Stuttgart
17. Saxer U (1978) Indikation und Technik der Limbusverschraubung nach M.E. Müller bei habitueller Schulterluxation. Orthopäde 7:160
18. Turkel SJ, Panio MW, Marshall JL, Girgis FG (1981) Stabilizing mechanisms preventing anterior dislocation of the glenohumeral joint. J Bone Joint Surg (Am) 63:1208
19. Vogel A (1978) Nachuntersuchung über Behandlung und Alter der Patienten bei der ersten Schulterluxation im Zusammenhang mit der Entstehung einer rezidivierenden Luxation. Orthopäde 7:145
20. Warrick CK (1965) Posterior dislocation of the shoulder joint. Br J Radiol 38:758
21. Weber BG (1979) Die gewohnheitsmäßige Schulterverrenkung. Unfallheilkd 82:413
22. Weill UH (1982) Gewohnheitsmäßige Schultergelenkverrenkung. In: Witt AN, Rettig H, Schlegel KF, Hackenbroch M, Hufauer W (Hrsg) Orthopädie in Praxis und Klinik, Bd VI/2. Thieme, Stuttgart New York
23. Ziegler R (1981) Die Röntgenuntersuchung der Schulter bei Luxationsverdacht. Z Orthop 119:31
24. Zilch H, Kefenbaum A, Friedebold G (1983) Zur Entwicklung einer habituellen Schulterverrenkung aus einer ersten traumatischen Verrenkung. 4. Deutsch-österreichisch-schweizerische Unfalltagung Lausanne 1983 (Hefte Unfallheilkd)

Zur Behandlung der vorderen Schulterinstabilität mit der Operation nach Trillat

Ch. Gerber und R. Ganz

In der Kombination von Gelenkrevision, Korakoidosteotomie nach Noesske [2] und transkorakoidaler Refixation der Broca-Hartmannschen kapsuloperiostalen Ablösung im Sinne von Camera [1], hat Trillat 1954 [3] ein weiteres Verfahren zur Behandlung der habituellen, vorderen Schulterluxation angegeben. Mit diesem Verfahren sollen die für Trillat pathogenetisch wichtigste Läsion, das Decollement von Broca-Hartmann saniert, der skapulokorakoidale Durchgang eingeengt und eine eventuelle intraartikuläre (Limbus-) Pathologie beseitigt werden.

1973 hat der Erstbeschreiber anhand von 159 persönlich nachkontrollierten Fällen über insgesamt ausgezeichnete Resultate berichtet [4]: Trotz praktisch uneingeschränkt erhaltener Gelenkbeweglichkeit kam es nur bei 5,6% der Fälle zu Rezidivluxationen.

Anhand der jetzt 10jährigen eigenen Erfahrung in der Behandlung der sympatomatischen, unidirektional-vorderen Schulterinstabilität sollen einzelne, vorwiegend technische Aspekte des Verfahrens von Trillat skizziert werden.

Operationstechnik

Nach 6 cm langer, vertikaler Hautinzision unmittelbar lateral des Korakoids (Abb. 1a) werden die Deltoideusfasern stumpf auseinandergeschoben und das Lig. coracoacromiale durchtrennt. Um die lange Bizepssehne sicher schonen zu können, erfolgt die vertikale, 2 cm lateral des Glenoidrands gelegene Kapselinzision in voller Außenrotation des Arms. Einen kräftigen M. subscapularis kerbt man von kranial her ein, und die Gelenkpfanne wird mit einem in Adduktion/Innenrotation von vorne an den dorsalen Pfannenrand gelegten Spezialhebel übersichtlich dargestellt (Abb. 1b). Freie Gelenkkörper oder ein abgerissener Limbus werden entfernt, eine knöcherne Bankart-Läsion angefrischt.

Mit zwei 8-mm-Hebeln stellen wir die Basis des Korakoids dar, legen 5–10 mm von der Spitze entfernt ein Bohrloch und osteoklasieren unter Keilentnahme die Basis von distal her (Abb. 1c). Das Korakoid wird gerade nach unten geklappt und mit einer 40–50 mm langen Malleolarschraube so am Skapulahals fixiert, daß die Schraube direkt am Oberrand des M. subscapularis 5 mm lateral des Glenoidrands in den Knochen tritt und dort etwas parallel der Gelenkfläche verläuft (Abb. 1d). Wird der Limbus durch transkorakoidale Fixation der Broca-Hartmann-Läsion nicht einwandfrei adaptiert, muß er – insbesondere in seinem kaudalen Anteil – mit 2–3 Bankart-Nähten refixiert werden (Abb. 1c und 1 d). Grundsätzlich soll die Korakoidspitze in a.-p.- und transskapulärer Aufnahme etwa auf Höhe des mittleren bis unteren Drittels der Pfanne liegen, in a.-p.- und axialer Aufnahme den Glenoidrand nach lateral nicht wesentlich überragen und in transskapulärer und axialer Aufnahme genügend Raum für Kaspel und M. subscapularis freilassen (Abb. 2). Nach Prüfung der Rotationsfreiheit werden Kapsel und evtl. eingekerbter M. subscapularis adaptiert und die Wunde verschlossen.

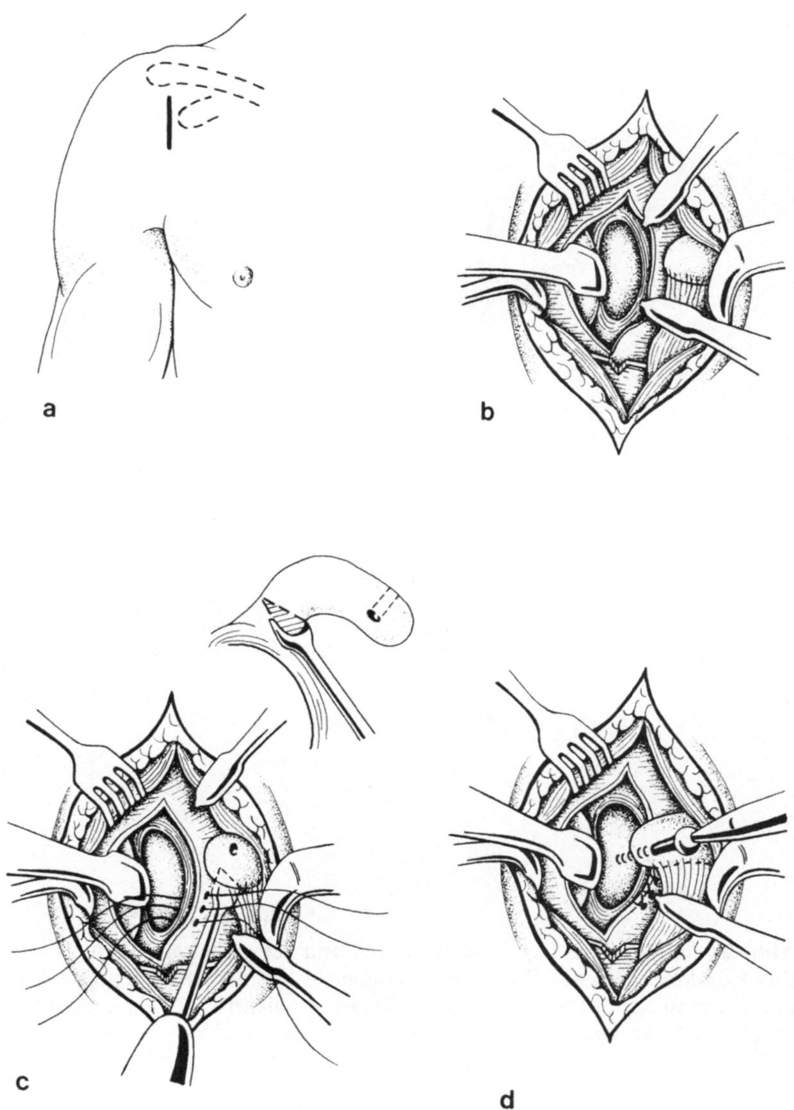

Abb. 1a–d. Hautschnitt (a); Gelenkkapsel eröffnet. Subskapularis kranial eingekerbt, Gelenk mittels Spezialhebel dargestellt (b); Osteoklasie des vorbereiteten Korakoids, bei Limbusabriß Legen von 2–3 Bankart-Nähten (c); Fixation des nach unten geklappten Korakoids an den Skapulahals nach Knöpfen der ventrokaudalen Bankart-Nähte (d)

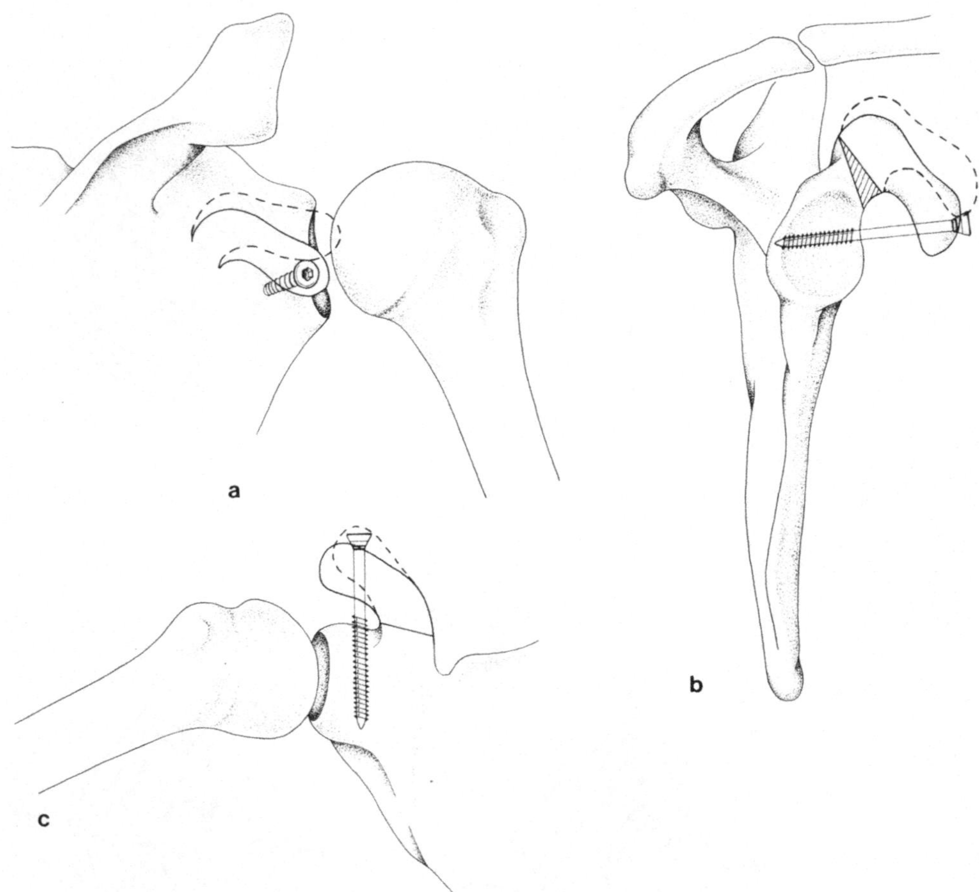

Abb. 2a–c. Korrekte Lage von Korakoid und Schraube (gezeichnet nach Röntgenbildern):
Das Korakoid liegt auf Höhe des mittleren bis unteren Pfannendrittels (**a, b**), überragt den
Pfannenrand kaum (**a, c**), und seine Rückseite bleibt ca. 10 mm vom Skapulahals entfernt
(**b, c**). (*Unterbrochene Linien:* präoperative Anatomie)

Nachbehandlung

Postoperativ erhält der Patient einen Tuchverband für 1–2 Tage. Anschließend werden aus
einer Mitella die präoperativ geübten Pendelbewegungen begonnen. Spätestens in der 3.
Woche muß jedoch die Außenrotation versichtig, aber systematisch geübt werden. Wir
haben bei inzwischen über 70 Fällen nie negative Folgen einer frühfunktionellen Behandlung gesehen. Dagegen führt eine zu vorsichtige Haltung postoperativ zu Schwierigkeiten
in der Rückgewinnung der freien Beweglichkeit.

Resultate

Wie bei den meisten gängigen Verfahren liegen auch bei uns die subjektiv guten und sehr guten Ergebnisse bei 75%, bei den mit korrekter Indikation operierten Patienten beobachten wir ca. 3% Rezidivluxationen.

Diese Zahlen sind jedoch wenig aussagekräftig: Schon die genauere Analyse der subjektiven Ergebnisse zeigt, daß die adominanten Schultern in 95% der Fälle als „sehr gut" oder „gut" bezeichnet werden, wogegen die operierten dominanten Schultern subjektiv nur in 54% der Fälle „sehr gut" oder „gut" sind.

Objektiv hat die Methode nach Trillat in unseren Händen das Problem der Instabilität gut gelöst: Die Reluxationshäufigkeit ist sehr gering, residuelle Subluxationen sind objektiv einzeln nachweisbar, subjektiv äußerst selten. Die gute Stabilität wurde in unserer Serie aber relativ häufig mit einer subjektiv zwar wenig beklagten, objektiv jedoch deutlichen Bewegungseinschränkung erkauft. Es zeigt sich dabei, daß nicht nur Außenrotations- sondern auch Innenrotations- und Adduktionsbehinderungen auftreten. Dies ist besonders dann der Fall, wenn das Korakoid zu weit nach lateral geschwenkt wird und die Pfannenebene überragt. Bei der horizontalen Adduktion kommt es dann zum Anschlagen des Humeruskopfs am osteotomierten Korakoid mit der entsprechenden Bewegungsbehinderung (Abb. 3). Der abgebildete Patient zeigt links bei korrekter Lage des Korakoids ein perfektes Langzeitresultat, rechts hat uns die ausgeprägte Lateralisation des Rabenschnabelfortsatzes unterdessen zu einer Korrekturoperation gezwungen, welche die Schulterbeweglichkeit normalisiert hat.

Zusammenfassung

Das Operationsverfahren nach Trillat ist geeignet zur Behandlung der habituellen vorderen Schulterluxation und -subluxation. Multidirektionale Schulterinstabilitäten stellen keine Indikation dar. Bei sehr großer dorsolateraler Humerusimpressionsfraktur (Malgaigne-Läsion) sind Verfahren wie die Rotationsosteotomie des Humerus möglicherweise vorzuziehen.

Die erzielten subjektiven Resultate sind bei korrekter Indikation insgesamt, wie bei den meisten anderen Operationsverfahren, zufriedenstellend. Die metikulöse klinische Nachuntersuchung der operierten Patienten zeigt, daß Fehlergebnisse regelmäßig mit einer inkorrekten Endstellung des osteotomierten Korakoids assoziiert sind. Da das Korakoid beim Herunterklappen in den Bereich eines größeren Humeruskopfdurchmessers gelangt, darf es nicht nach lateral geschwenkt werden. Seine Rückseite muß einen Abstand von ca. 10 mm zum Skapulahals behalten, um eine Rotations- und Adduktionsbehinderung sicher zu verhindern. Entscheidend für das Erzielen optimaler Resultate (Abb. 4) ist die intraoperative Überprüfung der Relation Korakoidspitze/Humeruskopf in Adduktion und bei den Rotationsbewegungen.

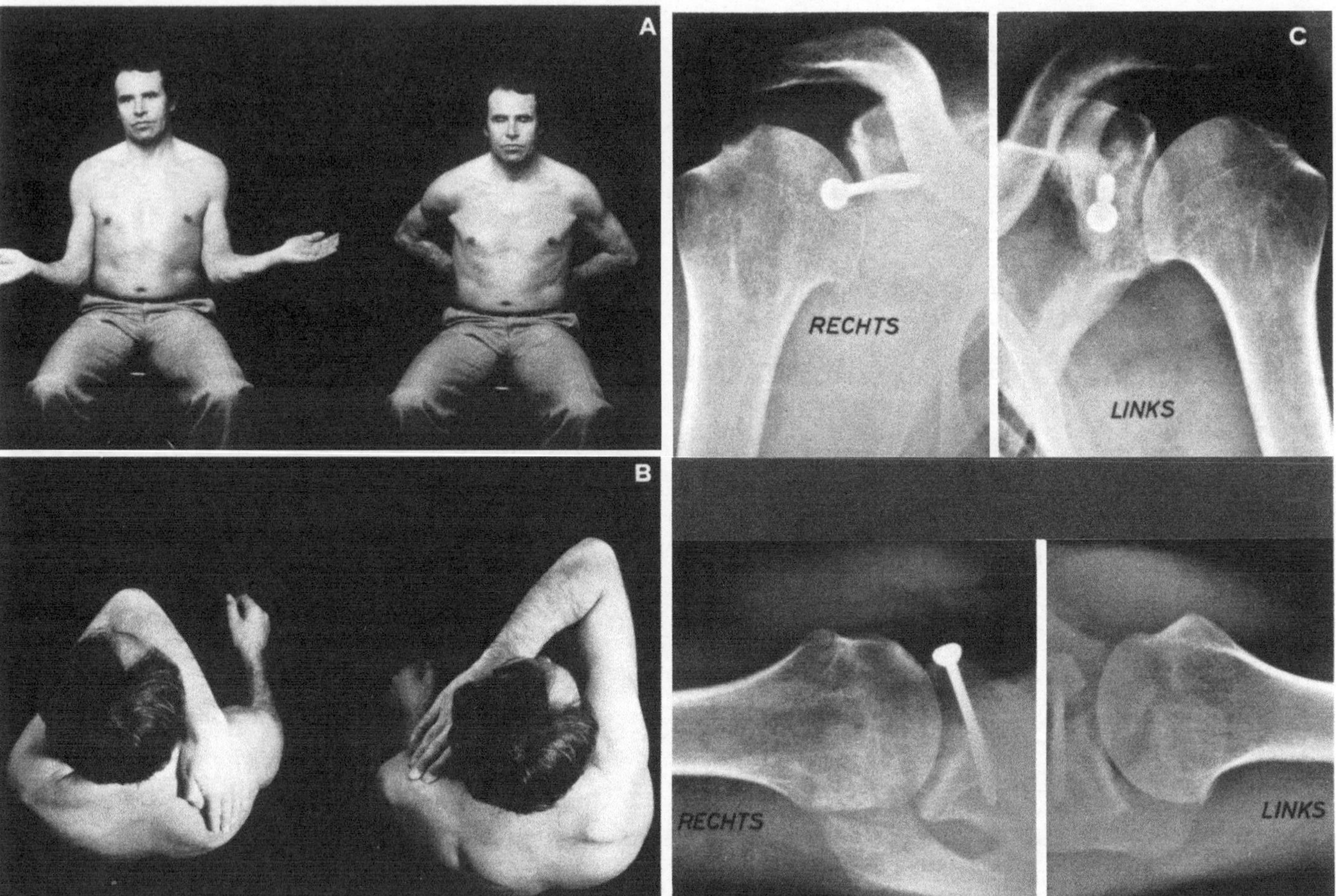

Abb. 3A—C. E.F., 42 Jahre: Mäßige Einschränkung von Außen- und Innenrotation (beachte vermehrte Retropulsion des rechten Humerus!) (**A**). Die horizontale Adduktion ist rechts schwer behindert, links frei (**B**). Die Röntgenbilder dieses beidseits operierten Patienten zeigen links eine korrekte, rechts eine inkorrekte Plazierung des Korakoids (**C**)

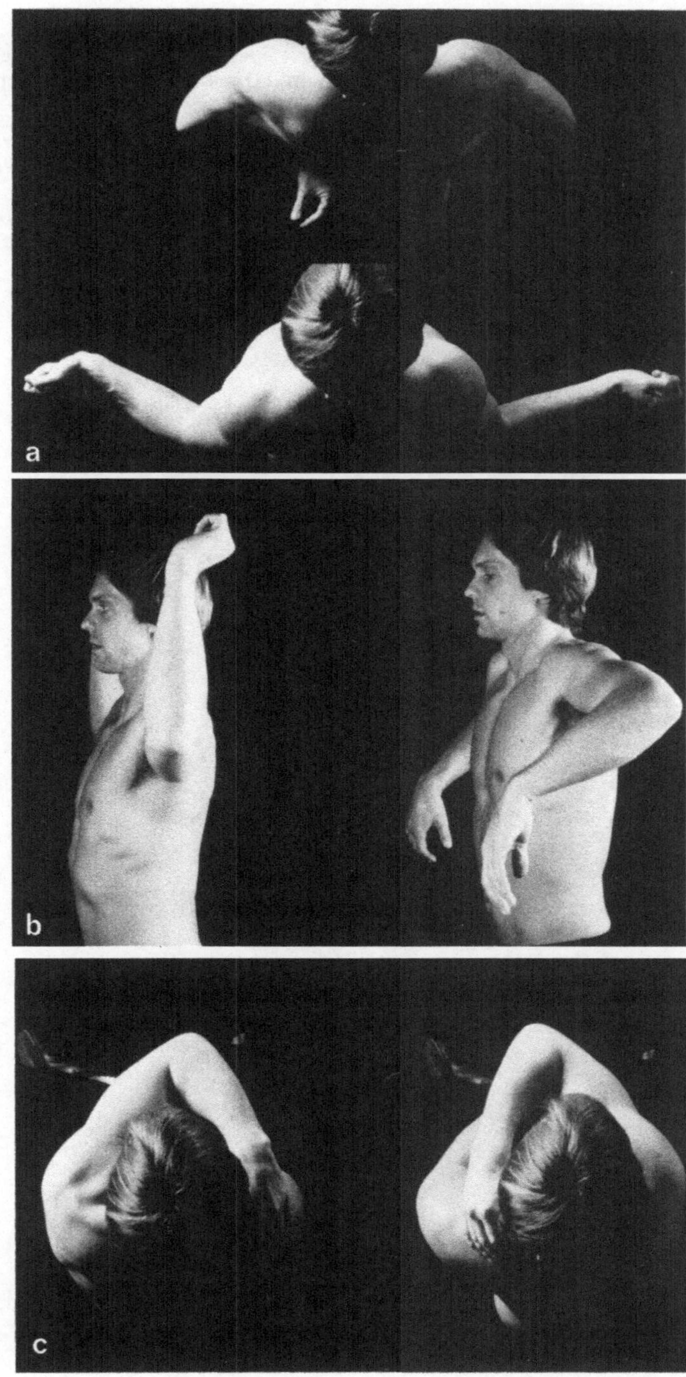

Abb. 4a–c. Perfektes funktionelles Resultat nach Trillat (*links*), bei residueller Subluxation nach Putti-Platt (*rechts*). **a** Außen-Innenrotation; **b** Außen-Innenrotation in Abduktion; **c** horizontale Adduktion

192

Literatur

1. Camera U (1951) A propos des luxations recidivantes de l'epaule. Rev Chir Orthop 37:
   515
2. Noesske (1924) Zur habituellen Schulterluxation. Zentralbl Chir 51:2402
3. Trillat A (1954) Traitement de la luxation recidivante de l'epaule. Considerations techniques. Lyon Chir 49:986
4. Trillat A (1973) In: Leclerc-Chalvet F (ed) Luxation recidivante de l'epaule. Masson,
   Paris

Spanplastik bei der habituellen Schulterluxation

L. Gotzen und J. Ennker

Vordere Luxationen

Einleitung

Die rezidivierende bzw. habituelle vordere Schulterluxation ist eine Erkrankung vorwiegend des Jugendlichen und Erwachsenen mittleren Alters. In diesen Altersgruppen ist die Rezidivrate nach einer Erstluxation besonders hoch. In der 2. Lebensdekade beträgt sie nach Rowe [9], McLaughlin u. MacLellan [6] zwischen 80 und 90%, in der 3. und 4. Lebensdekade zwischen 60 und 70%. Nach dem 40. Lebensjahr fällt sie stark ab und beläuft sich nur noch auf 10–15%. Von 61 in unserer Klinik während der Jahre 1977–1981 operierten Patienten waren 55 unter 40 Jahre alt (Tabelle 1).

Das Luxationsgeschehen ist wesentlich häufiger beim männlichen als beim weiblichen Geschlecht. Nach Literaturangaben [7, 9] liegt das Verhältnis bei 4:1–6:1. Im eigenen Krankengut betrug die Relation 2,8:1.

Pathophysiologie

Ursache für die wiederkehrende vordere Schulterluxation ist meist die durch ein adäquates Unfallgeschehen hervorgerufene traumatische Erstluxation eines funktionsstabilen Gelenks. Bei 48 von 62 unserer vorderen Luxationen ließ sich eine erhebliche direkte oder indirekte Gewalteinwirkung eruieren.

Hierbei kommt es zu gravierender Traumatisierung der Gelenkstrukturen wie Bankart-Läsion, Hill-Sachs-Delle, Kapselverletzungen und Schädigungen des M. subscapulari. Infolge Defektheilung verliert das Schultergelenk an Stabilität, so daß schon bei Minimal-

Tabelle 1. Rezidivierende/habituelle Schulterluxation nach ventral. Unfallchirurgische Klinik, Medizinische Hochschule Hannover, 1977–1981 (n = 62). Durchschnittlicher Abstand Erstluxation–Operation ≈ 8 Jahre (0,5–42 Jahre)

Altersverteilung (Jahre)	n	Durchschnittsalter (Jahre)
10–20	7	28
20–30	32	45 (m.)
30–40	16	16 (w.)
		61
> 40	7	1 Patient beiderseits

traumen Reluxationen eintreten. Aus der rezidivierenden Luxation kann sich durch sekundäre Zunahme der Gelenkinstabilität und Progredienz der Gelenkschäden schließlich eine habituelle Luxation entwickeln (s. folgende Übersicht)

Traumatische Pathogenese der rezidivierenden/habituellen
Schulterluxationen nach ventral

Funktionsstabiles Schultergelenk
↓
Traumatische Erstluxation
↓
Gravierende Verletzungen der Gelenkstrukturen
mit Defektheilung
↓
Minimaltrauma
↓
Rezidivierende Luxationen
↓
Sekundäre Zunahme der Gelenkinstabilität
und der Gelenkschäden
↓
Habituelle Schulterluxation

Abzugrenzen von den Luxationen traumatischer Genese sind die spontanen Verrenkungen. Bei primär instabilen Gelenken, zurückzuführen auf Hypoplasie und Anteversion der Gelenkpfanne, weite Kapsel, vermehrte Retrotorsion des Humerus und muskuläre Insuf-

Konstitutionelle Pathogenese der habituellen Schulterluxation
nach ventral

Instabiles Schultergelenk
↓
Minimaltrauma
↓
Spontane Erstluxation
↓
Forcierte Abduktion und Außenrotation des Arms
↓
Rezidivierende Luxation
↓
Sekundäre Gelenkschäden und weitere Instabilitätszunahme
↓
Habituelle Luxation

---

fizienz, tritt meist schon im jugendlichen Alter die Erstluxation durch geringe Gewalteinwirkung ein. Folgeluxationen entstehen danach bereits bei forciert ausgeführten Abduktions- und Außenrotationsbewegungen des Arms. Durch sekundäre Gelenkschäden und weitere Bahnung des Luxationswegs entwicket sich eine gewohnheitsmäßige Verrenkung (s. Übersicht).

14 als spontan zu klassifizierende vordere Luxationen waren im eigenen Krankengut zu verzeichnen.

Therapie

Die ventrale Stabilität des Schultergelenks ist durch das Zusammenwirken von statischen und dynamischen Elementen gewährleistet (Abb. 1). Zu den statischen Elementen zählen der vordere Pfannenrand, das Labrum glenoidale und die Kapsel mit ihren Verstärkungsbändern. Der primäre dynamische Stabilisator und horizontale Steuerungsmuskel ventral ist der kräftige M. subscapularis [10].

Je nach Genese der Gelenkinstabilität sind posttraumatische Schäden oder konstitutionelle Faktoren für die Luxation vorherrschend verantwortlich, wobei die Übergänge fließend sind.

Bei den therapeutischen Überlegungen ist zu berücksichtigen, daß die Reluxationen nicht auf einer Ursache allein beruhen, sondern ein Zusammenwirken verschiedener Faktoren vorliegt [11] (Abb. 2).

Das Behandlungsziel beinhaltet die Herstellung dauerhafter Gelenkstabilität und die Erlangung einer freien Gelenkfunktion.

Unser therapeutisches Konzept für die rezidivierende/habituelle vordere Schulterluxation umfaßt folgende Punkte:
— Revision und Debridement des Schultergelenks,
— ventrokaudale Pfannenplastik mit Span,
— Kapselrekonstruktion,
— Straffung des M. subscapularis.

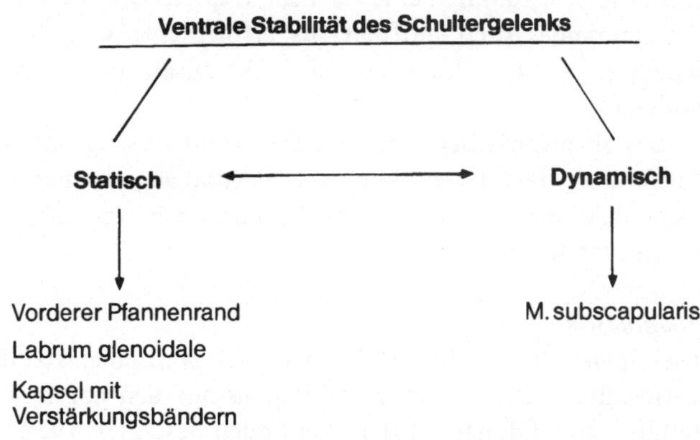

Abb. 1. Ventraler Stabilisierungskomplex für das Schultergelenk

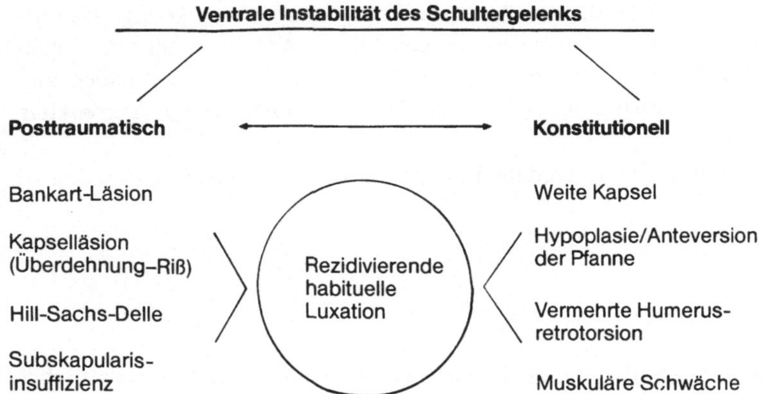

Abb. 2. Ursachen für die wiederkehrende ventrale Schulterluxation

Operatives Vorgehen

Zugang

Der Hautschnitt zieht leicht bogenförmig vom peripheren Klavikulaende in Richtung des Deltoideusansatzes am Humerus. Durch Schonung der medial verbleibenden V. cephalica werden der M. deltoideus und der M. pectoralis majur stumpf auseinandergedrängt. Die am Processus coracoideus ansetzende Muskulatur (M. coracobrachialis, Caput breve des M. biceps) lassen sich mit einem Haken nach medial halten. Der N. musculocutaneus darf dabei nicht gezerrt werden. Bei Außenrotation des Arms zeigt sich die Sehne des M. subscapularis, die an ihrem humeralen Ansatz scharf abgetrennt und mit Haltefäden angeschlungen wird. Sehne und Muskel werden sorgfältig von der Gelenkkapsel bis über den vorderen Pfannenrand abpräpariert, wobei die Nähe des durch die laterale Achsenlücke nach dorsal verlaufenden N. axillaris zu berücksichtigen ist (Abb. 3).

Gelenkrevision

Das Gelenk wird durch eine vertikale Kapselinzision parallel und 0,5 cm lateral des vorderen Pfannenrandes breit eröffnet. Es erfolgt eine sorgfältige Exploration des Gelenkraums, wobei darauf zu achten ist, daß nicht zusätzlich ein Defekt in der Rotatorenmanschette vorliegt.

Soweit erforderlich, wird ein Debridement vorgenommen. Meist handelt es sich um die Entfernung freier Gelenkkörper, Resektion abgerissener oder zerstörter Anteile des Labrum glenoidale, einer lokalen Synovektomie sowie um Knorpel- und Knochenglättung am vorderen Pfannenrand.

Spanplastik

Die Spantechnik geht auf Eden [1] in Deutschland zurück, der sein Vorgehen mit subperiostaler Plazierung eines Tibiaspans auf den angefrischten ventralen Skapulahals 1918 publizierte. Hybinette [3] in Schweden beschrieb 1932 ein ähnliches Vorgehen, wobei er aber vom Tibiaspan zum Beckenspan überging.

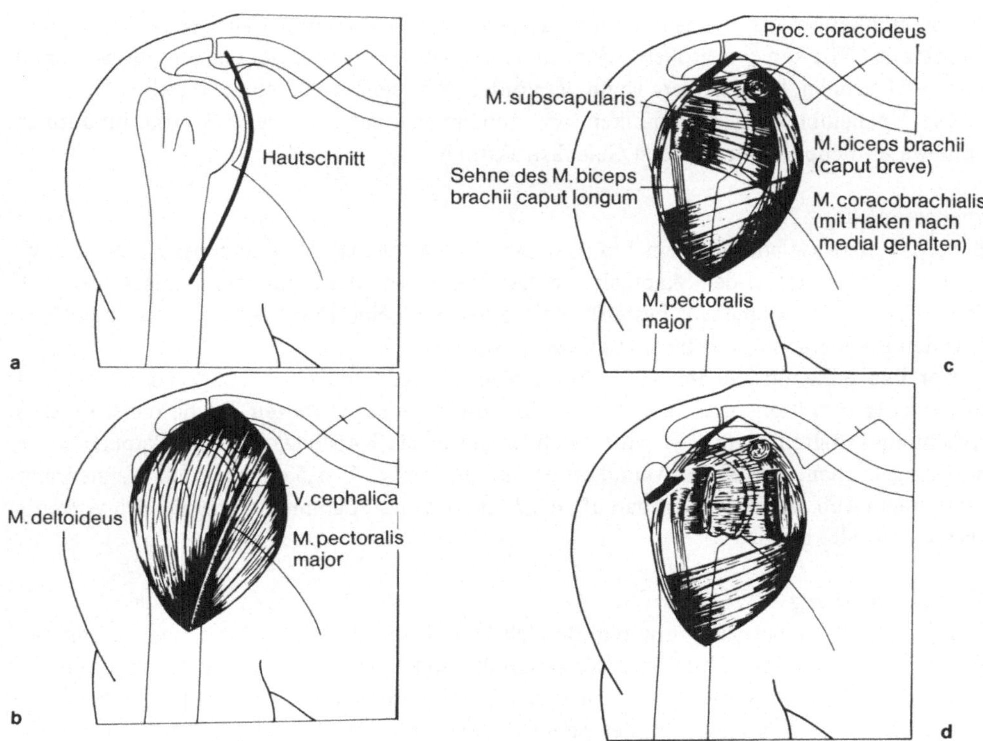

Abb. 3a–d. Ventrale Darstellung des Schultergelenks. **a** Hautschnitt, **b** Sulcus deltoideopectoralis, **c** Ablösung des M. subscapularis, **d** Kapselinzision

Bereits in den 40er Jahren erfuhr die Spantechnik durch Lange [5] die heute noch weitgehend gebräuchliche Modifikation.

Wir sind der Meinung, daß es mit der Spanplastik am ehesten und sichersten möglich ist, die Gelenkpfanne so zu formen und zu erweitern, daß der nach ventral drängende Humeruskopf eine mechanisch wirksame Abstützung und Führung erhält und dadurch ein Hinausgleiten verhindert wird, ohne daß die Funktion des Gelenks wesentlich eingeschränkt werden muß.. Darüber hinaus dient uns der Span zur Fixation der Kapsel am vorderen Pfannenrand.

Als Spanmaterial verwenden wir meist einen allogenen Beckenkammspan aus der Knochenbank. Von 62 ventral eingebrachten Spänen waren 52 allogen und nur 10 autogen.

Zwei verschiedene Spantechniken kommen zur Anwendung:
– Spaneinbolzung,
– Spananschraubung.

Während die Spanplastik nach Lange [5] in unserem Krankengut bei weitem überwiegt, gehen wir in letzter Zeit vermehrt zur Anschraubung des Spans über.

In der technisch einfachen Durchführung, kombiniert mit der Möglichkeit einer gelenkmechanisch vorteilhafteren Plazierung des Spans und seiner stabilen Schraubenfixation, sehen wir die Vorteile dieses Vorgehens.

198

Die Indikation zur Spananschraubung stellen wir in Anlehnung an Rockwood [8] vermehrt mit Gelenken mit großen posterolateralen Humeruskopfdefekten und ausgeprägten Bankart-Läsionen, insbesondere wenn der vordere Pfannenrand beteiligt ist (Abb. 4).

Die Spaneinbolzung beschränken wir zunehmend auf habituelle Schulterluxationen ohne wesentliche Schäden an den Gelenkstrukturen.

Spaneinbolzung

Bei eröffnetem Gelenk wird ein Lexer-Meißel 0,5 cm medial des Pfannenrands bei 5 bzw. 7 Uhr ca. 2 cm tief in den Skapulahals eingeschlagen und der Pfannenrand angehoben. Die Schwierigkeit des Vorgehens besteht darin, einerseits keine Fraktur zu erzeugen, andererseits den Pfannenrand effektiv aufzubiegen (Abb. 5).

Der Beckenkammspan mit einer Breite von 2–3 cm und einer Länge von 3 cm wird so zurechtgeschnitten, daß an der dem Humeruskopf zugewandten Fläche die Kortikalis vollständig erhalten bleibt. Er wird anschließend in die Knochenkerbe am Skapulahals so weit eingetrieben, daß er fest verankert ist und noch etwa 1–1,5 cm über den Pfannenrand hinausragt (Abb. 6). Hierbei ist darauf zu achten, daß der Span nicht aufläuft, sich vorzeitig verklemmt oder bricht.

Spananschraubung

Das Spanbett im vorderen unteren Bereich des Skapulahalses schließt nahezu mit der Gelenkfläche ab. Diese Stelle wird zur besseren Anheilung des Spans angefrischt (Abb. 7). Der Span mit einer Breite von 3 cm und einer Höhe von 1,5–2 cm wird an seiner Basis entsprechend der Konfiguration des Spanbetts zurechtgeschnitten. An seiner Basis und am oberen Rand werden bei liegenden Schrauben 3–4 feine Knochenkanäle gebohrt, durch die Fäden für die Kapselrekonstruktion gelegt werden (Abb. 8). Er wird dann nach lateral geneigt so eingesetzt, daß er mit der Gelenkfläche fluchtet und mit 2 Kleinfragmentkortikalisschrauben, die dorsalseitig den Skapulahals perforieren sollen, fixiert (Abb. 9).

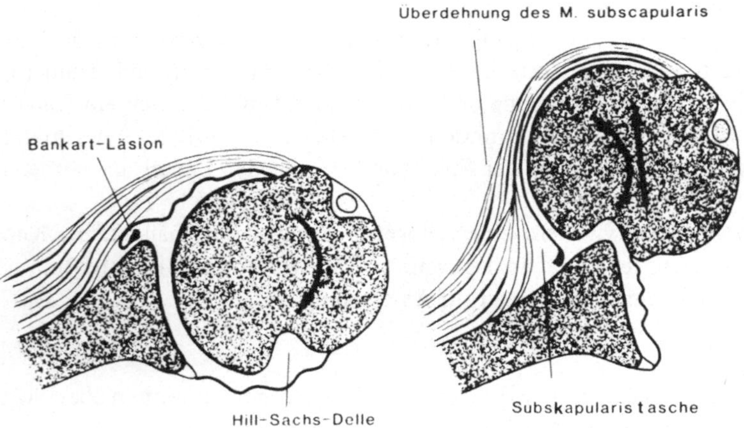

Abb. 4. Pathomechanismus der habituellen Schulterluxation bei Bankart-Läsion und Hill-Sachs-Delle

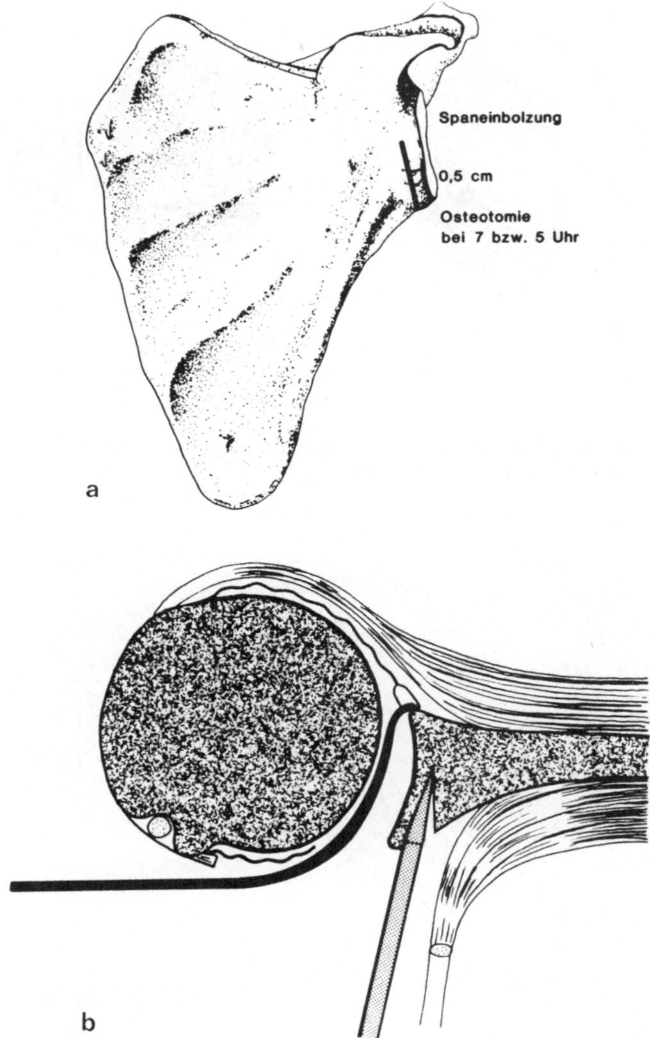

Abb. 5. a Osteotomiestelle des Skapulahalses bei der Spaneinbolzung nach Lange, **b** Anhebung des ventralen Pfannenrandes und der Gelenkfläche mit dem Meißel

Kapselrekonstruktion

Die Gelenkkapsel ist wesentlicher Bestandteil des ventralen Stabilisierungskomplexes. Ihre funktionelle Wiederherstellung ist daher eine wichtige Maßnahme. Dabei gilt es, die Kapsel nur so stark zu raffen, daß keine nennenswerte Bewegungseinschränkung resultiert, und sie zu verstärken.

Ist ein intakter Limbus vorhanden, erfolgt ein überlappender Verschluß der Kapselinzision mit U-Nähten, die im Limbus verankert werden (Abb. 10). Fehlt aufgrund einer Bankart-Läsion der Limbus oder muß er entfernt werden, dient der Span zur einfachen und

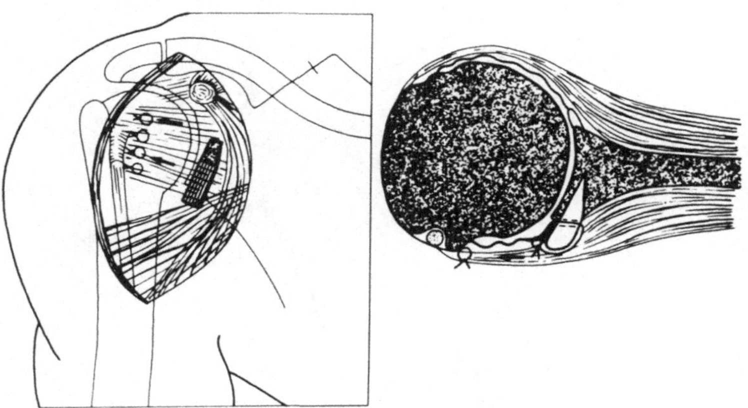

Abb. 6. Eingeschlagener Beckenkammspan, Kapselrekonstruktion durch Fixation an den Span, Straffung des M. subscapularis

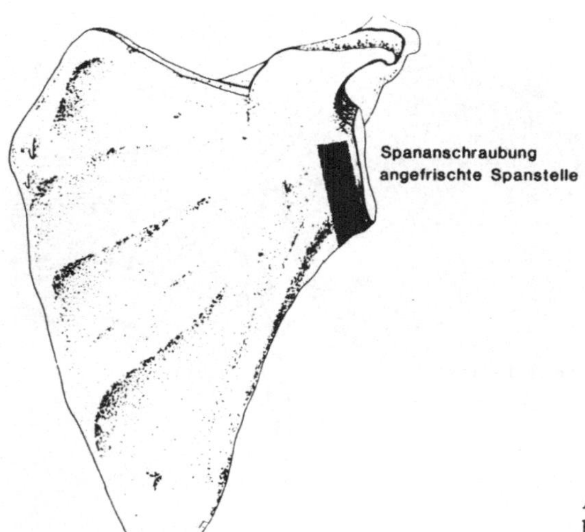

Abb. 7. Spanstelle bei der Spananschraubung, Dekortikation des Spanbetts zur besseren Anheilung

sicheren Fixation der Kapsel am vorderen Pfannenrand. Es ist zweckmäßig, schon vor dem Einschlag oder Anschrauben des Spans die Fäden durch die vorbereiteten Knochenkanäle zu ziehen. Beim Anspannen der in der Kapsel verankerten Fäden wird diese fest an den Pfannenrand herangezogen. Anschließend werden die Fäden entweder über dem Spanrücken oder wiederum durch Knochenkanäle nach lateral geleitet, zur Befestigung der Kapsel am oberen Spanrand.

Die in dieser Form geraffte und fixierte Kapsel wirkt als Polster zwischen Humeruskopf und Span und trägt auch zur Revaskularisation des Spans bei (Abb. 6 und 9).

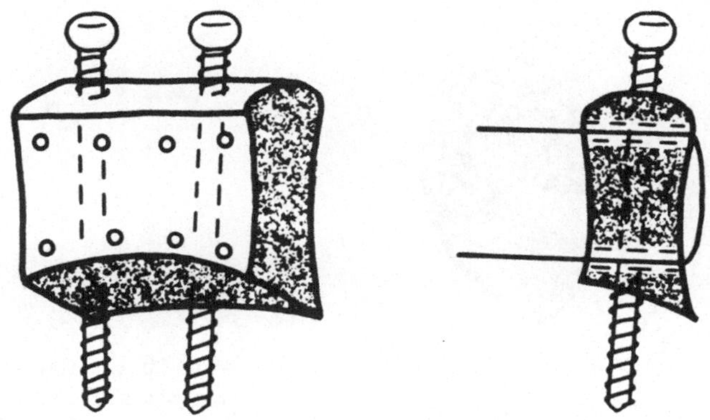

Abb. 8. Konfiguration des Beckenkammspans mit eingebrachten Schrauben und durchgezogenen Fäden zur Kapselfixation

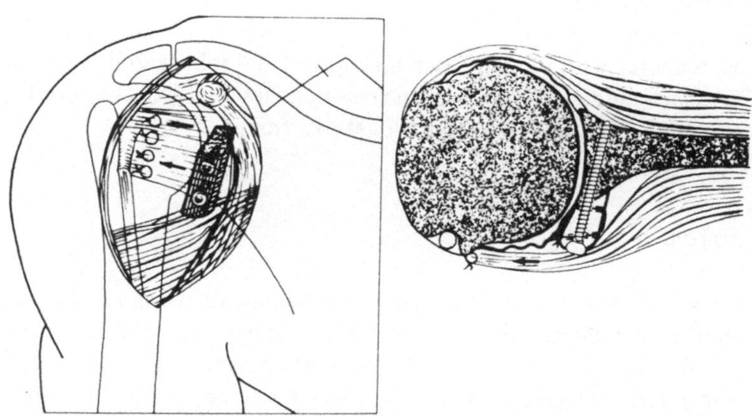

Abb. 9. Angeschraubter Span, an den Span fixierte Kapsel und Straffung des M. subscapularis

Straffung des M. subscapularis

Um die statischen Stabilisierungsmaßnahmen dynamisch zu unterstützen, empfiehlt es sich, den oftmals überdehnten M. subscapularis zu straffen. Dazu muß der Muskel vollständig von der Kapsel abpräpariert sein. Er wird unter Kürzung der Sehne um etwa 1–1,5 cm an seine physiologische Ansatzstelle refixiert. Wir ziehen diese Technik vor, weil die Nähte dort besseren Halt finden und die Gefahr einer Traumatisierung der langen Bizepssehne kaum gegeben ist.

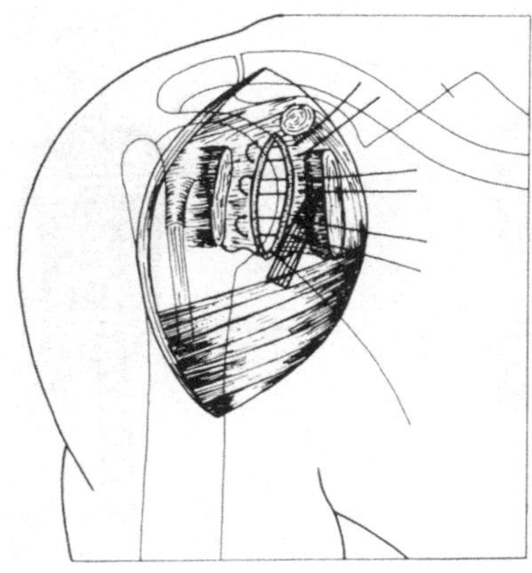

Abb. 10. Überlappender Verschluß der Kapselinzision bei intaktem Limbus zur Raffung und Stärkung der Kapsel

Nachbehandlung

Die Schulter wird für 3 Wochen im Gipsverband ruhiggestellt. Danach erhält der Patient für 2 Wochen eine Abduktionsschiene, aus der heraus er bereits krankengymnastische Übungen vornimmt. Wichtig ist ein effektives Muskeltraining.

Ergebnisse

Als wesentliche Komplikation war eine Sekundärheilung zu verzeichnen. Bei 4 von den 62 operierten vorderen Schulterluxationen stellten sich Reluxationen ein. Diese traten bei 2 Patienten nur 1- bis 2mal in der Nachbehandlungsperiode auf. Bei einer Patientin verblieb eine rezidivierende Luxation. Ein Patient mit persistierender habitueller Luxation wurde reoperiert. Wenn man die Reluxationsfälle analysiert, so zeigt sich, daß die Rezidive auf einer fehlerhaften Spaneinbolzung beruhen. Der Span wurde meist zu weit medial eingeschlagen, so daß ein Aufbiegen des Pfannenrandes und eine Abstützung des Humeruskopfs nicht erreicht wurden.

53 Patienten konnten persönlich nachuntersucht werden. Bewegungseinschränkungen > 20° lagen bei 20 Patienten vor, Abduktion und Außenrotation bei 6, Außenrotation allein bei 16 Patienten.

25mal wurde das Behandlungsergebnis von den Patienten als „sehr gut", 24mal als „gut", jeweils 2mal als „befriedigend" und „schlecht" beurteilt.

Dorsale Luxationen

Sie sind wesentlich seltener als die vorderen und meist konstitutionell bedingt. Bei posttraumatischen Luxationen besteht häufig ein großer anteromedialer Defekt im Humeruskopf. Da die Rezidivrate sehr hoch ist, sollte die Indikation zur Operation bei den konstitutionell bedingten willkürlichen Luxationen zurückhaltend und erst nach Versagen der physiotherapeutischen Maßnahmen gestellt werden [12].

Es werden für die operative Korrektur eine Reihe von Verfahren angegeben, die im wesentlichen den ventralen Techniken entsprechen. Über gute Ergebnisse mit der von Lange für die vordere Luxation entwickelten Glenoidosteotomie und Spaneinbolzung wird von Kretzler u. Blue [4] sowie English u. MacNab [2] berichtet.

Der Zugang erfolgt über einen Hautschnitt entlang der Spina scapulae bis zum Akromion. Nach Ablösung des M. deltoideus von der Schulterblattgräte (evtl. unter L-förmiger Einschneidung lateralseitig) gelangt man auf den M. infraspinatus und den M. teres minor.

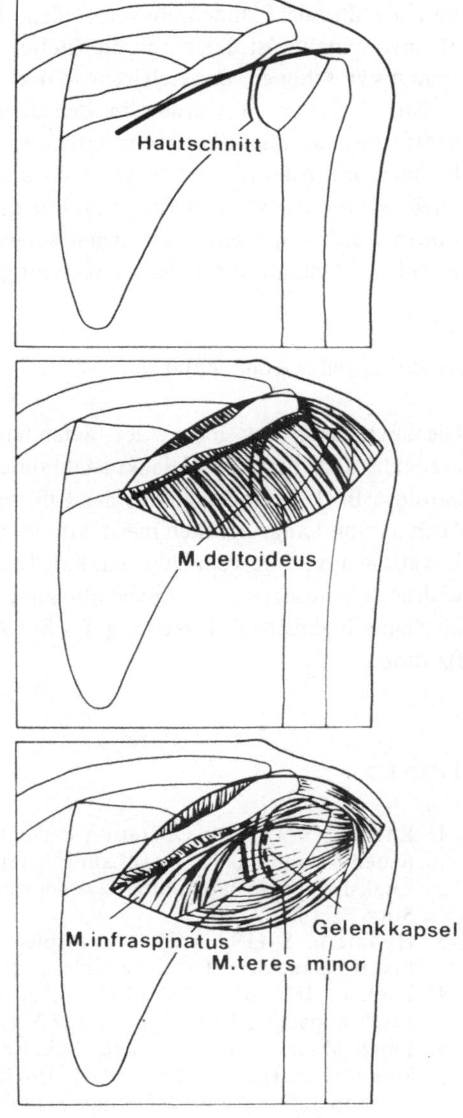

Abb. 11. Dorsaler Zugang zum Schultergelenk

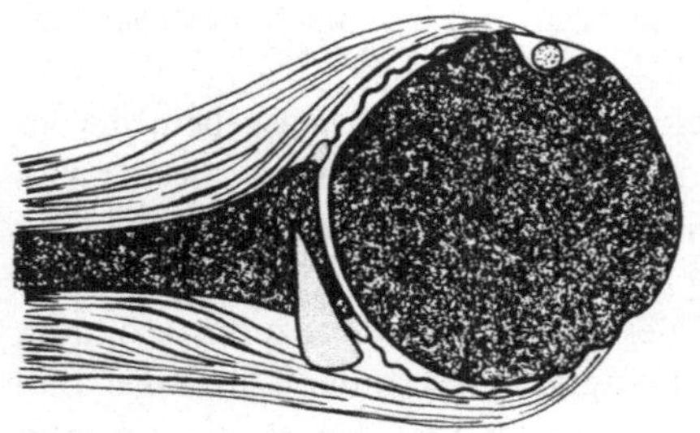

Abb. 12. Dorsale Spanplastik in der Technik nach M. Lange

Durch stumpfes Auseinanderdrängen dieser beiden Muskeln lassen sich die Gelenkkapsel und der dorsale Pfannenrand darstellen (Abb. 11). Insbesondere bei der Mobilisation des M. infraspinatus ist der durch die Incisura scapulae in den Muskel eindringende N. supraspinatus zu schonen. Das Gelenk wird über eine limbusnahe Kapselinzision revidiert.

Nur 2 Patienten wurden in den Jahren 1977–1981 wegen einer konstitutionellen habituellen dorsalen Luxation operiert, einer beidseits. Bei einer Patientin wurde der Pfannenrand osteotomiert, angehoben und ein Span eingebolzt (Abb. 12); die Patientin blieb rezidivfrei. Bei dem Patienten mit doppelseitigem Leiden und mehrfachen Voroperationen wurden Spananschraubungen vorgenommen. Es stellten sich beidseits Rezidive ein, wobei die Reluxationsrate aber insgesamt geringer ist als vor der Spananschraubung.

Abschließender Kommentar

Die Spanplastik hat sich in der Behandlung von habituellen Schulterluxationen aufgrund vorderer und hinterer Gelenkinstabilitäten bewährt. Als Spanmaterial bietet sich der autologe Beckenkammspan aus der Knochenbank an. Mißerfolge der Spanplastik nach der Technik von Lange beruhen meist auf einer falschen Plazierung des Spans. Bei den vorderen Luxationen mit ausgeprägter Bankart-Läsion und großer Hill-Sachs-Delle bietet sich als wirksame Alternative zur Spaneinbolzung die Spananschraubung an. Sie ermöglicht eine mechanisch günstigere Plazierung des Spans und stabile Verankerung durch die Schraubenfixation.

Literatur

1. Eden R (1918) Zur Operation der habituellen Schulterluxation unter Mitteilung eines neuen Verfahrens bei Abriß am inneren Pfannenrande. Dtsch Z Chir 144:269
2. English E, MacNab I (1974) Recurrent posterior dislocation of the shoulder. Can J Surg 17:147
3. Hybinette S (1932) De la transplantation d'un fragment osseus pour remedier aux luxations recidivantes de l'epaule. Acta Chir Scand 71:411
4. Kretzler HH, Blue AR (1966) Recurrent posterior dislocation of the shoulder in cerebral palsy. J Bone Joint Surg (Am) 48:1221
5. Lange M (1957) Die habituelle Schulterluxation. Wiederher Chir Traum 4:32
6. McLaughlin HL, MacLellan DL (1967) Recurrent anterior dislocation of the shoulder. A comparative study. J Trauma 7:191

7. Moseley HF (1961) Recurrent dislocation of the shoulder. Mc Gill University Press, Montreal
8. Rockwood CA (1975) Dislocations about the shoulder. In: Rockwood CA, Green DP (eds) Fractures, vol 1. Lippincott, Philadelphia Toronto
9. Rowe CR (1956) Prognosis in dislocation of the shoulder. J Bone Joint Surg (Am) 683:957
10. Saha AK (1978) Rezidivierende Schulterluxation. Enke Bücherei des Orthopäden, Bd 22
11. Sisk TD (1980) Shoulder anterior dislocation. In: Campbells operative orthopaedics. Mosby, St Louis Toronto New York
12. Ziegler R (1980) Die dorsale Instabilität der Schulter und ihre Behandlung. Orthop Praxis 8:656

Subkapitale Osteotomien bei habitueller Schulterluxation

H. Rettig

Eine große Zahl operativer Verfahren zur Behandlung der gewohnheitsmäßigen Schulterverrenkung weist aus, daß jeder Operation unterschiedliche Vor- und Nachteile zugestanden werden müssen. Anwendungshäufigkeit und Bestand im Rahmen der Behandlung unterstreichen dies noch mehr. Viele Verfahren wurden wieder verlassen. Nicht nur die unterschiedliche Rezidivquote der Schulterluxationsoperationen, sondern die mit den meisten Behandlungsverfahren verbundenen Funktionseinschränkungen wie z.B. Außenrotationsbehinderungen der erkrankten Schulter sind Anlaß zur Kritik.

Zweifellos haben diejenigen Operationstechniken Aussicht auf günstigere Ergebnisse, die auf die Beseitigung pathologischer und ätiologischer Faktoren ausgerichtet sind. Gewohnheitsmäßige Schulterverrenkungen weisen in der Regel mehrere ursächliche Komponenten auf:
1) Bankart-Läsion,
2) Hill-Sachs-Dell,
3) Kapselerschlaffung,
4) unzureichende Gelenkpfannenentwicklung.

In der Außenrotationseinschränkung des operierten Arms, vorwiegend bei denjenigen Operationsverfahren, die mit einer kleinen Rezidivquote belastet sind, bestätigt sich nach der Auffassung von Weber [3, 4] indirekt die kausale Bedeutung der von Hill und Sachs beschriebenen dorsalen Delle am Oberarmkopf als Ursache der Schulterverrenkung. Diese Dellenbildung im Oberarmkopf soll sich bei extremer Außendrehung unter die Gelenkpfanne „einhängen". Im „Wegdrehen" dieser luxationsgefährdeten Impression sieht Weber [3, 4] das kausal gerichtete Ziel seiner Drehosteotomie (Abb. 1).

Sämtliche operativen Eingriffe zur Stabilisierung der Schulter bei habituellen Verrenkungen lassen sich auf 3 Grundvorstellungen zurückführen:
1) Stärkung des Kapsel-Band-Apparats,
2) Vergrößerung der Gelenkpfanne zur besseren Abstützung des Oberarmkopfs,
3) Drehung des Oberarmkopfs zur Verlagerung der kritischen Zone gegenüber der Gelenkpfanne.

Die Analyse einzelner Operationsverfahren zeigt, daß alle 3 Prinzipien in unterschiedlicher Art und Weise zumeist miteinander kombiniert werden. Für die Rotationsosteotomie nach Weber [3, 4] bedeutet dies: Fesselung des Humeruskopfs in Innenrotation durch Verlagerung der Sehne des M. subscapularis, Verstärkung der vorderen Schultergelenkkapsel und Ausgleich der erzwungenen Innenrotation mit Außendrehosteotomie um 25–30°.

An der Orthopädischen Universitätsklinik Gießen wurden von Januar 1961 bis Dezember 1981 124 habituelle Schulterluxationen operativ behandelt (Tabelle 1).

Fünf Patienten wurden 1961/62 nach der Originalmethode von Eden-Hybinette operiert. Von 1963–1976 erfolgte diese Operation modifiziert nach Lange [1] (Abb. 2). Dies bedeutet: Ein vom Beckenkamm entnommener Span, verschiedentlich ein „Kieler Span", wurde in eine Nute im unteren Pfannenrand der Schulter eingepflockt. Subskapularisverlagerung und Kapselraffung entsprachen der Originalmethode Eden-Hybinette. Insge-

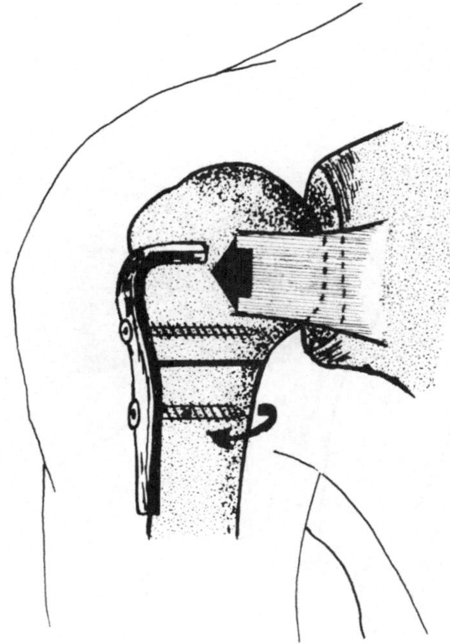

Abb. 1. Drehosteotomie nach Weber (Erklärung
s. Text)

samt handelt es sich um 64 Patienten. Vom Jahre 1976 an wurde die Drehosteotomie nach
Weber als Behandlung der Wahl bevorzugt. In Einzelfällen kam nach diesem Zeitpunkt
jedoch noch das Verfahren von Lange zum Einsatz, wenn die Voraussetzung einer Flach-
gelenkpfanne gegeben war. Das Krankengut der Drehosteotomie nach Weber umfaßt
47 Operationen.

Acht Patienten des Gesamtkrankenguts wurden wegen einer hinteren Schulterluxation
behandelt. Alle 8 Fälle erhielten gleichmäßig einen Beckenspan, der in den hinteren Pfannenrand eingefalzt wurde. Von 124 Operationen sind 2 weitere Patienten mit willkürlichen
Schulterverrenkungen auszugliedern. Es handelte sich um psychisch auffällige Kranke.

Das Gesamtkrankengut wurde von meinem Mitarbeiter P. Demmer nachuntersucht. Da
sich die Untersuchungsreihe über einen Zeitraum von 20 Jahren erstreckte und persönliche
Kontrollen aus Wege- und Zeitgründen, v.a. für Frühfälle nicht immer ermöglicht werden

Tabelle 1. Operationen an habituellen Schulterluxationen an der
Orthopädischen Universitätsklinik Gießen 1961−1981 (n = 124)

Operationsart	n
Eden-Hybinette	5
Eden-Hybinette, modifiziert nach Lange	64
Dorsale Luxation	8
Psychische Erkrankungen	2
Drehosteotomie nach Weber	47

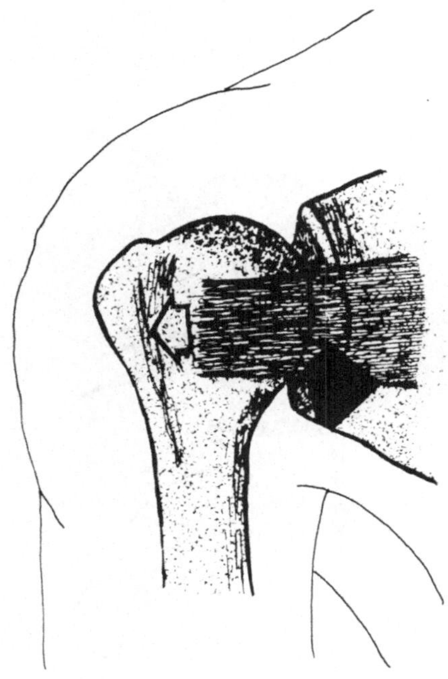

Abb. 2. Operation nach Eden-Hybinette/Lange
(Erklärung s. Text)

konnten, mußten neben der Nachuntersuchung Fragebögen und die Auswertung der Krankenblattunterlagen eingesetzt werden.

Bei einem Großteil der Patienten konnte als Ursache eine unzureichende Fixation nach einer traumatischen Verrenkung festgestellt werden.

Im Gegensatz zu den Berichten anderer Autoren ließen sich in unserem Krankengut die Hill-Sachs-Läsion oder die Abflachung des Labrum glenoidale nach Bankart in den Röntgenserien einschließlich Drehaufnahmen nur selten nachweisen.

Der Vergleich der modifizierten Operation von Eden-Hybinette/Max Lange zur Drehosteotomie ergab bei dem letztgenannten Verfahren in der Regel einen um 8 Tage verkürzten stationären Aufenthalt. In bezug auf Arbeitsplatz und Berufsbelastung sind 2 in großem Intervall stehende Krankenhausenthalte, nämlich
1) Drehoperation,
2) spätere Metallentfernung
für die Betroffenen anscheinend vorteilhafter.

Die krankengymnastische Nachbehandlung nach dem Lange-Verfahren war um 1/3 länger als bei der Drehosteotomie. Der Rumpf-Arm-Gips bei dieser Operation wurde von den Patienten als besonders lästig betrachtet.

Bei 3 Patienten mit doppelseitiger Luxation wurden beide Verfahren, Drehosteotomie einer Schulter und Lange-Operation auf der anderen Seite durchgeführt. Diese Beobachtungen erlaubten besonders gute Vergleiche.

Abhängig von der Motivation des Patienten, nicht aber vom Operationsverfahren, war die Dauer der Arbeitsunfähigkeit. Selbständige unter den Erkrankten tendierten früher zur Arbeitswiederaufnahme und führten die krankengymnastische Therapie teilweise neben der beruflichen Beanspruchung durch. Im Durchschnitt wurde nach der Drehosteotomie die Arbeit bereits nach 3 Monaten, bei der Lange-Operation nach 4 Monaten, aufgenommen.

Während kein Patient einen Berufswechsel vornehmen mußte, gleich welches Verfahren angewendet wurde, wechselten von 24 Patienten nach Drehosteotomie 5 die gewohnte Sportart (Tabelle 2). Weniger eine Bewegungseinschränkung als eine Arm- bzw. Delta-muskelschwäche wurde als Grund des Wechsels der Sportdisziplin nach der subkapitalen Osteotomie angegeben. Diese Feststellung steht im Gegensatz zu Erfahrungen und dem Behandlungsziel von Weber [3, 4], der gerade die Wiederherstellung der Sportfähigkeit nach der Drehosteotomie betonte. Die Ursache liegt in einer relativen Muskelinsuffizienz durch die Drehung mit Annäherung von Ursprung und Ansatz des M. deltoideus. Aber auch eine Innervationsschädigung bei der Plattentfernung muß angeschuldigt werden.

Vorteil der Drehosteotomie ist ein Wegfall der mit der Lange-Operation verbundenen Außenrotationsbehinderung. In 30% unserer nach Eden-Hybinett bzw. Lange operierten Patienten war dies offenbar. 10% der nach Lange operierten Patienten waren durch die Außenrotationseinschränkung sogar bei ihrer Berufstätigkeit behindert (Tabelle 3).

Bei der Drehosteotomie wurde in unserem Krankengut immer freie Außenrotation erreicht. Sie geht aber zu Lasten einer deutlichen Innenrotationseinschränkung, die weib-lichen Patienten beim Verschluß am BH auffiel. In gleicher Weise war auch ein Teil, be-sonders weiblicher Patienten, von der großen und häßlichen Narbe am Sulcus deltoideo-pectoralis bei der Osteotomie enttäuscht. Die Zweitoperation zur Metallentfernung ver-schlechtert zudem die Narbenverhältnisse, die häufig keloidartig sich umwandelt. Eine Beobachtung, die von Mosley [2] bei dieser Schnittführung ebenfalls gemacht wurde und ihn zur Änderung der Inzision veranlaßte.

Ein wichtiges Ziel der Operation der habituellen Schulterluxation ist die Stabilität, d.h. das fehlende Rezidiv. Bei Lange wird in größeren Statistiken eine Rezidivquote von 1,4% angegeben. In 15 Jahren hatten wir keine Reluxation. Demgegenüber fanden sich bei der Drehosteotomie 3 Reluxationen in einem Untersuchungszeitraum von 2 Jahren. Gleiche Beobachtungen nach diesem Zeitraum gehen mit Feststellungen in der Literatur konform. Mit steigender Beobachtungszeit wird sogar ein Anstieg der Rezidivquote berichtet.

Tabelle 2. Wechsel der Sportdisziplin nach Operationen wegen Schulterluxation

Operationsart	n
Eden-Habinette/M. Lange	0
Drehosteotomie	5

Tabelle 3. Außenrotationsbehinderungen nach Operationen wegen Schulterluxation

Operationsart	(%)
Eden-Hybinette/M. Lange	30
Drehosteotomie	0

Ein Vergleich beider Behandlungsverfahren ergibt bei Bewertung der Patientenaussagen subjektiv nahezu gleiche Ergebnisse. Im Hinblick auf die aufgezählten Vor- und Nachteile erweist sich, daß auf die Einzelsituation der Patienten unter ätiologischen Gesichtspunkten, aber auch auf berufliche und kosmetische Wünsche einzugehen ist.

Literatur

1. Lange M (1962) Orthopädische Chirurgie. Operationslehre. Bergmann, München
2. Mosley HF (1961) Recurrent dislocation of the shoulder. Churchill Livingstone, Edinburgh London
3. Weber BG (1971) Humerusosteotomie bei habitueller Schulterluxation. Ther Umschau 28:292
4. Weber BG (1979) Die gewohnheitsmäßige Schulterverrenkung. Hefte Unfallheilkd 82: 413

Kombinierte Operationsverfahren bei habitueller Schulterluxation

A. Rüter

Einer vorderen habituellen Schulterluxation können folgende Veränderungen zugrunde liegen:
— Abrisse des Limbus (Bankart-Läsion),
— Impressionen des Humeruskopfs (Malgaigne bzw. Hill-Sachs),
— knöcherne Abbrüche vom ventrokaudalen Pfannenrand,
— Dysplasien der Schulterpfanne.

Diese Schäden werden nur in Ausnahmefällen isoliert angetroffen. In der überwiegenden Zahl der Fälle finden sie sich kombiniert in verschiedenen Formen.

Eine Überdehnung der ventralen Kapsel und — biomechanisch wichtiger — der Subskapularissehne ist bei allen rezidivierenden Luxationen zu beobachten. Dieser Schaden ist eine Folge der mehrfachen Verrenkung, jedoch nicht ihre Ursache.

Zur Behandlung dieses Leidens sind über 100 verschiedene, z.T. nur in Details voneinander abweichende Operationsverfahren beschrieben.

Ein großer Teil dieser Eingriffe zielt darauf ab, durch Verstärkung und Raffung der vorderen Weichteilbedeckung, d.h. der ventralen Kapsel und der Sehne des M. subscapularis, die Führung des Oberarmkopfes ventral so zu verstärken, daß ihm ein Verlassen der Pfanne nach vorne nicht mehr möglich ist.

Als Beispiel seien die Verfahren nach Magnusson [2], Gallie [1] und Putti-Platt (zit. nach Weber [4]) genannt.

Infolge der Doppelung bzw. Verkürzung der Subskapularissehne wird hierbei die Außenrotation des Arms meist eingeschränkt. So finden sich nach diesen Eingriffen in einem hohen Prozentsatz Behinderungen der Außendrehung von 20–30°. Ein Wirkungspunkt dieser Operationen liegt offensichtlich gerade in diesem Effekt, da durch die Limitierung der Außenrotation der Oberarmkopf die Auslösestellung einer Luxation nicht mehr erreicht.

Nun stellt aber die freie Außendrehung des Arms eine wesentliche Funktion des Schultergelenks dar und ihre Begrenzung eine entsprechende Behinderung.

Um in diesen Situationen die normale Außendrehfähigkeit wieder zu erlangen, schlug Weber [6] die subkapitale Drehosteotomie vor, bei der der Oberarm um 20–30° nach außen rotiert wird.

Diese Indikation ist die eine Begründung für dieses Vorgehen. Die zweite Auswirkung dieses Eingriffs ist die reziprok erreichte Innendrehung des Kopfes in demselben Ausmaß. Hierdurch wird erreicht, daß bei bestehender dorsomedialer Kopfimpression diese bei Außenrotation des Arms nicht mehr am vorderen Pfannenrand einklinkt und dabei eine Luxation auslöst.

Die subkapitale Drehosteotomie hat somit pathophysiologisch zwei verschiedene Begründungen. Bei letzterer Indikation empfiehlt Weber [4, 5] zusätzlich eine Verkürzung der Subskapularissehne. Hierdurch soll verhindert werden, daß der Arm unphysiologisch weit nach außen gedreht werden kann und hierbei endgradig doch die Kopfimpression mit dem Pfannenrand in Berührung kommt.

Wie eigene Beobachtungen gezeigt haben, wird jedoch durch den Zug des M. pectoralis major sowie der ventralen Anteile des M. deltoideus, die beide distal der Osteotomie inserieren, verhindert, daß nach reiner Drehosteotomie der Oberarm unphysiologisch nach außen rotiert.

Es lag nahe, zur „Vereinfachung des Vorgehens" eine einfache subkapitale Rotationsosteotomie unter Verzicht auf weitere Eingriffe an den ventralen Weichteilen durchzuführen.

Eine Nachuntersuchung der 66 unter dieser Vorstellung erfolgten Operationen bei habitueller vorderer Schulterluxation ergab bei 10 Patienten (n = 15%) Rezidive. Diese waren nach einem Intervall von 16 Monaten mit den Eckwerten 2 bzw. 36 Monate aufgetreten (Tabelle 1).

Diese hohe Rezidivquote zeigt, daß die reine subkapitale Drehosteotomie kein ausreichendes Verfahren zur Behandlung dieses Leidens ist. Der Effekt der von Weber [4, 5] gleichzeitig geforderten Subskapularisraffung liegt also nicht in der Verhinderung einer unphysiologischen Außenrotation. Vielmehr scheint die Kräftigung der vorderen Weichteilführung die eigentliche Wirkung dieses Teils des Eingriffs auszumachen.

Die Konsequenz dieser negativen Erfahrung sowie die erweiterten Kenntnisse über die pathologischen Zusammenhänge der gewohnheitsmäßigen Schulterverrenkung war eine Änderung der Behandlungsrichtlinien. Diese haben zum Ziel, die Ätiologie jeder habituellen Luxation differenziert zu erfassen und die Einzelheiten des operativen Vorgehens an diesen Ursachen auszurichten. Entsprechend der meist bestehenden Ursachenkombination wird somit auch die Operation in aller Regel eine sinnvolle Kombination verschiedener Einzelschritte erfordern.

Technisches Vorgehen

Die röntgenologische Zuordnung einer Schulterpfanne als „normal" oder „dysplastisch" stößt auf Schwierigkeiten, da Angaben über Normalwerte, wie z.B. am Hüftgelenk, für das Glenoid nicht vorliegen. Veselski (zit. nach Viehweger [3]) wies zwar 1949 auf ein gemeinsames Auftreten von kongenitaler Dysplasie des Hüftgelenks und gestörten Ossifikationsvorgängen an der Schulter hin. Eingehendere und klinisch relevante Untersuchungen zu diesem Thema sind, soweit wir wissen, bisher jedoch nicht publiziert worden.

Da nach unserer jetzigen Ansicht ohnehin jede Operation einer habituellen Schulterluxation mit einer Revision des Gelenks zur Beurteilung möglicher Knorpelschäden beginnen sollte, wird die Entscheidung, ob eine Pfannenvergrößerung durch Spanplastik angezeigt ist, von dem intraoperativen Befund bezüglich der Pfannenausbildung und der Refixations-

Tabelle 1. Operationsergebnisse

Operationstechnik		Rezidive	
	n	n	%
Reine subkapitale Rotationsosteotomie	66	10	15
Kombinierte Operationsverfahren	28	0	

möglichkeit des Limbus abhängig gemacht. Falls der abgerissene Limbus noch so weit erhalten ist, daß seine Refixierung sinnvoll erscheint, läßt er sich durch 2 Kleinfragmentschrauben auf dem angefrischten Pfannenrand wieder anheften.

In unserem Krankengut fand sich bei allen Gelenkrevisionen der Limbus abgerissen und unter 28 erfaßten Fällen nur in einem Fall so zerstört, daß eine Wiederanheftung unterlassen wurde.

In dieser seltenen Situation oder in den Fällen, bei denen die vordere Pfannenabgrenzung durch einen alten Abbruch oder aufgrund einer Dysplasie deutlich verkleinert ist, wird ein kortikospongiöser Span von ventral so auf die vordere Begrenzung der Pfanne geschraubt, daß seine laterale Fläche die Schulterpfanne im Niveau verlängert.

Unabhängig von der Frage einer Kopfimpression wird danach die Kapsel unter Raffung verschlossen. Den nächsten Schritt stellt die Wiederanheftung der Subskapularissehne unter Lateralverlagerung um 1 cm dar. Dies bedeutet, daß die Reinsertionsstelle nun lateral der langen Bizepssehne am Abgang des Tuberculum majus liegt. Das hier sehr zarte Periost bietet häufig keine ausreichende Verankerung der Nähte. Diese müssen dann transossär geführt werden. Um ein Einwachsen der Sehne zu begünstigen, wird an dieser Stelle eine kleine Kortikalisschuppe ausgemeißelt, so daß der Sehnenstumpf auf spongiösen Knochen zu liegen kommt.

Sowohl für die Darstellung des Gelenkinnenraums wie die beabsichtigte Verstärkung der ventralen Weichteilführung ist es meist ausreichend, nur die distalen 2/3 der Sehne abzulösen und zu verlagern und die proximalen Anteile zu belassen. Dieses Vorgehen erlaubt eine Mobilisation des Schultergelenks ab der 2. Woche.

Abschließend erfolgt nun die subkapitale Rotationsosteotomie in bekannter Technik. Dieser Schritt ist — wie oben ausgeführt — je nach vorliegendem Schaden unterschiedlich begründet.

Ergebnisse

Seit 1979 wurden alle habituellen vorderen Schulterluxationen nach den oben ausgeführten Richtlinien behandelt. Die 28 Fälle der ersten 24 Monate konnten nach durchschnittlich 14 Monaten lückenlos nachuntersucht werden. Hierbei war bei keinem dieser Patienten ein Rezidiv aufgetreten. Dabei bleibt anzumerken, daß in 10 Fällen der Eingriff wegen eines Rezidivs nach vorangegangener reiner Rotationsosteotomie durchgeführt worden war (Tabelle 1).

Ein ursachenbezogenes kombiniertes Operationsverfahren bei der Behandlung habitueller vorderer Schulterluxationen erscheint uns nach diesen Erfahrungen das Vorgehen der Wahl.

Literatur

1. Gallie WE, le Mesurier AB (1948) Recurring dislocation of the shoulder. J Bone Joint Surg (Br) 30:9
2. Magnusson PB (1945) Treatment of recurrent dislocation of the shoulder. Surg Clin North Am 25:14

3. Vieweger (1968) Schlüsselbein und Schultereckgelenk. In: Diethelm L, Olsson O, Strnad O, Vieten H, Zuppinger H (Hrsg) Handbuch der medizinischen Radiologie, Bd IV, III: Skeletanatomie. Springer, Berlin Heidelberg New York, S 364
4. Weber BG (1969) Operative treatment for recurrent dislocation of the shoulder. Injury 1:107
5. Weber BG (1979) Die gewohnheitsmäßige Schulterverrenkung. Unfallheilkunde 82: 413

Ergebnisse der Operationen nach M. Lange und Putti-Platt

W. Keyl

Zur Behandlung der rezidivierenden Schulterluxation sind über 100 Operationsverfahren und -variationen vorgeschlagen worden. In Deutschland zählen die Methode nach Eden-Hybinette-Lange und die Methode nach Putti-Platt zu den bekanntesten.

An der Staatlichen Orthopädischen Klinik München wurden in den letzten 25 Jahren bei jüngeren Patienten v.a. die Methode nach Eden-Hybinette in der Modifikation von Lange und bei älteren Patienten das Standardverfahren nach Putti-Platt durchgeführt. Über die Ergebnisse dieser Verfahren einschließlich ihrer Früh- und Spätkomplikationen soll berichtet werden.

Krankengut

Von 1955–1980 wurden an unserer Klinik 704 Operationen nach Lange bzw. Putti-Platt vorgenommen. Es handelt sich um 684 vordere und um 20 hintere Luxationen; der Anteil der hinteren Luxationen am Gesamtkrankengut betrug somit 2,8% (Tabelle 1). Das Geschlechtsverhältnis lag bei den vorderen und hinteren Luxationen bei 3:1 zugunsten des männlichen Geschlechts. Die rechte und die linke Schulter waren annähernd gleich häufig betroffen. Die Altersverteilung zeigte für die vorderen Luxationen einen Häufigkeitsgipfel im 3. und 4. Lebensjahrzehnt, für die hinteren Luxationen einen Häufigkeitsgipfel etwas früher, im 3. Lebensjahrzehnt.

Ursächlich lag den vorderen Luxationen in 574 Fällen ein Trauma zugrunde, in 97 Fällen war in der Anamnese kein Trauma zu finden. Bei der vorderen Luxation überwog also die posttraumatisch-rezidivierende Form im Verhältnis von 6:1; bei der hinteren Luxation betrug das Verhältnis zwischen posttraumatischen und idiopathischen Luxationen etwa 1:1. Die weitere Aufschlüsselung des Krankenguts zeigte bei den traumatischen Primärluxationen die Sportverletzungen mit 60% zahlenmäßig an 1. Stellt. Unter den sportbedingten posttraumatischen Luxationen waren es v.a. die Ski- (53%) und die Ballsportverletzungen (30%), die später zu einer rezidivierenden Schulterluxation führten.

Vordere Luxationen

Die Nachuntersuchungen an unserer Klinik wurden 1969 für die Zeitspanne 1955–1968 (Klinikleitung M. Lange) und 1982 für die Zeitspanne 1969–1980 (Klinikleitung A.N. Witt) vorgenommen. Der Nachuntersuchungszeitraum lag für beide Kollektive zwischen 1 und maximal 14 Jahren. Insgesamt konnten von 601 nach Lange operierten Patienten 415 und von 83 nach Putti-Platt operierten Patienten 64 nachkontrolliert werden (Tabelle 2).

Tabelle 1. Krankengut der Staatlichen Orthopädischen Klinik München: habituelle Schulterluxationen 1955–1980 (n = 704)

Luxationstyp	n	(%)
Vordere Luxation	684	97,2
Hintere Luxation	20	2,8

Tabelle 2. Operationsverfahren bei vorderer Luxation

Operationsverfahren	Operation n	Nachuntersuchung n	(%)
Operation nach Lange	601	415	(69)
Operation nach Putti-Platt	83	64	(77)
Gesamt	684	479	(70)

Frühkomplikationen

Für beide Verfahren betrug die Infektionsrate 0,8%. Bei 8 Patienten kam es zu einer Läsion des N. musculocutaneus, des N. axillaris und des N. medianus; 2 davon haben sich nicht zurückgebildet. Bei der Operation nach Lange mußte innerhalb der ersten 3 Monate 8mal wegen falscher Spanlage, Spanbruch oder Spanirritation auf das Gefäß-Nerven-Bündel eine Nachoperation vorgenommen werden (Tabelle 3).

Rezidivquote

Die Rezidivquote betrug im nachkontrollierten Krankengut für die Operation nach Lange 4,3%, für die Operation nach Putti-Platt 14,1%. Diese Zahlen beinhalten nicht nur die spontanen Reluxationen, sondern ausnahmslos alle Reluxationen mit adäquatem und inadäquatem Trauma. In der überwiegenden Mehrzahl der Fälle wurden die Reluxationen durch einen erneuten Unfall verursacht (Tabelle 4).

Legt man der Rezidivberechnung die Ursache der Primärluxation zugrunde, so ergibt sich für die posttraumatisch-rezidivierende Luxation eine wesentlich geringere Rate als für die idiopathisch-rezidivierende Luxation. Das gilt nicht nur für die Lange-Operation, sondern auch für die Operation nach Putti-Platt. Besonders gefährdet hinsichtlich einer Reluxation sind Patienten mit zerebralen Anfallsleiden und tiefen Kopfimpressionen; hier betrug die Rezidivquote 40 bzw. 50%. Dagegen blieben alle Reoperationen (nach Lange) nach einer mißlungenen vorangegangenen Operation rezidivfrei.

In dem Bestreben, ein sowohl stabiles als auch funktionsfreies Schultergelenk zu schaffen, wurden bei dem Verfahren nach Lange im Laufe der Jahre das operative Vorgehen und die Nachbehandlung verändert: Der autologe Knochenspan wurde durch einen heterologen Span ersetzt, die Raffung der Gelenkkapsel und des M. subscapularis wurde verringert, die

Tabelle 3. Frühkomplikationen bei vorderen habituellen Luxationen

Operationsverfahren	Tiefe Infektion (%)	Nervale Ausfälle (%)	Reoperation (Spanlage) (%)
Lange (n = 415)	0,7	1,7	1,9
Putti-Platt (n = 64)	1,5	1,5	–
Gesamt (n = 479)	0,8	1,7	1,7

Tabelle 4. Rezidivquote bei vorderen habituellen Luxationen

Operationsverfahren	n	Rezidive n	(%)
Lange	415	18	(4,3)
Putti-Platt	64	9	(14,1)

Gipsfixation wurde von 4–6 Wochen auf generell 3 Wochen reduziert. Schließlich wurde die Operation – v.a. unter dem Druck der Facharztausbildung (Operationskatalog) – auch jüngeren Assistenten anvertraut. Die Folge war nicht nur eine Verbesserung der Außenrotationsbeschränkung, sondern leider auch eine sprunghafte Zunahme der Rezidivquote.

Objektiver Befund

Unter den 415 nachuntersuchten Patienten, die nach der Methode Eden-Hybinette-Lange operiert wurden, waren 71% vollkommen schmerzfrei, 55% ohne Funktionseinschränkung und 86% ohne Kraftverlust. Bei den restlichen Patienten bestanden bis auf wenige Ausnahmen nur geringe Beschwerden und ein Außenrotationsverlust von durchschnittlich 20°. 4,4% der Patienten mußten ihre Tätigkeit wegen erschwerter Überkopfarbeit ändern. 40% der Patienten haben die früher ausgeübte Sportart aufgegeben; dabei bleibt offen, ob der Sportartwechsel wegen den Operationsfolgen oder aus Alters- bzw. Motivationsgründen vorgenommen wurde. Eine vollständige Sportaufgabe wurde selten angegeben (Tabellen 5 und 6).

Bei den 64 nach Putti-Platt operierten Patienten waren 67% vollständig beschwerdefrei, 64% in ihrer Schulterfunktion nicht eingeschränkt und 78% ohne Kraftverlust. Ein Berufs- oder Tätigkeitswechsel war bei 6,7% notwendig, ein Sportartwechsel wurde von 33% angegeben.

Subjektiver Befund

Die subjektive Wertung war entsprechend des objektiven Befundes für die Operation nach Lange besser als für die Operation nach Putti-Platt. 82 bzw. 80% der befragten Patienten

Tabelle 5. Objektive Ergebnisse bei vorderen habituellen Luxationen

Methode	Schmerzen		Funktions-einschränkung		Kraftverlust	
	Ja (%)	Nein (%)	Ja (%)	Nein (%)	Ja (%)	Nein (%)
Lange (n = 415)	28,9	71,1	45,3	54,7	13,7	86,3
Putti-Platt (n = 64)	32,8	67,2	35,9	64,1	21,8	78,2

Tabelle 6. Berufs- und Sportartwechsel bei vorderen habituellen Luxationen

Methode	Berufs- oder Tätigkeitswechsel		Sportart-wechsel	
	Ja (%)	Nein (%)	Ja (%)	Nein (%)
Lange (n = 415)	4,4	95,6	39,9	60,2
Putti-Platt (n = 64)	6,7	93,3	32,8	67,2

waren mit dem Operationsergebnis sehr zufrieden, 13 bzw. 11% bedingt zufrieden und 4 bzw. 9% würden sich unter gleichen Bedingungen einer Operation nicht mehr unterziehen (Tabelle 7).

Hintere Luxationen

In der Zeit zwischen 1955 und 1980 wurden 20 Operationen bei hinteren rezidivierenden Schulterluxationen durchgeführt. Es handelte sich dabei um 18 Fälle mit einer Pfannenrandplastik durch Spaneinbolzung und in 2 Fällen um eine Knochenblockverschraubung am hinteren Pfannenrand. 17 Patienten konnten nachkontrolliert werden (Tabelle 8).

Frühkomplikationen

Bei 2 Patienten wurden wegen falscher Spanlage eine Reoperation notwendig. Tiefe Infektionen oder nervale Komplikationen sind nicht aufgetreten (Tabelle 9).

Rezidivquote

Die Operation der rezidivierenden hinteren Schulterluxation ist durch eine relativ hohe Rezidivrate belastet. In unserem Krankengut betrug die Rezidivquote 29,4%. Betroffen von den Rezidiven waren ausnahmslos die idiopathischen, meist willkürlich auslösbaren Luxationen und Subluxationen. Bei jeder 2. idiopathischen Luxation ist es zu einer Reluxation gekommen. Dagegen sind 8 Patienten mit posttraumatisch-rezidivierenden Luxationen

Tabelle 7. Subjektive Ergebnisse bei vorderen habituellen Luxationen

Operationsmethode	Gut (%)	Zufrieden (%)	Schlecht (%)
Lange (n = 415)	82,3	13,3	4,4
Putti-Platt (n = 64)	80,0	11,1	8,9

Tabelle 8. Operationsverfahren bei hinteren habituellen Luxationen

Operationsverfahren	Operation n	Nachuntersuchung n
Lange	20	17

Tabelle 9. Frühkomplikationen bei hinteren habituellen Luxationen

Operationsverfahren	Tiefe Infektion	Nervale Ausfälle	Reoperation (Spanlage)
Lange (n = 17)	0%	0%	11,8%

Tabelle 10. Rezidivquote bei hinteren habituellen Luxationen

Luxationstyp	Operation n	Rezidive n	(%)
Spontane Luxation	9	5	(55,5)
Posttraumatische Luxation	8 (2)	0	(0)
Gesamt	17	5	(29,4)

− darunter 2 Patienten mit einer Reoperation − in dem obengenannten Zeitraum rezidivfrei geblieben. Die Knochenblockverschraubung am hinteren Pfannenrand war auch bei idiopathisch-rezidivierenden Luxationen erfolgreich (Tabelle 10).

Objektiver Befund

Bei der Nachuntersuchung von 17 Patienten klagten 10 noch über Schmerzen, bei 9 bestand eine Funktionsbehinderung des Schultergelenks und bei 11 war ein Kraftverlust nachweisbar. 5 Patienten mußten einen Berufs- oder Tätigkeitswechsel vornehmen, 7 konnten der früher ausgeübten Sportart nicht mehr nachgehen (Tabellen 11 und 12).

Tabelle 11. Objektive Ergebnisse bei hinteren habituellen Luxationen (Angaben in %)

Methode		Schmerzen		Funktions-einschränkung		Kraftverlust	
		Ja	Nein	Ja	Nein	Ja	Nein
Lange	(n = 17)	58,8	41,2	52,9	47,1	64,7	35,3

Tabelle 12. Berufs- und Sportartwechsel bei hinteren habituellen Luxationen (Angaben in %)

Methode		Berufs- oder Tätigkeitswechsel		Sportart-wechsel	
		Ja	Nein	Ja	Nein
Lange	(n = 17)	29,4	70,6	41,2	58,8

Subjektiver Befund

Die subjektiven Angaben zum Operationsergebnis entsprachen in etwa dem objektiven Befund: 9 Patienten waren zufrieden, 4 zufrieden mit Einschränkungen, 4 nicht zufrieden.

Folgerungen

Zur Behandlung der vorderen rezidivierenden Schulterluxation hat sich das Verfahren nach Eden-Hybinette in der Modifikation nach Lange bewährt. Vor allem bei den posttraumatisch-rezidivierenden Luxationen jüngerer Patienten bringt die Methode eine relativ niedrige Rezidivquote bei nur geringer Funktionsbehinderung. Voraussetzung für den Erfolg sind eine sorgfältige Operativtechnik und eine kontrollierte Nachbehandlung.

Das Verfahren nach Putti-Platt in der Standardtechnik ist der Methode nach Lange hinsichtlich der Rezidivrate unterlegen, hinsichtlich der Funktion ebenbürtig. Bei älteren Menschen mit geringer Leistungsforderung kann das Verfahren jedoch zur Anwendung kommen.

Bei der Behandlung der hinteren rezidivierenden Schulterluxation zeigt die Methode nach Lange nur bei der posttraumatisch-rezidivierenden Form befriedigende Ergebnisse. Bei der idiopathischen Luxation muß die Operationsindikation mit großer Zurückhaltung gestellt werden. Die Knochenblockverschraubung am hinteren Pfannenrand scheint der Pfannenrandplastik durch Spaneinbolzung überlegen zu sein.

Ergebnisse der Operation bei gewohnheitsmäßiger Schulterverrenkung

S. Weller, U. Pfister und P.J. Meeder

An der Berufsgenossenschaftlichen Unfallklinik Tübingen wurden in den Jahren 1970–1982 202 operative Eingriffe bei gewohnheitsmäßiger Schulterverrenkung vorgenommen. Folgt man der von Seidel 1918 angegebenen Definition einer habituellen Luxation als einer bei geringsten Anlässen auftretenden Verrenkung des Schultergelenks und trennt diese Art der Luxation von der rezidivierenden Verrenkung nach traumatisch ausgelöster Erstluxation, so lassen sich in unserem Krankengut 43 habituelle von 153 rezidivierenden Luxationen unterscheiden. Darüber hinaus bestand 6mal eine Luxation, die der Patient willkürlich auslösen und reponieren konnten (Tabelle 1).

Von den 192 operierten Patienten waren 138 Männer und 54 Frauen, 123mal war die rechte und 69mal die linke Schulter betroffen (Tabelle 2).

Bei den Patienten mit rezidivierender und habitueller Schulterluxation bestand nur 3mal eine dorsale Luxationsrichtung, dagegen vermochten die Patienten mit willkürlicher Luxation, zumindest retrospektiv, bis auf ein Kind alle nach dorsal zu luxieren, 3 konnten auch eine vordere Luxation demonstrieren.

Der am weitaus häufigsten angewendete operative Eingriff war die Operation nach Eden-Hybinette in der Modifikation nach Magnusson und Stack, d.h. also die Anhebung des vorderen unteren Pfannenrands mittels eines eingeschlagenen homologen Kortikalisspans in der Kombination mit einer Verlagerung des Subskapularisansatzes jenseits des Sulcus intertubercularis. Nur bei ganz ausgeprägtem Hill-Sachs-Defekt wurde eine Derotationsosteotomie vorgezogen.

Tabelle 1. Operation bei gewohnheitsmäßiger Schulterluxation (1970–1982) – Aufteilung nach Typen

Luxationstyp	n
Rezidivierende Luxationen	153
Habituelle Luxationen	43
Willkürliche Luxationen	6
Gesamt	202

Tabelle 2. Operation bei gewohnheitsmäßiger Schulterluxation (1970–1982) (n = 192)

Patienten		Betroffene Schulter	
m.	w.	links	rechts
138	54	69	123

In wenigen Fällen wurde der Haupteingriff mit einer Löffler-Plastik zur Fesselung des Oberarmkopfs kombiniert, 2mal wurde eine dorsale Spananschraubung zur Erhöhung des Pfannenrandes für notwendig gehalten.

Im einzelnen wurde bei den rezidivierenden und habituellen Luxationen 181mal eine modifizierte Eden-Hybinette-Plastik, 13mal eine Derotationsosteotomie, 2mal eine Löffler-Plastik und 1mal eine hintere Spananlagerung durchgeführt. Bei den Patienten mit willkürlicher Luxation wurden 3 modifizierte Eden-Hybinette-Plastiken dorsal oder ventral, 2 Derotationsosteotomien und eine weitere in Kombination mit Löffler-Plastik ausgeführt (Tabelle 3).

Die intra- und postoperativen Komplikationen waren erfreulich gering, einmal mußte ein Hämatom revidiert, ein weiteres Mal eine Reoperation wegen eines gelockerten Spans durchgeführt werden. Eine Infektion ist nicht zu verzeichnen. Schwerer wiegen 2 teilreversible Armplexusteilparesen.

Bei 118 zwischen 2 1/2 und 12 1/2 Jahren nach der Operation nachuntersuchten Gelenken mit rezidivierender und habitueller Luxation traten 4 Rezidive auf. Ursächlich war 3mal ein adäquates frisches Trauma, 1mal eine Bagatellverletzung bei bestehender Spanlockerung (Tabelle 4). Dieser Patient wurde erneut operiert. Die anderen 3 Patienten wurden konservativ mit Ruhigstellung und krankengymnastischer Übungsbehandlung behandelt. Bis heute ist unter ihnen noch kein Rezidiv aufgetreten. Schlecht waren die Ergebnisse nach Operation der willkürlichen Luxation. 4 Patienten vermochten postopevativ weiterhin ihr Schultergelenk zu luxieren, und zwar ausschließlich nach dorsal. Eine Patientin, die nach Derotation und Löffler-Plastik 3 Jahre lang rezidivfrei war, kam mit eindeutiger hinterer Luxationsneigung erneut zur Aufnahme.

Es wurde ein hinterer Span angelagert, und nach diesem 4. Eingriff am Gelenk ist die Patientin nun seit 2 Jahren luxationsfrei. Im Rahmen einer Nachuntersuchung konnten 103 Patienten mit 118 operierten Schultergelenken, darunter alle Patienten mit Luxationsrezidiv 2 1/2 bis 12 1/2 Jahre postoperativ nachkontrolliert werden (Tabelle 5).

Wesentlichstes Ergebnis war die bei 70 Gelenken festzustellende mehr oder weniger starke Außenrotationsbehinderung, die bei immerhin 12 Patienten über 20 bis zu 60° betrug. Nur 10 unter allen Patienten beklagten diesen Mangel an Außenrotationsfähigkeit, 21 gaben eine geringere Belastbarkeit des operierten Gelenks an.

Tabelle 3. Operationsmethoden bei gewohnheitsmäßiger Schulterluxation (202 Gelenke bei 192 Patienten)

Luxationstyps	Operationsverfahren	n
Rezidivierende/habituelle Luxation nach vorn	Modifizierte Eden-Hybinette-Plastik	181
	Drehosteotomie	13
Rezidivierende/habituelle Luxation nach hinten	Hintere Spanschraubung	1
	Loeffler-Plastik	2
Willkürliche Luxation	Modifizierte Eden-Hybinette-Plastik	3
	Derotationsosteotomie	2
	Derotationsosteotomie + Loeffler-Plastik	1

Tabelle 4. Rezidive nach Operation bei gewohnheitsmäßiger Schulterluxation. Nachuntersuchung 2 1/2−12 1/2 Jahre postoperativ

Luxationstyp	n	
Rezidivierende/habituelle Luxation	(118 Fälle)	
− nach adäquatem Trauma		3
− nach Bagatellverletzung		1
Willkürliche Luxation	(6 Fälle)	
		5

Tabelle 5. Bewegungsbefunde nach 118 Operationen einer gewohnheitsmäßigen Schulterluxation. Nachuntersuchung 2 1/2−12 1/2 Jahre postoperativ

Behinderung der Außenrotation	n	
− bis 10°	35	
− bis 20°	23	(präoperativ 22)
> 20−60°	12	

Zusammengefaßt zeigen unsere Ergebnisse, daß die Operation nach Eden-Hybinette in Kombination mit einer Lateralverlagerung des M. subscapularis bei habitueller und rezidivierender Schulterluxation eine sehr zuverlässige Methode mit hoher Erfolgsquote ist. Bei der willkürlichen Schulterluxation sind alle von uns angewendeten Verfahren offenbar nicht zuverlässig; dies entspricht auch dem, was in der Literatur festgestellt wurde. Wir sind deshalb bei der willkürlichen Schulterluxation in letzter Zeit von der Operation abgekommen, und versuchen, mit isometrischem Muskeltraining und einer gezielten Kräftigung einzelner Muskelgruppen durch eine krankengymnastische Übungsbehandlung eine konservative Behandlung dieses Krankheitsbilds durchzuführen.

Nur wenn diese Maßnahme zu keinem Erfolg führt, denken wir an ein operatives Vorgehen.

Habituelle Luxation

Diskussionbemerkungen und Empfehlungen aller Teilnehmer
(Leitung: S. Weller)

Zusammengefaßt und redigiert von A. Rüter und C. Burri

Ätiologie

Als ätiologische Momente, die Ursache einer habituellen Schulterluxation sind, müssen Veränderungen der Pfanne, der Kapsel, der Form des Oberarmkopfs bzw. seiner Stellung in Erwägung gezogen werden.

Ohne Zweifel stellen die Bankart-Läsion sowie die Hill-Sachs-Impression Unfallfolgen dar. Dies schließt jedoch nicht aus, daß es auch bei Vorliegen dieser Verletzung zusätzlich konstitutioneller Faktoren bedarf, die aus der Erstluxation ein habituelles Leiden werden lassen.

So ist es z.B. bis heute nicht ganz klar, warum die Rezidivneigung bei Jugendlichen deutlich höher ist (beschrieben sind 90% bei Erstluxation vor dem 30. Lebensjahr) und mit zunehmendem Alter nachläßt. Als Erklärung gilt bisher die mit den Lebensjahren zunehmende Narbenbildung und Schrumpfung in der Gelenkkapsel sowie eine rückläufige Exposition.

Bei systematischer Nachuntersuchung aller Schulterluxationen fanden sich Fälle mit großer Hill-Sachs-Impression, bei denen keine Reluxation bekannt geworden ist. Diese Kopfimpression kann also nicht als unabwendbarer Beginn einer habituellen Luxation angesehen werden.

Im Teilnehmerkreis ist eine Arbeit aus Australien bekannt, die darauf hinweist, daß der überwiegende Anteil der Patienten mit rezidivierenden Luxationen am unbetroffenen Gegenarm eine Außenrotationsfähigkeit von 90° aufweisen.

Diese Autoren empfehlen daher bei der Erstluxation das Rotationsverhalten des anderen Humerus zu prüfen. Findet sich dort eine Außenrotation von $< 50°$, muß nach ihren Beobachtungen nicht mit einer Reluxation gerechnet werden. Dagegen ist diese Entwicklung bei einer Außendrehfähigkeit von $> 50°$ fast immer zu erwarten.

Die Mehrzahl der Diskussionsteilnehmer ist der Überzeugung, daß bei fast allen Patienten, die eine Zweitluxation erlitten haben, die Situation einer habituellen Luxation besteht. Die Tatsache, daß aber nicht bei allen Patienten diese Entwicklung auch klinisch beobachtet werden kann, wird darauf zurückgeführt, daß diese Verletzten durch bewußte Muskelführung gelernt haben, die auslösenden Bewegungen zu vermeiden oder der Exposition durch Änderung der Sportart aus dem Wege gehen.

Vergleichende Arbeiten über Form und Stellung des Oberarmkopfs und der Gelenkpfanne bei Patienten mit Erstluxation, habitueller Luxation und einer Vergleichsgruppe von ,,Gesunden" sind nicht bekannt.

Eine erweiterte und aussagekräftige Kenntnis solcher Grundlagen wäre einerseits für eine ätiologisch begründete Therapie des Einzelfalls wünschenswert, zum anderen erleichterten solche Daten ein sicheres Abwägen konstitutioneller Faktoren gegen Unfallfolgen und somit eine gerechtere Beurteilung von Zusammenhangsfragen.

Diagnostik

In dem vorangegangenen Kapitel wurde bereits darauf hingewiesen, daß die Diagnose der hinteren Luxation besondere Sorgfalt erfordert. Auch bei klinisch eindeutiger vorderer Luxation ist eine Röntgendokumentation in nur einem Strahlengang nie ausreichend, da hierbei weder die Größe einer möglichen Kopfimpression noch knöcherne Absprengungen vom Pfannenrand mit ausreichender Sicherheit beurteilt bzw. ausgeschlossen werden können.

Zu fordern ist neben der a.-p.-Aufnahme zumindest ein zweites Bild im axialen Strahlengang in Innenrotation, wobei die Hand der luxierten Seite auf die Gegenschulter geführt wurde.

Bei geringstem Verdacht auf knöcherne Pfannenverletzungen sind Zielaufnahmen des kaudoventralen Pfannenwinkels erforderlich.

Verbleibende Zweifel in die tatsächliche Richtung der Luxation können durch gehaltene Aufnahmen in entsprechender Subluxation aussagekräftig beseitigt werden. Hier empfiehlt es sich, die Schulter unter dem Bildwandler zu bewegen und die pathologischen Stellungen dann durch Aufnahmen zu dokumentieren.

Die Frage: „Vordere oder hintere habituelle Luxation?" läßt sich auch durch Arthrografien, die den Kapseldefekt oder die Aussackung zeigen, häufig klären.

Zugänge

Für die wiederherstellenden Maßnahmen selbst hat sich der vordere Zugang im Sulcus deltoideopectoralis bewährt. Eine Osteotomie des Processus coracoideus zur Verbesserung der Darstellung der Gelenkpfanne wird nur von wenigen Diskussionsteilnehmern routinemäßig durchgeführt.

Störend an diesem Zugang sind die fast immer zu erwartenden breiten, kosmetisch störenden Narbenbildungen. Als Alternative bietet sich eine axilläre Inzision an. Nach Aussagen der Operateure, die mit diesem Zugang Erfahrung haben, erlaubt diese Darstellung auch eine Refixation des abgelösten Limbus. Die geäußerten Bedenken einer erhöhten Infektionsgefahr sind durch die klinischen Erfahrungen offensichtlich nicht gerechtfertigt. Exakte Zahlen liegen jedoch nicht vor.

Methodenwahl

Mit allen bekannten Operationsmethoden (Putti-Platt-Bankart, Eden, Lange, Weber, Trillat, etc.) sind in der Hand erfahrener Operateure offensichtlich gleich gute Erfolge bezüglich der Rezidivprophylaxe zu erreichen.

Es stellt sich jedoch die Frage, ob die Verhinderung der Reluxation das eigentliche Behandlungsziel sein kann oder ob nicht vielmehr dies als Minimalanforderung an eine Methode zu sehen ist und ein wirklich gutes Ergebnis daneben noch eine normale Schulterfunktion gewährleisten muß.

Nach Ansicht der Diskussionsteilnehmer gibt es im Hinblick auf diese Frage sicher 2 Patientengruppen, deren Endergebnisse nach verschiedenen Kriterien eingestuft werden müssen. Für die 1. Gruppe kann die Rezidivfreiheit auch bei bestehender funktioneller Behinderung entsprechend ihren Bedürfnissen ausreichend sein und ein entsprechendes Ergebnis daher mit Recht als gut beurteilt werden.

Für eine weitere, und wahrscheinlich größere Gruppen kann jedoch nur ein Resultat diese positive Beurteilung finden, das sowohl Rezidivfreiheit wie freie Beweglichkeit gewährleistet.

Beeinträchtigungen der langen Bizepssehne durch den nach Lateralisierung überquerenden Subskapularisansatz sind nicht beobachtet. Schwierig ist es jedoch häufig, bei der Neuinsertion der Subskapularissehne im schwachen Periost eine ausreichende Verankerung der Nähte zu finden. Es empfiehlt sich daher, hier ein kleines Kortikalisfenster zu meißeln und dann die Sehne mit transossären Nähten in dem nun spongiösen Graben zu fixieren.

Alternativ kann der Subskapularisansatz am Tuberculum minus bereits mit einer kleinen Knochenschuppe abgemeißelt werden. Diese Schuppe läßt sich dann in der wie beschrieben geschaffenen Grube lateral der Bizepssehne durch eine oder zwei Kleinfragmentschrauben refixieren. Dieses Verfahren gewährleistet eine knöcherne Einheilung des neuen Sehnenansatzes und erlaubt außerdem eine frühere Aufnahme geführter Bewegungsübungen.

In Kenntnis der beschriebenen Funktionsbehinderungen nach der Trillat-Operation wird die Frage gestellt, ob eine technisch offensichtlich so diffizile Operation in Anbetracht der Leistungsfähigkeit anderer Verfahren empfohlen werden kann.

Demgegenüber wird eingewendet, daß die funktionellen Nachuntersuchungen nach diesem Verfahren besonders sorgfältig erhoben wurden und nicht davon ausgegangen werden kann, daß bei den vergleichbaren Erfolgsstatistiken anderer Verfahren dieselben Gesichtspunkte Berücksichtigung fanden. Außerdem sei davon auszugehen, daß mit zunehmender Erfahrung diese beschriebenen Mängel mit ausreichender Sicherheit vermieden werden können.

Die Behandlung der habituellen Luxation durch alleiniges Anheben einer bestehenden Kopfimpression ist nicht bekannt. Der Großteil der Diskussionsteilnehmer gibt jedoch zu bedenken, ob bei dem heutigen Kenntnisstand nicht bei Erstluxationen im rezidivgefährdeten Jugendalter doch häufiger eine Anhebung und Auffütterung dieser Läsionen in Betracht gezogen werden sollte.

Als sichere Indikation zur Operation der Erstluxation werden übereinstimmend knöcherne Abrisse vom ventrokaudalen Pfannenrand angesehen.

Insgesamt besteht im Teilnehmerkreis Einigkeit darüber, daß bei den heutigen Kenntnissen der Ursachen sich die Auswahl des Operationsverfahrens an der Ätiologie orientieren muß:

— Liegt der habituellen Luxation eine *Pfannendysplasie* zugrunde, ist die Spanplastik nach Eden oder Lange angezeigt.

— Bei *Kopfimpressionen* wird die Rotationsosteotomie zum Vorgehen der Wahl.

— Bei *Limbusabrissen* muß dieser refixiert werden.

— *Komplexe Schäden* machen entsprechende Kombinationsverfahren notwendig.

VI. Nervenläsionen

Traumatische Schäden peripherer Nerven im Bereich des Schultergürtels

H. Müller-Vahl

Traumatische Schäden peripherer Nerven im Bereich des Schultergürtels haben — verglichen mit den Verletzungsfolgen an anderen Organen — ein unterschiedliches Gewicht. Gelegentlich werden auch komplette und persistierende Lähmungen einzelner Nerven ohne schwerwiegende Funktionseinbuße kompensiert. Häufiger aber hat der Nervenschaden an der vorübergehenden oder bleibenden Behinderung entscheidenden Anteil.

N. axillaris

Der N. axillaris innerviert den M. deltoideus und — funktionell ohne wesentliche Bedeutung — den M. teres minor. Sein sensibles Areal ist am lateralen Umfang entsprechend der Außenfläche der Schulterwölbung gelegen. Die Funktionseinbuße ist bei der isolierten Axillarislähmung sehr unterschiedlich. Bei jüngeren Patienten kommt es vor, daß sogar bei kompletter Lähmung durch die Funktion der Synergisten eine volle Abduktion des Arms erreicht wird [45].

Die Vulnerabilität des N. axillaris ist Folge seines engen Kontakts zum Schultergelenk und zum Humeruskopf. Die häufigsten isolierten Lähmungen treten deshalb bei der Schultergelenkluxation und ferner bei der Fraktur des Collum chirurgicum humeri auf.

Die Häufigkeit einer Axillarislähmung bei der Schultergelenkluxation wird in der Literatur sehr unterschiedlich bewertet. Die Zahlenangaben schwanken zwischen 1,6 und > 50% [10, 16, 20, zit. nach 28, 40]. Einigkeit besteht hingegen darin, daß die Komplikationsrate bei Patienten jenseits des 50. Lebensjahres deutlich zunimmt [16, 34]. Am Beispiel der traumatischen Axillarislähmung läßt sich gut die Schwierigkeit der Diagnostik von isolierten Nervenschäden am Schultergürtel erläutern, die bei anderen Nerven in ähnlicher Weise wiederkehrt. Die Prüfung der Motorik ist durch andere Traumafolgen häufig erheblich erschwert. Die im Spätstadium sehr eindrucksvolle Deltoideusatrophie kann über längere Zeit durch eine Schwellung verdeckt sein. Die motorische Axillarislähmung ist oftmals — nach manchem Autoren [1, 6] sogar bei der Mehrzahl der Verletzten — nicht von der charakteristischen Sensibilitätsstörung begleitet, weil der motorische Nervenast isoliert betroffen ist. Umgekehrt gibt es auch rein sensible Axillarisläsionen. Aus diesen Gründen ist die Diagnose von leichten partiellen Axillarislähmungen klinisch und ohne den Einsatz neurophysiologischer Untersuchungensmethoden außerordentlich schwierig.

Früher nahm man an, daß der N. axillaris bei der Schultergelenkluxation vorwiegend infolge Druckwirkung durch den Humeruskopf geschädigt werde. Neuere Untersuchungen aber zeigen, daß es sich in der Regel um einen Zerrungsschaden handelt, wobei eine mit der Luxation verbundene starke Abduktion und Außenrotation eine besondere Rolle spielt [28]. Einige Autoren berichten über einen großen Prozentsatz von oberen Armplexuslähmungen bei der Schultergelenkluxation und bei der Luxationsfraktur [24, 34, 42]. In der Tat wird eine sorgfältige neurologische Diagnostik in vielen Fällen aufdecken, daß die Nervenschädigung über das Versorgungsgebiet des N. axillaris hinausgeht. Auch bei der Ruptur der Rotatorenmanschette tritt oftmals eine Axillarislähmung [16, 23] auf. In 8 der 13 von Ludin et al. [23] untersuchten Fälle war der N. axillaris allein oder in Kombination mit anderen Nerven betroffen.

Die Prognose der traumatischen isolierten Axillarislähmung wird übereinstimmend als günstig eingeschätzt, da die innere Nervenstruktur zumeist nur wenig geschädigt ist [1, 6, 35, 42, 45]. Eine Operation ist nur in Ausnahmefällen erforderlich, nämlich dann, wenn nach 2–3 Monaten keine Reinnervation eingetreten ist. Die Ergebnisse der operativen Nervenrekonstruktion sind gut [26, 36].

N. accessorius

Der N. accessorius verläuft beim Durchtritt durch das seitliche Halsdreieck unmittelbar unterhalb der oberflächlichen Halsfaszie und erweist sich deshalb – obwohl durch Weichteile gut unterpolstert – äußeren Gewalteinwirkungen gegenüber als sehr vulnerabel [3, 22, 29]. Es resultiert hier ausschließlich eine Lähmung des M. trapezius, die sich in einer Muskelatrophie und einer Fehlstellung des Schultergürtels äußert. Die Schulter steht tiefer, die Skapula ist nach unten und vorn gelagert und nach außen gedreht. Die Störung der Willkürmotorik äußerst sich in einer Lähmung des Anhebens der Schulter sowie der Abduktion im Schultergelenk, weil die für eine Abduktion über die Horizontale erforderliche Drehung des Schulterblatts nicht möglich ist. Schulterschmerzen werden häufig als Hauptbeschwerde empfunden. Sie beruhen auf einer Fehlbelastung des Schultergürtels oder einer Zerrung des Plexus brachialis, worauf eine Schmerzausstrahlung in den Arm hinweisen kann.

Auch bei der Akzessoriuslähmung ist eine operative Revision dann angezeigt, wenn innerhalb von 4–3 Monaten keine Remission der Lähmung eintritt.

N. thoracicus longus

Der N. thoracicus longus innerviert den M. serratus anterior. Auch eine Lähmung dieses Nerven geht mit einer charakteristischen Fehlstellung des Schulterblatts einher. In diesem Fall erscheint es etwas zur Wirbelsäule verschoben und leicht gedreht. Vor allem typisch aber ist das Abstehen des medialen Skapularandes, die Scapula alata, die auch bei einer leichten Lähmung dann sehr deutlich wird, wenn die ausgestreckten Arme gegen eine Wand gestemmt werden. Die Lähmung betrifft v.a. die Elevation und die Abduktion des Arms. Auch bei schwerer Serratuslähmung kann aber durch die Funktion der Synergisten der motorische Ausfall mitunter befriedigend kompensiert werden. Nicht selten ist die Serratuslähmung mit dumpfen Schulterschmerzen verbunden, die zum Nacken und zum Oberarm ausstrahlen können.

Der lange Verlauf des N. thoracicus longus vom Ursprung aus den Wurzeln C_5-C_7 entlang der Thoraxwand bis zum M. serratus anterior prädisponiert zu einer mechanischen Schädigung [5, 14, 17, 21, 45]. Ähnlich wie der obere Armplexus in seiner Gesamtheit, kann auch der N. thoracicus longus isoliert gezerrt werden, wenn die Schulter durch äußere Gewalteinwirkung plötzlich tiefer tritt und der Kopf zur Gegenseite geneigt wird. Schon ungewöhnlich heftige Schulterbewegungen wie starke ausholende Schläge mit einem schweren Vorschlaghammer können eine Serratuslähmung durch Zerrung herbeiführen. Die Lähmung kommt ebenfalls vor nach Schlag auf die Schulter, aber nicht selten auch bei körperlich schwer arbeitenden Menschen ohne ein bestimmtes faßbares akutes Trauma und ohne erkennbar pathogene Bewegungsabläufe.

Die Prognose der Serratuslähmung unter konservativer Therapie gilt als günstig [13, 14, 30, 45]. Die Regeneration kann aber 1–2 Jahre beanspruchen. Eine orthopädische Ersatzoperation vor dieser Zeit ist deshalb nicht sinnvoll.

N. suprascapularis

Der N. suprascapularis innerviert die Mm. supra- und infraspinatus, zudem enthält er Fasern zur Versorgung des Schultergelenks und des Akromioklavikulargelenks. Die Mm. infra- und supraspinatus beteiligen sich an der Abduktion und der Außenrotation im Schultergelenk. In ihrer dynamischen Wirkung werden sie von anderen Muskeln gleicher Funktion übertroffen, so daß ihr Ausfall meistens nicht sehr ins Gewicht fällt. Heftige Schulterschmerzen, die oftmals nicht exakt lokalisiert werden können, sind häufig führendes Symptom. Sie werden durch Schulterbewegungen verstärkt. Wegen der daraus folgenden Schmerzschonung kann sich außer der neurogenen Artophie der Mm. supra- und infraspinatus auch eine Inaktivitätsatrophie anderer Muskeln entwickeln, was die klinische Diagnose erschwert. Bei unklaren peristierenden Schulterschmerzen im Anschluß an Schultertraumen sollte die Möglichkeit einer isolierten Schädigung des N. suprascapularis beachtet werden.

Die meisten traumatischen Läsionen des N. suprascapularis sind durch seine Lagebeziehung zur Skapula zu erklären. Er kann bei Skapulafrakturen geschädigt werden, v.a. dann, wenn die Frakturlinie in die Incisura scapulae hineinreicht [11, 30, 44]. Beim Übertritt auf die Rückseite der Skapula nimmt der Nerv einen knickförmigen Verlauf und wird hier gezerrt, wenn die Schulter durch eine Gewalteinwirkung plötzlich nach unten verlagert wird [39]. Hierbei spielen anatomische Varianten mit unterschiedlicher Form und Weite der Inzisur eine wichtige Rolle [39]. Nur selten wird der Nerv isoliert bei der Schulterluxation [50, 51] geschädigt.

Auch bei der traumatischen Schädigung des N. suprascapularis ist eine Operation dann indiziert, wenn sich innerhalb von 2–3 Monaten keine Reinnervation einstellt. Die Operation erfolgt durch Inzision des Lig. transversum scapulae, die ggf. durch eine Neurolyse ergänzt wird. Einige Autoren empfehlen zudem eine operative Erweiterung der Incisura scapulae [38, 44].

N. musculocutaneus

Die Hauptfunktion der vom N. musculocutaneus versorgten Muskeln (M. biceps brachii, M. brachialis, M. coracobrachialis) besteht in einer Beugung des Ellbogengelenks. Der M. biceps brachii ist bei gebeugtem Arm ein kräftiger Supinator. Beim Ausfall des Nerven steht klinisch sogar die Supinationsschwäche im Vordergrund. Das sensible Areal des Nerven befindet sich an der volaren Außenseite des Unterarms. Die Sensibilitätsstörung kann auch bei einem kompletten Schaden fehlen, da der Nerv häufig Anastomosen mit dem N. radialis eingeht.

Wegen des kurzen Nervenstamms sind isolierte Schäden selten. Es liegen Einzelberichte vor über stumpfe oder scharfe Verletzungen des Nerven im Schulterbereich [30, 43, 45]. Gelegentlich wird der Nerv isoliert geschädigt im Rahmen der operativen Behandlung einer habituellen Schulterluxation [31, 47]. Es handelt sich dabei in der Regel um eine stumpfe Nervenverletzung mit guter Prognose, die wahrscheinlich am häufigsten bei der Darstellung der Subskapularissehne durch Hakendruck erfolgt [47].

Plexus brachialis

Die Häufigkeit des schwersten peripheren Nervenschadens, der Armplexuslähmung, hat seit 1945 sprunghaft zugenommen. Offene Verletzungen (Stich-, Schnitt- oder Schuß- verletzungen) kommen nur selten vor. Die geschlossenen Plexuslähmungen können Folge einer Quetschung oder (häufiger) einer Zerrung sein. Dabei sind reine Prellungsschäden, etwa durch Schlag auf die Schulter, von untergeordneter Bedeutung. Sie haben allgemein eine gute Prognose. Im Vordergrund des Interesses stehen die schwerem Zerrungsschäden, wie sie zumeist im Rahmen von Verkehrsunfällen v.a. bei Motorradfahrern, seltener bei Berufsunfällen durch Erfassen des Arms von einer rotierenden Maschine bekannt sind. Es hängt von der Haltung des Arms zum Zeitpunkt der Zerrung ab, welche Plexusanteile vorwiegend geschädigt werden [27, 45]. Bei adduziertem Arm werden vorwiegend die Nervenwurzeln C_5 und C_6, bei eleviertem Arm die Nervenwurzeln C_8 und Th_1 geschädigt. Der Schwerpunkt des Schadens liegt häufiger im oberen als im unteren Armplexus.

Zugleich mit einer Armplexuslähmung auftretende Frakturen des Schlüsselbeins und der 1. Rippe sind zumeist nicht für den Nervenschaden ursächlich, sondern Folge der gleichen Gewalteinwirkung, welche auch die Armplexuslähmung verursachte. Nur in seltenen Fällen führt eine Klavikulafraktur primär [8, 15, 25] oder sekundär durch Kallus- bildung [12, 15] zu einer Armplexuslähmung. Auch Gefäßverletzungen verursachen ge- legentlich primär [4] oder sekundär durch Entwicklung eines Pseudoaneurysma [2, 49] einen Plexusschaden.

Die neurologische Beurteilung einer Armplexuslähmung ist eine recht schwierige Auf- gabe, die nicht aufgrund einer einmaligen Untersuchung im Frühstadium gelöst werden kann, sondern die sich weitgehend auf den Verlauf stützen muß. Es gilt, durch exakte Bestandsaufnahme der gestörten und intakt gebliebenen Areale der Haut und Muskulatur den Grad und die Höhe (Wurzel- und Plexusbereich) des Schadens sowie die befallenen Segmente zu ermitteln. Wesentlich ist in diesem Zusammenhang die Klärung, ob der Schaden im Gebiet des Plexus oder am Ursprung der Wurzeln (Wurzelausriß) gelegen ist. Die Kriterien, die für einen Wurzelausriß sprechen, sind nicht immer zuverlässig (s. folgende Übersicht).

Indikatoren eines Wurzelausrisses

- Paralyse der proximalen Nervenäste (N. dorsalis scapulae, N. thoracicus longus),
- Horner-Syndrom,
- klinische Symptome einer Rückenmarkschädigung,
- Fehlen einer vegetativen Funktionsstörung bei totaler motorischer/sensibler Denervierung,
- Phantomphänomen,
- blutiger Liquor (?),
- Elektrophysiologie (Denervationszeichen paravertebraler Muskeln; sensibles Nervenaktionspotential),
- Myelogramm (leere Wurzeltasche),
- Histamintest (erhaltener „Axonreflex").

Sie haben eine uneingeschränkte Gültigkeit nur bei reinen Wurzelläsionen, die aber sehr selten sind. Häufig kommt es zu gleichzeitigen Zerrungsschäden in mehreren Höhen. Einen endgültigen Aufschluß über die Frage, ob ein Ausriß von Wurzeln vorliegt, gibt mitunter erst die operative Revision.

Die Konzepte der wenigen Zentren, die eine operative Behandlung von traumatischen Armplexuslähmungen durchführen, stimmen in den meisten Punkten überein [19, 27, 33]. Nur bei Schnitt- oder Stichverletzungen wird eine frühe Revision empfohlen. Im übrigen wird zunächst eine konservative Therapie durchgeführt. Es gilt, nur partiell geschädigte oder unversehrt gebliebene Muskelgruppen durch aktive Bewegungsübungen zu kräftigen. Auch eine Elektrotherapie der paralytischen Muskeln kann in diesem Rahmen ihre Bedeutung haben, wenngleich ihr Stellenwert noch umstritten ist. Von großer Bedeutung ist jedoch die Vermeidung von Sekundärschäden durch geeignete Lagerung und sorgfältige passive Bewegungsübungen.

Als Zeitpunkt für eine operative Behandlung wird der 4.–6. Monat nach Schadenseintritt empfohlen, wenn die Verlaufsbeobachtung zeigt, daß eine ausreichende Regeneration nicht in Gang kommt. Ist die Läsion im Bereich des Plexus gelegen, erfolgen Neurolyse, Nervennaht oder autologe Nerventransplantation. Bei einem Wurzelausriß besteht die Möglichkeit eines Nerventransfer, wobei kraniale Interkostalnerven mit distalen Stümpfen des lädierten Armplexus vereinigt werden.

Nach Abschluß der Reinnervationsvorgänge – sicherlich nicht vor Ablauf von 2 Jahren – muß die Frage orthopädischer Ersatzoperationen geprüft werden. Bei bleibenden totalen Plexuslähmungen wurden früher grundsätzlich Amputation und Versorgung mit einer Prothese empfohlen. In den letzten Jahren wird die Indikation zur Amputation aber nur zurückhaltend gestellt [30, 37, 48]. Es hat sich gezeigt, daß nur sehr wenige Patienten die Prothese benutzen [37].

Vor besonders schwierige Probleme können heftige Schmerzsyndrome die Behandlung stellen [30, 48]. Sie treten vornehmlich bei kompletten Lähmungen mit Wurzelausrissen auf. Es handelt sich um heftige Schmerzen mit Schwerpunkt im Unterarmbereich, wobei sich auf einen brennenden Dauerschmerz wenige Sekunden bis zu 1 min anhaltende scharfe stechende Schmerzen aufzupropfen pflegen. Die Schmerzen sprechen auf Analgetika nicht an und ebensowenig auf eine Sympathikusblockade. Da diese Schmerzen einen zentralen Ursprung haben, ist selbstverständlich auch eine Amputation wirkungslos. Gelindert wer-

232

den die Schmerzen durch psychische Ablenkung. Therapeutische Erfolge sind mitunter
– dies ist umstritten – durch eine transkutane Elektrostimulation zu erzielen [48]. Daneben
stehen neurochirurgische Schmerzoperationen zur Verfügung, v.a. eine Koagulation der
dorsalen Wurzeleintrittszonen [30, 48].

Gemessen am gesunden Zustand sind die Endergebnisse bei der schweren traumatischen
Armplexuslähmung auch nach Einsatz aller therapeutischen Möglichkeiten noch ganz
unbefriedigend. Die bleibende Behinderung wird am stärksten bestimmt durch Art und
Ausmaß des initialen Schadens. Die Indikatoren eines Wurzelausrisses (s.o.) zeigen gleichzeitig eine ungünstige Prognose an. Bei unterer Armplexusläsion ist die Prognose sehr viel
ungünstiger, als wenn der obere Armplexus befallen ist. Im Bereich des unteren Armplexus
ist hinsichtlich der Motorik in der Regel bereits nach 3–4 Monaten der Endzustand erreicht.
Die Ergebnisse nervenplastischer Operationen am Plexus brachialis bleiben weit hinter
denen an den peripheren Nerven zurück. Aber auch die bescheidenen Erfolge, die etwa
durch einen Nerventransfer erzielt werden können, stellen für einen Patienten mit einer
vorher kompletten Armlähmung oftmals einen erheblichen Gewinn dar.

Literatur

1. Assmus H, Meinel A (1976) Schulterverletzung und Axillarisparese. Unfallheilkunde
   79:183
2. Aycock TM, Isom W, Crenshaw CA, Rhefeldt FC (1971) Monoplegia and false aneu-
   rysm. South Med J 64:1165
3. Bateman JE (1967) Nerve injuries about the shoulder in sports. J Bone Joint Surg
   (Am) 49:785
4. Batey NR, Makin GS (1982) Neurovascular traction injuries of the upper limb. Br J
   Surg 69:35
5. Becker T (1955) Die traumatische Serratuslähmung. Monatsschr Unfallheilkd 58:161
6. Blom S, Dahlbäck LO (1970) Nerve injuries in dislocations of the shoulder joint and
   fractures of the neck of the humerus. Acta Chir Scand 136:461
7. Braddom RL (1978) Musculocutaneous nerve injury after heavy exercise. Arch Phys
   Med Rehabil 59:290
8. Campbell E, Howard WP, Burklund CW (1946) Delayed brachial plexus palsy due to
   ununited fracture of the clavicle. JAMA 139:91
9. Clein LJ (1975) Suprascapular entrapment neuropathy. J Neurosurg 43:337
10. Ebel R (1973) Über die Ursachen der Axillarisparesen bei Schulterluxationen. Monats-
    schr Unfallheilkd 76:445
11. Edeland HG, Zachrisson BE (1975) Fracture of the scapular notch associated with
    lesion of the suprascapular nerve. Acta Orthop Scand 46:758
12. Enker SH, Murthy KK (1970) Brachial plexus compression by exercise callus forma-
    tion secondary to a fractured clavicle. Mt Sinai J Med (NJ) 37:678
13. Gozna ER, Harris WR (1979) Traumatic winging of the scapula. J Bone Joint Surg
    (Am) 61:1230
14. Gregg JR, Labosky D, Harty M, Lotke P, Ecker M, DiSteffano V, Das M (1979)
    Serratus anterior paralysis in the young athlete. J Bone Joint Surg (Am) 61:825
15. Howard FM, Shafer SJ (1965) Injuries to the clavicle with neurovascular complica-
    tions. J Bone Joint Surg (Am) 47:1335
16. Johnson JR, Bayley JIL (1982) Early complications of acute anterior dislocation of
    the shoulder in the middle-aged and elderly patient. Injury 13:431
17. Johnson JTH, Kendall HO (1955) Isolated paralysis of the serratus anterior muscle.
    J Bone Joint Surg (Am) 37:567

18. Komar J (1976) Eine wichtige Ursache des Schulterschmerzes: Incisura-scapulae-Syndrom. Fortschr Neurol Psychiatr 44:644

19. Kretschmer H (1981) Integriertes Therapieprogramm bei traumatischen Schädigungen des Plexus brachialis. Chirurg 52:349

20. Kröner V, Pollok E (1972) Zur konservativen Behandlung der Schultergelenksluxation und der Schulterverrenkungsbrüche. Zentralbl Chir 97:1499

21. Krumschick G (1968) Zur Pathogenese und Prognose der Serratus-Lähmung. Schweiz Arch Neurol Neurochir Psychiatr 101:235

22. Langenskiöld A, Ryöppy S (1973) Treatment of paralysis of the trapezius muscle by the Eden-Lange operation. Acta Orthop Scand 44:383

23. Ludin HP, Haertel M, Meyer RP, Noesberger B (1975) Die Kombination der traumatischen Ruptur der Rotatorenmanschette mit Nervenläsionen. Dtsch Med Wochenschr 100:142

24. McManus F (1976) Brachial plexus lesions complicating anterior fracture dislocation of the shoulder joint. Injury 8:63

25. Miller DS, Boswick JA (1969) Lesions of the brachial plexus associated with fractures of the clavicle. Clin Orthop 64:144

26. Millesi H (1980) Nerve grafts: indications, techniques and prognosis. In: Omer GE, Spinner M (eds) Management of peripheral nerve problems. Saunders, Philadelphia London Toronto, p 410

27. Millesi H (1980) Trauma involving the brachial plexus. In: Omer GE, Spinner M (eds) Management of peripheral nerve problems. Saunders, Philadelphia London Toronto, p 548

28. Milton GW (1976) The mechanism of circumflex and other nerve injuries in dislocation of the shoulder, and the possible mechanism of nerve injuries during reduction of dislocation. Aust NZ J Surg 23:25

29. Müller-Vahl H (1983) Akzessoriuslähmungen. Aktuel Neurol 10:18

30. Mumenthaler M, Schliack H (1982) Läsionen peripherer Nerven. Diagnostik und Therapie. 4. Aufl. Thieme, Stuttgart New York

31. Munzinger U, Scherrer H (1978) Früh- und Spätkomplikationen nach operativer Behandlung der rezidivierenden Schulterluxation. Orthopäde 7:190

32. Gestrichen

33. Narakas A (1981) Brachial plexus surgery. Peripheral nerve injuries. Orthop Clin North Am 12:303

34. Pasila M, Jaroma H, Kiviluoto O, Sundholm A (1978) Early complications of primary shoulder dislocations. Acta Orthop Scand 49:260

35. Pasila M, Kiviluoto O, Jaroma H, Sundholm A (1980) Recovery form primary shoulder dislocation and its complications. Acta Orthop Scand 51:257

36. Petrucci FS, Morelli A, Raimondi PL (1982) Axillary nerve injuries – 21 cases treated by nerve graft and neurolysis. J Hand Surg 7:271

37. Ransford AO, Hughes SPF (1977) Complete brachial plexus lesions. A ten-year follow up of twenty cases. J Bone Joint Surg (Br) 59:417

38. Rask MR (1977) Suprascapular nerve entrapment – a report of two cases treated with suprascapular notch resection. Clin Orthop 123:73

39. Rengachary SS, Neff JP, Singer PA, Brackett CE (1979) Suprascapular entrapment neuropathy: a clinical anatomical and comparative study. Neurosurgery 5:441

40. Rowe CR (1956) Prognosis in dislocations of the shoulder. J Bone Joint Surg (Am) 38:957

41. Sarma A, Saranchak H, Levinson E, Sigman R (1981) Thrombosis of the axillary artery and brachial plexus injury secondary to shoulder dislocation. Conn Med 45:513

42. Sauer G, Fasol P, Sandbach G (1975) Zur Prognose der Nervenläsionen nach Verrenkungen und Verrenkungsbrüchen der Schulter, sowie Frakturen des Oberarmhalses. Hefte Unfallheilkd 126:176

43. Seddon H (1975) Surgical disorders of the peripheral nerves, 2nd edn. Churchill Livingstone, Edinburg London New York
44. Solheim LF, Roaas A (1978) Compression of the suprascapular nerve after fracture of the scapular notch. Acta Orthop Scand 49:338
45. Sunderland S (1978) Nerves and nerve injuries, 2nd edn. Churchill Livingstone, Edinburgh London New York
46. Trojaborg W (1976) Motor and sensory conduction in the musculocutaneous nerve. J Neurol Neurosurg Psychiatr 39:890
47. Weidmann E, Huggler AH (1978) Die Läsion des Nervus muscolocutaneus bei der operativen Behandlung der habituellen Schulterluxation. Orthopäde 7:192
48. Wynn Parry CB (1980) The management of traction lesions of the brachial plexus and peripheral nerve injuries in the upper limb: a study in teamwork. Injury 11:265
49. Yates DW (1982) Complications of fracture of the clavicle. Injury 7:189
50. Yoon TN, Grabois M, Guillen M (1981) Suprascapular nerve injury following trauma to the shoulder. J Trauma 21:652
51. Zoltan JD (1979) Injury to the suprascapular nerve associated with anterior dislocation of the shoulder: case report and review of the literatur. J Trauma 19:203

Sachverzeichnis

Fehlstellungen am Oberarm
− −, Achsenfehler 26
− −, Kopf 23, 36
− −, Kopfsegmente 24, 37
− −, subcapital 24, 36
− −, Therapie 28
− −, Tuberculum majus 24, 36
− −, Tuberculum minus 23, 36

habituelle Schulterluxation 163
− −, Diagnostik 165, 225
− −, Formen 163
− −, Häufigkeit 164
− −, kombinierte Operationsverfahren
  211
− −, − −, Ergebnisse 212
− −, − −, Operationstechnik 212
− −, Operationsindikation 202
− −, Operationstechnik 203, 225
− −, operative Therapie
− −, − −, Ergebnisse 219, 221
− −, Osteotomien 206
− −, −, Ergebnisse 209, 212
− −, Putti-Platt 215
− −, −, Ergebnisse 216
− −, Röntgentechnik 167
− −, Spanplastik 193, 206
− −, −, Ergebnisse 202, 209, 216
− −, −, Operationstechnik 196
− −, Subscapularisverlagerung 201
− −, Trillat 186
− −, −, Ergebnisse 189
− −, − Nachbehandlung 188
− −, −, Technik 186
− −, Ursachen 166, 193, 206, 211, 224
− −, −, knöcherne 166
− −, −, konstitutionelle 177, 195
− −, −, Limbusverletzungen 173
− −, −, Muskel-Kapsel-Apparat 177
− −, Verfahrenswahl 226

hintere Schulterluxation 135
− −, Diagnostik 181
− −, Ergebnisse 136
− −, Röntgen-Zeichen 136, 183
− −, Symptomatik 135

− −, Therapie 139
− −, Verletzungsmechanismus 135

Klavikulapseudarthrose 11
−, Diagnose 12
−, Ergebnisse 17
−, Implantate 13, 35
−, Nachbehandlung 35
−, Operationsindikation 12, 34
−, Operationstechnik 15, 35
−, Pathogenese 11

Nervenschäden 227
−, Accessorius 228
−, Axillaris 227
−, Musculocutaneus 230
−, Plexus brachialis 230
−, Suprascapularis 229
−, Thoracicus longus 228

Periarthritis humeroscapularis 2

posttraumatische Arthrose 94
− −, Ätiologie 131
− −, Arthrodese 111
− −, −, Armstellung 113
− −, −, Ergebnisse 117
− −, −, Indikation 113, 133
− −, −, Kontraindikationen 113
− −, −, Lagerung 114
− −, −, Operationstechnik 115
− −, −, Voraussetzungen 111, 133
− −, Arthrodese und Muskeltransposition
− −, − −, Ergebnisse 105, 117, 133
− −, −, Operationstechnik 105
− −, biologische Störfaktoren 97
− −, Diagnostik 99
− −, Kalkschatten 132
− −, konservative Therapie 100, 131
− −, mechanische Ursachen 96
− −, Nervenschäden 98
− −, operative Therapie 103, 132
− −, Pathophysiologie 94
− −, Prothesen 122, 133

236

– –, –, Ergebnisse 128
– –, –, Indikationen 122
– –, –, Operationstechnik 125
– –, Resektion 103, 133
– –, –, Ergebnisse 103
– –, Resektion/Interposition 103, 133
– –, –, Ergebnisse 104
– –, Röntgenbefunde 100

Schultersteife 135, 142
–, adhäsive Kapsulitis 155
–, – –, Operationstechnik 156
–, Arthrografie 146
–, degenerative Tendinitis 151
–, Diagnostik 145
–, Differentialdiagnose 150
–, Häufigkeit 145
–, Impingement-Syndrom 155
–, konservative Therapie 142, 159
–, Läsion der Bicepssehne 155
–, Narkosemobilisation 145, 160
–, –, Ergebnisse 148
–, –, Indikationen 146
–, –, Kontraindikationen 146
–, –, Nachbehandlung 147
–, –, Technik 147
–, operative Therapie 150, 161
–, Pathophysiologie 150, 151, 159
–, Rotatorenläsion 153
–, –, OP nach M. Grammont 154
–, OP nach Leonard 154
–, OP nach Neer 153
–, –, Prothesen 154
–, –, Therapie 153
–, Tendinitis calcarea 152
–, Ursachen 142, 150, 159

Spätschäden I
–, A-C-Gelenk 1, 39, 44
–, –, Arthrodese 48
–, –, Bandplastiken 44, 60, 66, 76
–, –, dynamische Muskelplastiken 48
–, –, Ergebnisse 59, 66, 76
–, –, Operationsindikation 60, 97
–, –, Operationstechnik 60, 66, 76, 93
–, –, Osteotomie 76
–, –, Resektionen 48, 60, 87, 93
–, –, –, Ergebnisse 87, 89
–, –, –, Indikation 87
–, –, –, Technik 88
– n. Claviculafraktur 1, 11, 34
–, Definition 2
–, Histo-Pathologie 4
–, Lokalisation 2
–, Operationsindikation 56, 91
–, Pathomechanik 6
– n. Scapulafrakturen 1, 36
–, Schlüsselbeingelenke 39
–, –, Operationsindikation 39, 56, 60, 91
– n. Schulterluxation 1
– n. Sternoclavicularluxation 39, 52
–, –, Arthrodese 43
–, –, dynamische Muskelplastiken 42
–, –, Ergebnisse 53, 56, 74
–, –, Kapselbandplastiken 41
–, –, Nachbehandlung 92
–, –, Operationstechnik 40, 52, 56, 74,
   80, 91
–, –, Osteotomien 43
–, –, Pathomechanik 52
–, –, Resektionen 43, 97
– n. subcapitaler Humerusfraktur 1, 23,
   36
–, Ursachen 2